Joyful 09
Life

Joyful 09
Life

Joyful
Life 09

Joyful
Life 09

良心醫方
37年耳鼻喉科醫師的
不生病體質修護祕訣

作者/羅仕寬；資料整理/羅際竹

Joyful Life 09　良心醫方‧37年耳鼻喉科醫師的不生病體質修護祕訣
12年整合醫學臨床救命日記，8大對策全面預防療癒老化和慢性病！

作　　　者	羅仕寬
資料整理	羅際竹
內頁構成	李緹瀅
封面攝影	詹建華
封面設計	洪瑞伯
特約編輯	洪禎璐
主　　編	高煜婷
總編輯	林許文二

出　　版	柿子文化事業有限公司
地　　址	11677臺北市羅斯福路五段158號2樓
業務專線	（02）89314903#15
讀者專線	（02）89314903#9
傳　　真	（02）29319207
郵撥帳號	19822651柿子文化事業有限公司
投稿信箱	editor@persimmonbooks.com.tw
服務信箱	service@persimmonbooks.com.tw

業務行政	鄭淑娟、陳顯中

初版一刷	2018年08月
定　　價	新臺幣399元
ＩＳＢＮ	978-986-96292-7-0

國家圖書館出版品預行編目(CIP)資料

良心醫方.37年耳鼻喉科醫師的不生病體質修護祕訣：
12年整合醫學臨床救命日記,8大對策全面預防療癒老
化和慢性病! / 羅仕寬著. -- 一版. -- 臺北市：柿子文化,
2018.08
　面； 公分. -- (Joyful Life ; 9)
ISBN 978-986-96292-7-0(平裝)

1.健康法 2.養生

411.1　　　　　　　　　　　　　　　　107010537

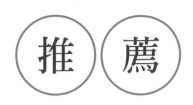

達到「健康三好」的絕佳工具書

很開心拿到羅仕寬醫師新書《良心醫方·37年耳鼻喉科醫師的不生病體質修護祕訣》的書稿，從序開始我就讀得欲罷不能，於是一口氣把整本書讀完，裡面有很多內容讓我非常感慨，也非常興奮。

羅醫師以行醫三十七年的經驗、二十年自然醫學與整合醫學的探索和臨床運用，以及他自己的心路歷程，分享了實用有效的保健概念。他之所以著述《良心醫方·37年耳鼻喉科醫師的不生病體質修護祕訣》，主要目的就是希望大家能夠一生一世永保健康——這個支持他完成這本新書的原動力，讓我非常感動，也讓看完書稿的我深深覺得英雄所見略同，當中有很多養生保健概念，都是我們兩個平常就不斷分享的生活化保健法。

我常常說：「健康，就是要找到一個對的方法，並持之以恆，直到成為習慣——這樣我們就能健康久久。」羅醫師在書中所分享的保持健康八大重點十分重要，真的值得大家好好細讀，因為那都是一些非常棒、生活化且簡單的保健方法。

首先從脊椎談到我們的體形，再到如何運用天然生機飲食補充營養、日常排毒的重要性，以及維持腸道的健康——也是我常說的「腸道健康，全身健康」的概念。

除此之外，我們也知道，小至感冒，大到癌症，其實都跟身體的發炎有關係。同時，羅醫師也提醒我們要謹慎的面對吃藥這件事，就像我常說的「我們

要選擇食物，而不要讓食物選擇你」一樣，我們當然要認識藥物，但不要讓藥物跟著你不放。最後，羅醫師跟我們分享了身心靈平衡的重要性，以及如何維持能量平衡來保健康，並以保持良善的心活在這個世界做一個Ending，更讓我覺得這是一本非常有意義的書。

我很衷心的推薦這本書，因為它不是一個學術理論型的養生保健書，而真的是一個很生活化的健康保健書籍，書中提到的很多方法都很簡單，例如如何自然排毒，也跟我在提倡的「吃好油，排壞油」的概念不謀而合。坦白說，想要變健康，就是要改變原有錯誤的生活習慣，只要能真的做到，就可以解決我們大部分的健康問題了。

我常說：「人會不健康，就是無知與疏忽。」現在，這麼多可以讓我們得到健康的方法與知識就在這裡，接下來，你要不要下定決心來改變不好的習慣，就是能不能邁出健康第一步的關鍵了。常言道：「千金難買早知道。」但過去的就算了，重要的是好好珍惜現在——因為你未來的身體，正需要現在的我們更加的努力維持或改善。

現代人的平均壽命超過八十歲，能否讓自己在接下來的日子裡維持健康的身心靈狀態，影響著我們的生命品質，因此，每一個要邁入中、壯年甚至銀髮族的人，真的都應該要對自己的身體多加關注，也要多多傾聽身體的聲音。本書有很多值得大家好好運用的保健訣竅，我衷心的推薦給大家，也祝福羅醫師這本新書能嘉惠更多人、影響更多人，達到「健康三好」的理想——你好，他好，我就會更好！

王明勇

食療養生專家

佛心來的健康寶典

今日你我有幸看到此書，是作者花了五年的時間致力結合古今中外的臨床

醫學撰寫而成，其中彙整出得到健康的八大重點。殷殷期盼，我們能夠藉由此書涉獵更多安全的健康知識，並藉由自己的力量，選擇簡便的方法防範疾病，同時為健康打下良好基礎，從小地方著手，善用大自然的力量與人體自我療癒的能力，恢復身體自然的平衡。

然而，社會大眾對於健康的正確描述與照護的觀念，沒有多少人能真正了解、關切和徹底鍛鍊執行，最後因為疾病而付出昂貴代價。

在非主流的治療選擇中，良醫常常多自苦中來，作者擁有佛心來的醫德，對人對事有善的執著，面對患者能夠悉心觀察、用心治療、耐心教導，實屬不易，令後學十分敬佩。

關於自然醫學療法，早在歐美國家廣受重視也行之有年，但有趣的是，根源卻是來自於中醫，再次展現我們中華文化的博大精深。

本書提供給讀者的不僅是不藏私的經驗分享，更可以用來檢視並了解疾病發生的機制與治療的真相，透過身心靈不可分的完整性，進而建構出完全的健康。在此感謝羅醫師，將三十幾年來的醫學智慧無私奉獻，讓我們下一代可以繼續流傳。

呂晉宏博士

台灣01融合式醫學研究所總裁、日本PRA臨床研究會理事

保健養生的天龍八部

身為現任的中華民國能量醫學學會理事長，我鼓勵學會裡的醫師會員們出書分享臨床經驗，因為主流媒體不會主動報導整合與輔助醫學的好處，而且往往報憂不報喜。我非常欣慰學會的副理事長羅仕寬醫師繼前作《咳嗽警報》，告訴大家咳嗽這種小徵狀可能是痼疾的警訊，現在又把多年的臨床經驗歸納成八大重點寫成《良心醫方‧37年耳鼻喉科醫師的不生病體質修護祕訣》造福讀者，實在難能可貴。

我把整合醫學分為四個區塊：營養與（消化）免疫醫學、環境與淨化醫學、身心與靈性醫學、結構與（牙齒）咬合醫學。羅醫師也是環境與淨化醫學的負責人，當然他對其他醫學區塊也有涉獵。

　　「脊椎一定不能歪」是結構（筋骨肌肉）醫學的主項，羅醫師曾參加過世界著名的美國整脊醫師泰德‧可倫（Tedd Koren）的工作坊，此外我很早就指出牙齒的咬合也是結構醫學非常重要的一部分，因此能量學會也網羅了幾個牙醫師參與結構與咬合醫學的研討。

　　肥胖是很多種長期慢性病根源的助長風險因子，因此，「身體一定不能胖」。生酮飲食是學會曾辦過兩次研討會的主題，臨床實驗確實證明高脂飲食對減肥有效，可是許多沒學過營養學的醫師還是不接受這樣的臨床結論。

　　環境品質的惡化從領航鯨的肚子裡挖出一大堆塑膠袋可以佐證，作為陸地上食物鏈的最高者，人類身上累積的毒素是跟鯨魚一樣：很多。所以，「體內一定沒有毒」是一個享受健康生命的重要議題。

　　自從美國在十年前投入大筆的研究經費探討腸道益生菌以後，益生菌的研究結果非常快速地累積，歸根究底，身體要健康，「腸道一定要健康」，明朝劉太醫、發明花精的愛德華‧巴哈（Edward Bach）醫師、治療癌症痼疾的馬克森‧葛森（Max Gerson）醫師都強調腸胃道的修復。當新資訊顯示消化道的淋巴結占整個免疫系統的絕大多數，把消化道是為營養與免疫系統是不為過了！

　　癌症幾乎跟缺氧一樣是慢性病發的一個高度風險因子，「身體一定不發炎」就是中醫裡的去濕、去水腫，同樣的，在生酮飲食的助力下，消炎可以非常快速地達到，水腫很快就去除。

　　誠如咳嗽一樣是大問題的前奏警告，感冒與感染也是一種警訊，「感冒與感染一定不小看」。口腔的感染是嚴重致病與可能致命的病灶，喬瑟夫‧以色斯（Josef Issels）醫師在《癌症大震撼》一書提及癌症病人口腔往往有兩到十顆死牙，以及扁桃腺的隱伏感染。

「吃藥一定要審慎」這是必須肯定，盡管主流醫學會極力反駁，這是不可滅的科學事實，其實很多西藥是會傷害粒線體——細胞的發電廠，生酮飲食不僅修復損傷的粒線體，也能增生新的粒線體。因此，當澳洲一位出名的主廚拍攝一部紀錄片記載病人利用生酮飲食治好各式各樣的疾病時，醫師公會的理事長狗急跳牆的大肆攻擊。

最後，若說所有的疾病是心病，人就要開心才會健康，生命能量才會平衡。如要預防疾病，鐵定「生命能量要平衡」，這當屬於身心與靈性醫學的涵蓋範圍。

人總難免一死，特別是步入中年以後，許多人發現身體健康慢慢流失掉，讓生活逐漸活在病痛的陰影而失去快樂。我因此特別推薦羅醫師集大成的這八大養生重點，作為讀者自己避災求健康的天龍八部武功，成為身心靈整合的自訓高手。

陳立川博士

中華民國能量醫學學會理事長

暢銷書《脂肪與油救命聖經》、《別讓癌症醫療殺死你》作者

本書深具意義與實用價值

非常感佩羅醫師一、二十年來，以「專業、愛心與耐心」積極的推展自然整合醫學！

大家都知道羅醫師是一位接受正統西方醫學教育，並具有在大型教學醫院臨床經驗的好醫師，但他並不以此為滿足，在面對自己母親的關節炎病痛、自身的脊椎側彎問題，以及眾多病患的各種慢性病問題，都能夠以整合的觀念與謙卑耐心的態度，將正統西醫療法與自然醫學療法整合在一起，進而能夠治標也治本地改善病患的健康問題，並從根本改變病患的養生觀念與習慣！

由於環境、飲食與壓力等因素，人類在科技與經濟發達的今天，仍然面對

日趨嚴重的糖尿病、腎臟病、腸胃病、過敏體質，以及各種癌症等疾病問題！羅醫師以其多年學習研究與臨床治療的經驗，在本書中將西醫治療、情緒管理、飲食知識、運動習慣，以及選用經過安全與臨床實驗的優良輔助食品的「自然整合醫學」觀念、知識與方法，做了非常專業與詳盡的說明和介紹，的確深具意義與實用價值！

　　本人有幸因研發與推展「台灣小分子褐藻醣膠與高穩定藻褐素」天然輔助食品的過程中，與羅醫師結緣，除了認同與感佩羅醫師推展自然整合醫學的愛心與堅持之外，更要感謝他對臺灣小分子褐藻醣膠在各項臨床實驗上的肯定與應用，進而共同幫助了眾多人的健康！

張永聲

中華海洋生技股份有限公司董事長、台灣聯合抗癌協會理事長

推薦003

達到「健康三好」的絕佳工具書・王明勇003｜佛心來的健康寶典・呂晉宏004｜保健養生的天龍八部・陳立川005｜本書深具意義與實用價值・張永聲007

序015

前言021

自然整合醫學不是有錢人的專利022｜你後悔什麼？現在還為時不晚023｜擁有健康身體的八大重點025

Part 1 脊椎一定不能歪

脊椎端正是健康第一步028

不要小看脊椎健康028｜你的脊椎在正確位置上嗎？037

行、住、坐、臥皆有相，脊椎不移位042

這樣坐，腸胃更健康042｜找回你正確的站立和走路姿勢045｜亂躺容易傷害脊椎047

股骨頭位置正確，是脊椎健康的基礎050

走路外八、內八，會傷害脊椎、骨盆050｜蹺腳與盤腿會讓脊椎變S形051

長短腳會加重脊椎問題053

達克羅DR VIC LO一招一式調整長短腳054

好用的自我脊椎矯正法056

方法一〉靠牆站姿脊椎調整法056｜方法二〉達克羅DR VIC LO自我脊椎調整健康法059｜方法三〉床上脊椎調整法066｜方法四〉倒立脊椎調整法（仰臥起坐斜板）068｜整脊前後在能量、自律神經與3D量子檢測上的變化072

正確運動是保持脊椎端正的必要條件079

維持肌力才能支撐脊椎079│運動後要調脊椎080│飲食正確可增強體能、減少運動傷害082

Part 2 身體一定不能胖

中老年絕不能胖，因為十大死因幾乎都和肥胖有關084

肥胖與代謝症候群最有關係085│糖尿病與肥胖的關聯086│肥胖容易累積毒素089│我到底有沒有肥胖？090

肥胖不是沒有理由093

愛吃且量大093│亂吃又不定時093│不動的藉口太多097

我需要專業的減重療程嗎？098

改變生活和飲食，效果有時更勝減重療程098

限制性營養是減肥成功的關鍵103

限制性營養不是餓肚子103│聰明吃，每週減0.5公斤105

減重的主角從少油、少糖到現今最夯的生酮飲食健康法109

想減重一定要先讓身體熱起來112

身體虛才會喝水就胖112│「溫暖」才能瘦出好氣色112

Part 3 體內一定沒有毒

我們生活在毒的陷阱當中116

福島核電危機告訴我們什麼？116｜食物是毒素最重要的來源117｜多數毒的特點：穩如泰山又極度安定119｜女性比男性更容易受毒素影響120｜小孩比大人更容易受毒素影響121

體內不可以有重金屬毒素125

什麼是重金屬中毒？126｜汞危機127｜鎘危機133｜鉛危機136｜砷危機138｜鋁危機140｜每個人都需要排毒142｜排毒要先知道螯合作用144｜天然排毒要怎麼做？147

活在塑膠王國的自保祕訣156

你我皆是現代塑膠人156｜侵犯人類健康最廣泛的毒──環境荷爾蒙158｜環境荷爾蒙在哪裡？159｜世紀之毒──戴奧辛161

不可輕忽防腐劑、食用色素與黃麴毒素164

防腐劑的危機164｜食用色素的問題會不會更嚴重？166｜不可不知道黃麴毒素167

我有中毒嗎？170

體內毒素過多會怎樣？171｜七大正確的防毒和排毒觀172

Part 4 腸道一定要健康

腸道是免疫的最前線178

健康最大的威脅來自腸道178｜別再糟蹋自己的腸胃178

從口腔到肛門的腸道保健大戰182

Step1〉乾淨衛生是腸道健康的第一步184｜Step2〉口腔衛生差就容易生病，有蛀

牙、缺牙更嚴重185｜Step3〉正確的飲食健康觀念189｜Step4〉每天都要有良好的排泄222｜Step5〉丹田保暖224｜Step6〉適當的運動224｜Step7〉補充益生菌225｜Step8〉補充體內酵素229｜Step9〉永遠記住曾經讓自己不舒服的食物與藥物230

Part 5 身體一定不發炎

發炎的身體容易生病234

什麼是炎症反應呢？235｜癌症是終極發炎237｜想要身體不發炎，就先從排毒開始238

我的發炎指數太高了嗎？240

如何判斷一個人的發炎指數？242｜不發炎四原則244｜抗發炎飲食三祕訣247

油與發炎251

以前連當醫生的我都不了解油251｜什麼是Omega-3？252｜什麼是Omegan-6？256｜什麼是Omega-9？257｜什麼是Omega-7？258｜什麼是飽和脂肪酸？258

如何吃對油？261

什麼油有助於身體健康？261｜選擇健康好油，而不是少油飲食268｜根據季節、地域性和生病與否來攝取油脂270｜要如何買油呢？270

Part 6 感冒與感染一定不小看

不要輕忽感冒274

感冒是百病之源274｜感冒會好，其實都是靠你自己275｜物極必反，生命正在尋找
出路275｜如何才能不要怕感冒生病？276

感冒時為什麼會咳嗽？ 280
感冒時會咳嗽的五大原因282

如何預防感冒？ 285
從眼睛、鼻腔、口腔照顧起285｜飲食一定要限量、溫暖、多水分286｜保持運動的
好習慣286

會不會感染感冒，跟扁桃腺的健康大大有關係 289
扁桃腺及其功能289｜口腔衛生與牙齒健康與否，會影響扁桃腺健康290｜慢性扁桃
腺發炎會造成各種千奇百怪的疾病292｜預防與治療感冒和感染的最新方法295

感冒了該怎麼辦？ 297
請一定要休息297｜生病時少食很重要298｜隨時保暖護健康299

Part 7 吃藥一定要審慎

吃藥的危害 302
現代醫生應以更嚴謹的態度開處方302｜這些藥適合我服用嗎？303｜正確診斷用對
藥救人，誤診用錯藥傷人305｜減少用藥的開藥對策305

常見的七大類西藥 308
抗微生物藥物308｜類固醇312｜止痛藥316｜胃腸藥317｜安眠藥318｜減肥藥320｜
降血脂藥321

Part 8 生命能量要平衡

提升生命能量324

病痛的兩大來源324｜陰陽平衡的居住環境325｜多多親近大自然334

心靈一定要保持清淨338

結語341

序

　　二十一年前的一個機緣下，我在加拿大溫哥華第一次看到在臺灣完全看不到的天然藥草店，店內販售各式各樣的天然藥草萃取物，有錠劑、粉劑、膠囊與濃縮液，而且價錢只有約臺灣（如果在臺灣找得到的話）的四分之一，甚至更低！譬如蜂膠滴劑，當年在臺灣約2000至2500元之間，可是在加拿大僅需10元加幣（當時加稅後折合臺幣僅230元）。

　　為什麼要提這一點呢？那得從加拿大人的看病習慣說起。加拿大雖然有全民健保，看病不用錢，但拿藥要錢，而且貴到臺灣人無法想像！這也導致美加地區開業藥師的收入非常高，連醫生都常常自嘆不如，例如要領28顆（約一星期的量）第一代（最早期開發的）抗生素，可能就要近60至70元加幣，以現在匯率約1：24來換算——光拿藥就要1500元臺幣，簡直是天文數字的消費！

　　因為這樣，加拿大人生病時，一定是先到一般藥局買維生素B、C與症狀治療成藥，或是到天然藥草店購買天然草藥，如蜂膠、紫錐花等，甚至連喝高抗氧化值的OPC（從葡萄籽、松樹皮和紅酒萃取的原花色素低聚物），都比拿醫生處方藥便宜。幸好，我們全家在加拿大的那段時間很少生病，更少到醫院看診、拿醫生處方用藥——我想，環境、食物和空氣好應該是重要原因。

　　這其實是很讓人震撼的對照：加拿大人生病、感冒時不吃藥，只要在家休息、吃點維生素與草藥，大都能自癒，臺灣民眾則是早上打個噴嚏，當天就來刷健保卡、花150至200元掛號費看病；至於身為醫生的我，看似是開有療效的西藥給病人，但這些藥品大多只能緩解症狀、對身體可能有副作用，而病患還會跟你說謝謝！門診天天看，卻不見病人減少，甚至還有相當比例的病人群怎

麼看都沒辦法完全康復——病人無奈，我也無奈啊！面對這樣的窘境，當時我頂多僅能參考在學校修習的一些中醫知識，以及從小看擔任中醫師的外公開立過的中藥處方，多少建議病人服用一些具保健效果的中藥，或是請他們在病情稍有緩解時找中醫師調理身體，雖然治癒效果獲得不少好評，但過度依賴西藥的傷害早已形成，病人不可能不再服西藥，當時不僅不流行自然療法，更沒聽過或看過任何自然整合醫學，因此，除非病人的底子夠好，鮮少生病，偶而服用西藥便可收立竿見影之效，否則多數病人都處於需要不斷服用西藥控制的惡性循環當中……。

心有戚戚焉的我，在加拿大期間當下就成為溫哥華天然藥草店的常客，只要家人用得上的產品，全部買來當保健品，也順利取代了很多自己常用的西藥。此時，我似乎看到一絲改變的曙光——雖然天還沒亮，智慧之門尚未打開，卻已在二十幾年前的我心中留下深刻的印象。

． ． ． ． ．

直到十八年前，一個事件終於讓我決定開始改變。那一年冬天，我母親在一次流行性感冒後兩星期左右，手腳大小關節遠端、近端全部紅腫、僵硬、疼痛，用遍止痛、消炎藥都無效。看母親這麼不舒服，我自然很著急，帶她到醫院的風濕科看診，診斷結果是風濕退化性關節炎，醫生除了開止痛、消炎藥，也只是多加上類固醇。雖然很無奈，但母親還是服了一個半月左右的藥，結果症狀只是稍微好轉，晨僵（早晨起床時關節僵硬的現象）狀況仍相當明顯，體力和精神都非常不好，連腸胃都變差了。萬不得已，只好停用類固醇，但是一停藥，症狀立刻明顯加劇，短短幾天內，母親就無法下床了。

更讓人心痛的是，母親的病情急轉直下，關節開始變形扭曲，生活起居只能仰賴家人協助，回醫院看診，結果還是一樣。這樣下去不是辦法，永不放棄的我到書店搜刮了所有關於關節炎健康的書籍，看看有沒有可參考的另類思考

或治療對策，結果在約翰‧B‧艾溫（John B. Irwin）醫學博士寫的《關節炎斷根療法》中，發現了讓我心動的解決方案。書中提到關節炎與感染之間的關係，這個觀念是由湯馬斯‧M‧布朗（Thomas M. Brown）博士所提出：在對關節炎的治療絕望以前，一定要再想想，關節痛可能是黴漿菌感染造成的，最有效的藥就是四環素類（Tetracycline）抗生素。該書建議服用正常劑量約一個月後，維持一星期少量服用三次即有效果，並建議症狀嚴重的病人如此服用四個月到兩年。這對我來說是個好消息，只是心中的懷疑不少：「這不是我每天都會看到的黴漿菌支氣管炎嗎？黴漿菌會引起這麼嚴重關節炎嗎？」

心中的遲疑，加上我對四環素類抗生素治療關節炎的運用還沒有經驗，只好老實把這個資訊和我的顧慮都跟母親說明清楚，在取得她的同意後，我們母子倆才放手一搏。

對於不到一歲就失去父親的我來說，自有記憶開始，母親同時也是父親。在當時困苦的時空環境下，一個女人拉拔著三個襁褓中的小孩長大，好的都留給孩子，雖然成功撐了過來，背後卻是說不盡的艱辛。對於母親，我只有感恩。今天她的病痛都是為我們操勞而起，如果病情沒辦法好轉，我也沒有能力治療，那必定是我此生最大的遺憾……。

就在我陷入感傷之際，母親服用四環素類抗生素後僅僅三天，關節腫痛迅速消散，精神大幅提升，晨僵現象幾乎消失，可以自行下床梳洗！母親的笑容又回來了，而在解決母親這個原本讓我束手無策的關節炎後，也讓恨自己無能的我再度充滿衝勁——我開始大量閱讀自然保健相關書籍，好用的就納入自己的大腦清單。這些經歷告訴我：醫療要有整體觀，醫生的知識愈是全方位，就愈有機會能治癒病人的疑難雜症。

．　．　．　．　．

從加拿大的震撼見聞，到母親的關節炎事件，都讓我對醫療有不同的看

法，但讓我真正甦醒過來的，是在四十六歲那年。當時，因在我個人的年度健檢胸部X光片中發現胸椎有少許側彎，剛好我平日常去的一家健身中心有按摩師駐店，在閒聊中談到脊椎側彎的問題，便在對方建議下接受按摩整脊。

鮮少按摩的我萬萬沒料到，按摩後當晚竟心悸到難以入眠，還頭熱腳涼、滿腦子胡思亂想。這情況持續了近半個月，我用盡所知的天然助眠法，甚至還到臺北求助知名中醫師，但都不見效。最後，在又一次連續三天沒睡後，撐不下去的我才不得不在睡前服用半顆史蒂諾斯（Stilnox）。就這樣，每次我都是撐到極限才吃半顆藥，前後共吃了十餘顆，病情反覆了將近一年才完全恢復到能夠正常入睡，但體力與氣色早已大不如前。

這次的苦難讓我見識到，脊椎一旦受到刺激傷害，可能導致自律神經失調，引發嚴重的健康危機，至於我的狀況，應該是交感神經節遭按傷而發炎所導致。我因而體認到脊椎健康不容忽視，是與生命健康息息相關的。雖然當時我還沒有能力解決問題，但冥冥中自有巧妙安排，兩年後，我在《臺灣醫界》月刊上看到「布萊德完整醫療學術聯盟」舉辦營養治療與螯合治療認證班，當下我決心要走出象牙塔，重新成為一名學生——當時距離我從醫學院畢業已二十逾年，醫學與科技應有長足進步，雖然我有些忐忑不安，內心卻相信一定可以學到一些新的醫療資訊與技術。我先報名比較熟悉的營養學研習班，以為從這裡入門應該很簡單，沒料到第一天的課程就豐富到讓我驚歎（也興奮不已），課堂上所教的內容都與我息息相關！

自那時一頭栽入整合醫學領域至今，我個人的健康因而大幅提升，現今已過六十歲的我，不論體力、精神與快樂指數，都有信心比十年前高。因此，我想寫一本讓大家都看得懂、生活中碰得到，容易執行且不用花大筆錢就能輕鬆擁有健康的書：讓小孩活潑可愛，不會常感冒；讓大人健康快樂有體力，每天朝氣蓬勃；讓老人家沒有代謝症候群引起的各種慢性病，有機會盡情享受自己年輕時打拚的成果，並大大延長自己對社會付出貢獻的年限……。這，才是我心目中理想的人生，健康長壽絕對看得到，端視你要不要做。

．．．．．

　然而，現實多少有些不完美。自從我踏入自然醫學領域並融合常規醫學知識，形成整合醫學甚至完整醫學後，問題就不斷出現。首先，號稱自己會「完整醫學」太沉重了：一來，我真的什麼都內行嗎？其次，還有太多未知存在，人類醫療知識有待進步的空間還很大。此外，讓人倍感沉重的一點還有，健保在臺灣太過方便普及，民眾習慣對「症」下藥並要求藥到病除——達不到西藥的迅速療效，就很難讓一般人接受。

　一個人偶有病痛而用西醫對抗療法，還算可行，因為肝臟有足夠的時間可將藥物完全代謝出體外，又能減輕症狀。然而，對於需要長期服用西藥控制的慢性病患者來說，藥物的使用就有很大的商榷空間。病患習慣吃藥後要感覺到有效，但自然醫學、整合療法是在調整身體機能，先透過補充缺乏的營養素以恢復細胞的正常生理運作，若要感覺到有效，需要較長的時間——受損細胞先要吸收營養，才能啟動活化機制，進而修復受損部位、提升代謝能力，並自然恢復生理機能，最終逆轉原本惡性循環的困境，開始良性循環並恢復健康……，根據我的經驗，一般情況下需要三至六個月；然而，亞健康有輕有重，愈偏向疾病患者的狀況，表示身體快要承受不住生理機能的損傷，要調整回正常健康狀態需花更久的時間，除了正確飲食、起居，甚至得搭配多方面的功能性檢測與營養補充品，之後還需要多做運動來強化已修復的身體。

　因為這樣，我經常會接到病患的責難電話，「我吃了一個月的營養調理處方，一點感覺也沒有，你是不是在騙錢，以後我再也不會來了！」雖然這不是常態，但被澆冷水還是會打擊到我的士氣——在健保世界裡，由病人自費的醫病關係非常難建立，健康改善還看不到成效是算好的情況，假使出現明顯暝眩反應（又稱好轉反應，例如會暈一點、痛一點、累一點，甚至還會痛、麻、腫一點），經常是電話一來劈頭就罵，令人相當無奈。然而，要讓健康扭轉乾坤，非得身、心、靈兼顧才行，病人如果能忍耐這一小段調整期，度過之後就

瞑眩反應

又稱「好轉反應」，但我認為應該改為「阻礙反應」或「痛苦反應」會比較適當。瞑眩反應指身心靈反撲的痛苦修復期，雖然這個時期會有些累、有點痠痛或皮膚紅腫出疹等症狀，但絕大多數都處於可忍受的範圍，其實身體狀況已開始恢復，且檢測報告多數會變好或維持現狀（僅少數有稍微降低的現象）。這其實是我們局部生理生化提升後，整體健康並未完全跟上所引發的暫時失衡反應。病人會有許多抱怨，主要是因為肝膽、腸胃、排泄不佳，無法應付突然增加的生理代謝毒素產物，所造成的治療反撲情形，只要醫生事先告知可能會有這些阻撓症狀，而病人肯好好做肝膽排毒或大腸水療，這些症狀大都能獲得有效改善。最好在病者心理上先打一劑安心針，讓他不至於因此放棄調理而前功盡棄，否則就可惜了。

會海闊天空。每當看到病人回診時展現在臉上的生命光輝，都會讓我感到所受的委屈都很值得，讓我有能量持續學習並實踐到今天……。

願大家一生一世永保健康，是我寫這本書的原動力。很多人非常愛護自己的健康，卻苦於知識的搜尋，也沒有太多餘力可投資，導致認為自己無法為自己的健康負責。其實，只要你擁有足夠的知識，就能鎖定重點執行，減少白花錢、白下工夫的機率。本書集結了我近三十七年的醫療經驗，以及其中二十年（二十年前開始探索，十二年真正學習、運用）淺酌自然醫學到實踐整合醫學的心路歷程和保健概念，當中沒有艱深的理論，根據的是我實際的臨床經驗和行醫心得而整理出的一套輕鬆生活化的自然健康法，協助大家留心生活細節，避免疾病上身，常保健康。希望有緣人得之、受之，願大家能省下看診費，**不必花大錢保健就能一生好命、永保安康**——打破「追求長壽健康的自然醫學是有錢人的專利」的既定認知，是我這個小小開業醫生的大大心願。

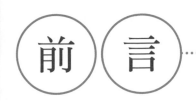

前言

「健康是身體上、精神上和社會適應上的完好狀態，而不僅僅是沒有疾病或不虛弱。」

這個健康（health）的定義，是世界衛生組織（WHO）於1946年7月22日由六十一國的代表在美國紐約共同簽署，並於1948年4月7日開始生效。

身體沒有疾病就是健康，這是錯誤的概念。身、心、靈皆平衡協調的美好狀態，才算是真正的健康。

WHO提出衡量健康的十項標準如下：

(1)精力充沛，能從容不迫地應付日常生活和工作。

(2)處事樂觀，態度積極，樂於承擔任務不挑剔。

(3)善於休息，睡眠良好。

(4)適應環境，應變能力強。

(5)對一般感冒和傳染病有一定的抵抗力。

(6)體重適當，體態勻稱。

(7)眼睛明亮，不發炎，反應敏捷。

(8)牙齒清潔，無缺損，無疼痛，牙齦顏色正常，無出血。

(9)頭髮有光澤，無頭皮屑。

(10)骨骼健康，肌肉、皮膚有彈性，走路輕鬆。

我個人則對健康的人下了一個簡單的定義，那就是：一個人在生命的流逝過程中，時時自在安心、知足常樂；無病痛時絲毫感受不到身體的存在，感冒與感染時擁有正確知識及對應方式，使病情迅速恢復；突然遇到緊急狀況時，

能保持冷靜、從容不迫，不慌不亂；會吃，會拉，好睡眠，每天皆能將牙齒、身體、毛髮清洗乾淨，身形良好，體力充沛，行動自如；工作之餘有時間運動，經濟上有餘力從事休閒娛樂，心情上永遠保持一顆良善助人的愛心。

很簡單吧？

自然整合醫學不是有錢人的專利

當我決定踏入自然整合醫學時，立刻面臨一個嚴肅的問題：這所有的一切，都得病人自己花錢。

自然整合醫學在臺灣是沒有健保給付的，需要病人自掏腰包，但要民眾特別挪出一筆經費做為保健用，對許多領薪階級是有困難的，因此，將健康觀念落實在日常生活中就顯得很重要了——平日常保身、心、靈平衡，就比較不用擔心病痛長久纏身，生病、吃藥的情況自然就少。

人之所以生病，絕大部分是日常生活習慣造成的，只要改正錯誤，讓身體細胞可以修復與休息，生理機能便可以正常運作。其實，有規律的作息，能節制飲食（少肉、少糖、吃好油且吃對油脂比例，多吃高纖蔬果、適量攝取五穀雜糧），身體就能常保不發炎狀態；時刻注意體態端正，規律保持適度運動，加上一顆良善的心，日行一善，健康自然常相左右。只不過，人人都有惰性，當身體出狀況時，大部分人都只想吃個仙丹妙藥以求快速見效，症狀雖然暫時消失了，卻常常只是治標不治本。

我多年的臨床經驗一再顯示，即使是正確診斷的療方，自然整合醫學用非藥物方式來調整身體，再快也需要幾天的時間，身體才會有一些感覺。

至於西藥如類固醇、止痛藥等，無論任何狀況下使用，大都會立即有感覺，是我心目中被濫用的集一切大成。痛就止痛，馬上消除症狀就對了；找不到明顯病因，推給自體免疫失調就能為自己的處方合理化，開立類固醇吃下肚就多半有療效，而且短、中期的檢驗上幾乎沒有不良副作用……，一般民眾不

了解真實的狀況，自然相信醫者開出的藥品一定有其考量、一定不會有問題，如此循環，醫病雙方皆會掉入泥沼，難以擺脫對這類西藥的依賴。

十幾年前，我曾在網路上看過一位病人發表文章控訴自己被一位醫生治療的痛苦經驗，讓我感慨萬分，也引以為鑑。當事人說他感覺這名醫生只是「用藥來進行檢查」，白話講叫「try and error」，從「辨症論治，對症下藥」變成「下藥對症」（先下藥再來對症頭），他認為這樣的醫生不配被稱為「醫生」，不如改叫「醫程作業員」。我因而不斷反問自己：「我是這樣在看診開藥的嗎？」「病人也是這樣看待我的嗎？」

幾十年來，我每天看診、不斷修正，就是希望能將錯誤降到最低，也希望彌補過往的過錯。要改善現今的醫療環境，結合中、西醫與自然療法（即整合醫學）是非常可行的方式，在短期內適當的使用西藥緩解症狀、解除痛苦，是可以的，這對降底炎症病痛對身體的傷害有一定的幫助，只是痊癒後，我們要懂得正確的排毒與重建身體，以求完全恢復健康及活力。

我每天都期待這樣的醫療方針能得到政府的重視，畢竟預防絕對勝於治療，長久下來能省下不少預算，這是讓健保走出死胡同的好方法──不斷增加給付項目討好民眾，只是繼續讓健保赤字增加，何況持續壓低藥價，雖然病人的經濟壓力減少，卻也讓他們更想求快、求方便而更容易選擇吃藥，容易掉入以藥養病的循環。

自然療法有很多方法好用，可惜價格昂貴──健保不給付。**我們不能等生病了再來選擇要不要用自然療法，而是要將自然療法的精髓落實在日常生活當中**──懂得健康之道，遵循大自然的陰陽五行與日月運行，然而這個平衡點，最需要的就是實踐，不論身、心、靈，皆是如此。

你後悔什麼？現在還為時不晚

每次在診間看到病人的外表比實際年齡蒼老許多時，我就會利用看診交談

時旁敲側擊，試著點醒他們要多重視健康，就算年紀長了，仍可以沒有慢性病來折磨。

一則動人心弦的報導震撼著我，比利時某雜誌社針對六十歲以上的老人做了一個問卷調查，題目是「你最後悔的是什麼？」，並列舉出十幾項容易後悔的事項以供勾選，結果有49%的人後悔身體鍛鍊不足，影片的結論有一段發人深省的話語：

「人生沒有你想的這麼長或這麼短，幸福快樂來自於簡單的生活和健康的身心，並感激及珍惜你所擁有的。六十歲以前想用身體換一切，六十歲以後想用一切換身體，世界上還有什麼會比身體健康更寶貴？只有11%的人後悔沒有賺到更多錢卻花太多錢，有錢雖然能辦很多事，但賺錢並不是人生最重要的目的，我們年輕的時候後悔還可以改進，年老的時候後悔可就來不及了，這將會是多麼可悲的事。」

人的一生，能賺與能用的錢有限，不需強求，賈伯斯最後的人生感言相信多數人都拜讀過了。雖然至聖先師孔子訓示：「五十而知天命，六十而耳順，七十而隨心所欲。」但請大家不要真的到五十、六十甚至七十歲，才想通及看透名、利、食、色四大欲望，請早早知足常樂、早早研究養生祕訣。

羅馬不是一天造成的，一個人要摧殘身體到慢性疾病纏身，需要非常久的光陰。一個健康的人，會先經過亞健康狀態，才來到疾病狀態，這通常需要消耗生理機能五至十五年以上的時間。然而，這個道理大家都明白，卻少有人善待身體，甚至在康復後依然如故——看醫生、吃藥控制，生活習慣僅稍稍改善，時間一久又都忘了，反正人都會老、都會病，沒什麼大不了的……那可就是痛苦人生啊！

你若有這樣僥倖的想法，請務必改變觀念，若等到病入膏肓才大夢初醒，一切就來不及了！

上天待我們是如此恩厚，既然我們有這麼長的時間可幫助自己不生病，當然要把握機會學養身、懂養生，做自己最好的家庭醫生，達到自我照護的終極

目標。當然，人總是會老，但你若不想要久病而衰亡，希望能健康到老、讓自己病老凋零的時光愈短愈好，請現在就開始改正生活中一切的錯誤習性，接受好的養生方法——一切皆不嫌晚，只欠你確實執行。

擁有健康身體的八大重點

要獲得真正的健康並不難，透過多年來在臨床上的經驗與結論，我得到以下八點心得：

(1)脊椎一定不能歪 P027
(2)身體一定不能胖 P083
(3)體內一定沒有毒 P115
(4)腸道一定要健康 P177
(5)身體一定不發炎 P233
(6)感冒和感染一定不小看 P273
(7)吃藥一定要審慎 P301
(8)生命能量要平衡 P323

以上八點缺一不可，互為表裡，需要大家融入生活中。這八點加上天天規律作息與適度運動，永保一顆快樂良善的心，健康必與你我同在。

雖然這仍不是最完美的健康法，卻足以讓身體有如被一副「金鐘罩」保護著，流感來襲時不容易被傳染，即使被傳染，也能在正確應對下迅速自癒，而不需要吃太多藥物。因為擁有全方位的智慧，會讓你選擇住在好的能量磁場裡，對任何事情皆可以思緒冷靜地以邏輯來判斷，自然趨吉避凶，有最多的機會安享健康，福氣一生一世。

把八大生命健康要點融入生活中，在行住坐臥與柴米油鹽醬醋茶之間身體力行，你就不容易進入疾病狀態——少有生大病危害生命的情形。我們不可能永遠不生病，也無法避免死亡，卻可以讓自己在活著的時候長時間保持健康，

不需別人服侍，不用靠別人幫忙，等時間真的到了，安詳而不留戀的離開人世，達到真正無疾而終。

　　我個人會盡力做到與達成這個人生目標，畢竟如果連我自己都做不到，又如何為人表率？希望大家都能盡力去實踐，達到健康一生一世的目標，這樣的世界必然很美好！

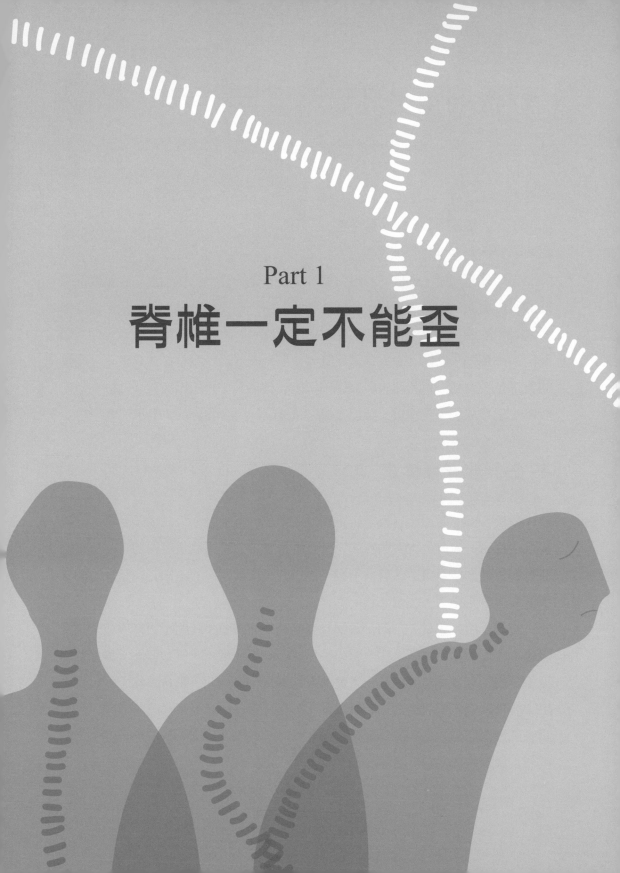

Part 1

脊椎一定不能歪

脊椎端正是健康第一步

一個人健康的第一步，就是要有一副好身形。脊椎端正，中樞與臟腑聯繫良好，無病無痛自然一身輕。

想要擁有健康、正確的身形，第一步是正確的脊椎位置，第二步是鍛鍊強健的肌肉與肌腱韌帶，來穩定脊椎並時時保持正確姿勢。只不過，我們的姿勢常常是錯誤的，例如看書、看文件或使用電腦時，常不自覺就弓著背、伸著頸部——像隻鴨子那樣，有人還側著身體，甚至蹺著二郎腿……長久下來，錯誤的脊椎位置會造成相關肌肉組織過度拉扯、僵硬，一旦超過負荷，這些不當的受壓點就可能坍塌或移位，難以復原。

不要小看脊椎健康

我們必須隨時注意自己是否正在欺負自己的脊椎骨。人體從頭到腳，每一根骨頭都有一定的位置與角度，尤其是脊椎骨，它是人體這座樓房每一層樓的地板與樑柱，一旦歪了，就會引發一連串的平衡反應，若不即時調整，時間久了就會這麼歪下去。

初期，肌肉（腱）、韌帶會因為姿勢歪斜而需要長時間不對稱收縮來維持體態，因而引起局部痠、痛、緊繃等症狀，如肩頸痠痛、後頸僵硬、腰痠背痛等等。起初只要休息、放鬆一下就會自行恢復，但長期下來會導致歪斜、受壓迫側的椎間盤筋膜發炎受損、纖維化、鈣化，這些症狀通常與時間成正比，時間愈久，問題愈大——先是腫痛，接著痠麻，最後就是椎間盤變形，進而壓壞神經，使其失去功能。

若要避免，方法無二，就是時時注意姿勢。我問過許多人：「你有點駝背哦！這是你生病的主要原因，你知道嗎？」結果竟然很多人認為人老了本來就會駝背，是正常的現象。話說以前連我都抱持著同樣的觀念──醫學院骨科上課用的「從嬰兒到老年的外形脊椎圖」就教導我們，人一旦年紀大了，身子弱了，骨頭也鬆了，自然就駝啦！這的確是事實，但是我們可以延緩它發生的時間──只要脊椎不歪斜，年紀再大，看起來也會有精氣神，而不是又歪又駝，令自己極度痛苦也極不自然。

　　脊椎與健康息息相關，尤其是惱人的慢性病。若你到處求診又找不到身體不適的原因，可考慮是否為脊椎歪斜所導致的不健康狀態。以往，很多病人會抱怨我為什麼不一開始就先調整脊椎骨與體態，害他們多痛苦好久！因為他們都親身感受到，接受脊椎矯正後，許多不舒服都不藥而癒，這些經驗給我一個重要的訊息：**如果病人明顯有脊椎歪斜甚至早有脊椎相關症狀，一定要先調整脊椎**，否則尋訪健康之路勢必不好走。

　　脊椎是大腦與身體各器官的聯繫結構（圖1），當中包含由胸腰神經系統的交感神經和頭薦神經系統的副交感神經所組成的自律神經系統，主要由心臟指揮協調，影響人體90%的生理反應且不受大腦意識控制，因此有90%的疾病可能會因脊椎而起，因此，當「HRV心律變異檢測」這個檢查自律神經健康最簡單、有效的工具顯示出不平衡狀況時，一定要先做健康操來調理脊椎，再搭配調理自律神經的健康營養食品，例如：Omega-3、維生素B群、降低交感的GABA（γ-胺基丁酸）、調節副交感的穀維素等，大部分疾病往往就會消失了。

　　脊椎歪斜會造成椎體塌陷、椎間盤凸出，引發神經與血管壓迫症狀，此外，身形也一定不好看，給人不健康的觀感。你的哪一節脊椎受到壓迫，相關的器官功能就會受影響，甚至造成疾病，你認為這只是一點點駝背與歪斜，但有時可能就是疾病四處求醫都不見效的背後原因──當疾病為脊椎所引發，若不從脊椎下手根治，將很難痊癒，服藥只能控制病痛，無法解決問題。

圖1 脊椎神經與相關內臟及相關病變簡表

脊椎	神經	控制部位	神經壓迫後所造成的病變
頸椎	C1	頭部血液循環、腦下垂體、頭皮、臉眼、耳、鼻、喉	頭痛、頭皮痛、頭皮炎、失眠、頭暈、神智不清、高血壓、偏頭痛、發燒、眼疾、記憶減退……等
	C2	耳、鼻、喉、舌、聲帶、口	鼻竇炎、過敏、眼疾、耳鳴、扁桃腺炎、腮腺炎、失聲
	C3	咽、頰、肩、交感神經、橫膈膜神經	咽喉炎、肩痠、肩痛、肩僵、交感神經亢進、呼吸困難
	C4	頭部肌肉、肩	頭部肌肉痛、肩痛、手臂無力、臉部血管壓迫
	C5	食道、氣管、肘	氣管炎、肘痛
	C6	甲狀腺、副甲狀腺、腕	甲狀腺炎、甲狀腺癌、副甲狀腺炎、手腕痛
	C7	大拇指、甲狀腺	富貴手、副甲狀腺炎、手指炎
	C8	指尖、心臟、氣管、食道	灰指甲、氣管炎
胸椎	T1	心臟、氣管、食道	心臟病、大動脈炎
	T2	心臟、氣管、食道	心臟病、心肌痛、食道炎、心瓣膜炎
	T3	肺、支氣管、食道	支氣管炎、肺炎、肺結核、食道炎、肋膜炎
	T4	肺、支氣管、食道、胸腔	肺炎、肋膜炎、胸痛、乳房炎、乳頭炎、乳癌
	T5	肝、脾、胃	肝炎、肝癌、膽炎、脾腫、胃（賁門）炎
	T6	胰、胃、膽	胃（本體）炎、胰臟炎、膽炎
	T7	胃、十二指腸	胃（幽門）炎、十二指腸炎
	T8	小腸	小腸炎
	T9	小腸、腎上腺	小腸炎、腎上腺炎
	T10	盲腸、腎臟、大腸	盲腸炎、腎臟炎、疝氣
	T11	腎臟、大腸	腎臟炎、大腸炎、大腸癌、性無能
	T12	膀胱、腎臟、大腸	膀胱炎、腎臟炎、大腸炎、頻尿
腰椎	L1	輸尿管、股四頭肌、大腿前側	輸尿管炎、大腿痛、血尿、尿床
	L2	卵巢、輸卵管	卵巢炎、卵巢瘤、子宮外孕、輸卵管阻塞

	L3	膀胱、子宮、大腿內側	膀胱炎、子宮肌瘤、膝痛
	L4	下腰、膝、坐骨神經	下腰痛、膝痛、坐骨神經痛
	L5	足、直腸、膀胱、子宮、坐骨神經	坐骨神經痛、痔瘡、膀胱炎、小腿痛、踝痛、腳冰冷
薦椎	S1-5	直腸、肛門、腎、大腿後側、攝護腺、生殖器官	攝護腺炎、臀部痛、髖關節炎、性病
	C0	直腸、尾椎	肛門炎、尾椎痛、直腸炎、直腸癌

參考資料 http://www.acup-chiro.com/chinesearticle/chiropractic021603.htm

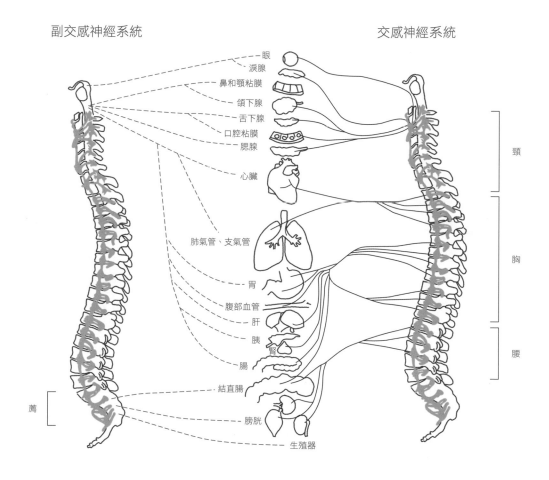

脊椎掌控著自律神經的神經結構，脊椎健康→自律神經健康→身體才會健康。

舉例來說：一個人因頸椎歪斜而引發頭痛、頭昏，甚至眩暈發作，到一般診所服藥治療無法改善，到大醫院檢查卻無明顯外觀變化，頭部放射線與電腦斷層也照不出明顯的大問題，甚至用核磁共振掃描或高階640切電腦斷層打顯影劑立體顯像才可能會透露出一些蛛絲馬跡，並得到輕重不一的「動脈硬化與椎基底動脈循環不良」診斷。接著，醫生介紹你到復健牽引理療或其他肌電復健治療，雖然暫時解決了問題，卻得要常常做治療且難以痊癒，此外，醫生也會開立血管疏通藥物的慢性處方箋，讓你控制病情。

　　然而，只要體態與生活習慣不改善，問題沒有解決，任其惡化下去的結果，有時甚至會需要做頸部手術，但以手術治療後，會不會衍生更多問題？我有好多病人，其惱人的痼疾在調整脊椎後豁然而癒，並配合健康生活和飲食調理後，他們才體會到，脊椎健康竟有如此大的影響力。

看診日記

　　有一名中年病人因為長期嚴重頭痛來診所檢查，他帶來的醫院檢測結果報告尚屬正常，正如上段所述，頭部血液循環顯示有動脈阻塞的現象，但是我認為病人的年紀應該還不到有血管單純阻塞（血管內徑≧70堵塞）的狀況，一般檢測報告也顯示正常，看診時發現他有頸椎偏移壓痛現象，因此請病人趴在脊椎調理床上，這時，清楚可見他的脊椎胸椎歪斜，如階梯狀一節左、一節右。問診後得知，是他平時打高爾夫球加上沒有做好伸展熱身造成的。

　　待他接受調整脊椎完後，我只要求他每天記得自我調整，讓脊椎保持在正確位置，同時禁打高爾夫球三個月，沒有開任何藥物與保養品。一個月後，病人突然進到診間，興奮地告訴我，他的頭痛已經一個月沒發作了！

眩暈、耳鳴，都可能與長期姿勢不良有關

對我而言，耳鳴與暈眩是同一個病，只是輕重有別罷了：身體整體仍強健時，以耳鳴居多，若體質虛弱，眩暈就會發作了！

讓人對人生失去信心的眩暈發作

眩暈是中樞神經系統或前庭功能不全，並伴有身體空間定位感障礙發生的病症。別小看哦！眩暈發作可是會讓一個人對前途與人生失去信心。眩暈發作通常都是在姿勢變化時，如剛躺下、早上起床、天氣大變化（突然間轉冷或變熱），若到醫院做檢查，診斷以梅尼爾氏症、眩暈症或半規管不平衡居多。但事實上，在我三十七年的看診經驗中，僅有鮮少案例是真正的梅尼爾氏症，而嚴重眩暈到會造成劇烈嘔吐、移動困難的內耳神經炎，更是少見。

我可以確定的是，絕大多數的眩暈症都是長期姿勢不良，再加上平時營養不平衡（甜、寒、涼攝取太多）所致，也就是說，眩暈症是脊椎側彎、駝背加上虛寒體質，而導致椎基底動脈循環不良，這代表脊椎動脈的血液因為各種原因所形成的阻礙而循環不良，送不進內耳動脈而導致缺氧。檢查病人的後頸背交接處，幾乎皆有內陷的現象；觸按病人的風池穴，也都會有單側疼痛的情況；仔細比較兩側頸椎，可發現疼痛邊的C1、C2 P030 橫突有明顯凸出；請病人注視我的食指，跟著指尖上下左右移動，透過眼睛的眼振檢查，可發現疼痛側出現平行停頓眼振現象──眼振幾乎會伴隨眩暈症發生，故可藉由檢查眼振來了解病因；平行眼振代表著周邊神經問題（而非中樞神經障礙），也就是單側頭頸肌腱因側彎發炎腫脹而壓迫神經血管，進而引發眩暈。

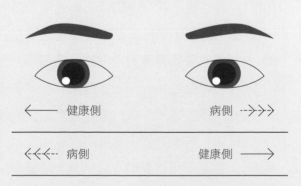

←── 健康側   病側 --→>>

<<<-- 病側   健康側 ──→

治療有兩大方向：調理姿勢和正確營養補充。

(1)**自我調整脊椎**：多年來，我總是不斷要求病人，在生活中行住坐臥隨時注意姿勢是否端正，保持提腰、挺胸、收下巴，並經常伸展自己的姿勢，一日至少三次以上，此外，也可自我按摩頭頸常見的肩痛點（以頭部兩側太陽穴，頭頸交界處的風池穴、天柱穴，和肩頸交界處的肩〔中、外〕俞穴和肩井穴居多），讓氣血通暢地運行頭部，只要腦血管循環順暢，眩暈狀況就會自然改善痊癒。

(2)**營養補充**：在臨床上，雖然眩暈病人大多數有頸椎側彎，但在多少都有些駝背的老年人當中，卻只有少數比例有眩暈症狀──兩者並不完全交集。後來，經長期仔細觀察病人的氣色後，我發現，原來老化虛弱、中氣不足才是眩暈的真正原因，尤其反覆眩暈發作的病人──身體愈虛愈不運動，食慾不振，營養消化及吸收不良，長期下來，肌肉群萎縮退化，愈來愈難維持抬頭、挺胸、收下巴的好姿勢，駝背情況也就更嚴重了，這是惡性循環。

情況嚴重者除了需要到復健科做脊椎牽引矯正，或請中醫推拿、針灸以疏通筋骨，也需要使用藥物來緩解症狀。

日常能做的保健就是吃好一點：補充完整的維生素B群、維生素C和銀杏萃取物。除此之外，我也會要求病人燉藥膳雞湯溫補元氣，你可以加人參、花旗參、黨參、黃耆、羊奶頭、紅棗、刺五加、枸杞等；非常脆弱時，午時前可以加兩片薑滋養陽氣；嫌麻煩的病人則可以利用市面上各種人參雞精、靈芝或蜆精等養生產品。平日飲食中，要正確補充各種溫暖、營養豐富且五顏六色的食物，盡量不要再吃寒性、清涼、甜蜜蜜、傷胃腸的食物，以免加重虛寒體質；另一個大重點就是──多運動伸展，多接近陽光、原野大地。最後，記得時時保持正確姿勢。這樣一來，你才能真正找回健康，改善暈眩。現今這個年代，低頭族、熬夜族也容易發生暈眩，我稱之為「伸頭鵝頸」的文明病症候群（圖2），這是不重視姿勢、生活作息不正常、營養不均衡所致。

圖2　伸頭鵝頸三部曲

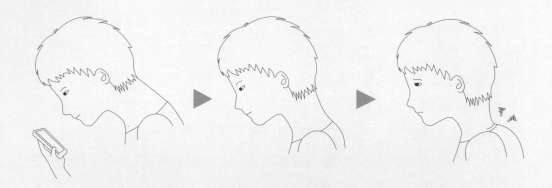

　　低頭看手機或工作時注視電腦，忘神之餘，頭、頸和胸部愈來愈往前、愈來愈低，在不斷低頭、抬頭加轉動頭部的各種動作下，頸椎內陷側彎而壓迫到脊椎動脈的前末兩端，一不小心，無論是勞累、姿勢變化或受傷，都可能引發眩暈發作。因此，休息、補充營養加上自我脊椎調整，使用電腦、手機時避免不良姿勢，就是最重要的居家保健重點，如果能同時加強腸胃功能（例如補充益生菌、酵素和纖維質），汁意營養補充、持之以恆地運動強身，必能收事半功倍之效。

耳鳴不一定是聽力退化

　　雖然有一部分的耳鳴是因為聽力退化所導致，但大部分的耳鳴都來自於長期不注重姿勢、不做伸展、不運動所導致，耳鳴最痛苦的就是，這個雜音別人聽不到，只有你聽得到，而且目前還沒有診查耳鳴的科學儀器——也就是說，耳鳴病人在描述病況過程常常就像雞同鴨講，醫生只能意會。

　　然而，無論耳鳴情況如何，病人若已排除外耳和中耳的急性問題，那麼耳鳴與眩暈症相比，雖然擾人，但仍屬於輕微版、短期版的不舒服。和眩暈一樣，耳鳴的起因主要還是來自輕微椎基底動脈血管壓迫。那麼，為什麼有人耳鳴、有人眩暈？我看到的現象是：病人若氣血循環還算順暢、身體健康狀況還

不錯，通常只會造成耳鳴，這些人一般比較年輕；如果病人臉色蒼白、氣血兩虛、循環不好，導致血液循環障礙比較大，內耳缺氧嚴重，就容易造成眩暈發作，這些人多半屬中老年人。

要注意的是，除了嚴重眩暈發作外，這些病人看起來都很正常，所以容易被輕忽。然而，這絕對是一個危險警訊，提醒著還可以正常生活的你，腦血管循環障礙的危機已經出現了，如果不盡快改善，假以時日就會進展到眩暈發作，耳鼻喉科醫生賴仁淙在著作《耳鳴，是救命的警鈴》也提到這個重點。賴醫師在書中說，要當作它是天使的善意提醒，還是魔鬼的蹂躪摧殘？一切都在一念之間，你可以將危機當成轉機，讓自己找回健康。

我在門診看到的眩暈病人，身形大都歪歪扭扭，臉色蒼白、偏瘦弱，明顯缺乏營養素，這跟以耳鳴為主訴的病人差別頗大。但對我來說，耳鳴和眩暈都是長期忽視個人健康的結果，只要肯依照我的方式吃好一點，每天做自我伸展體操、自我頭頸肩痛點按摩，效果都是非常好的——此外，我也會在處方中刻意補充維生素B群和銀杏萃取物。可惜的是，大部分病人都很被動，在耳鳴、眩暈發作時，大家幾乎都會乖乖的伸展、拉筋，還有的人會去跑步、健走，搭配溫暖、溫性食物飲食，然而，一旦症狀消失、身體舒服了，一大半的人就忘記要每天拉筋、注意姿勢，不要吃寒、涼、甜食物的原則也拋到腦後，又開始熬夜、加班、吃宵夜、嗜冰品和寒食，然後又來門診報到。

此外，咬合關節痛與落枕也是同樣的問題，只是多半以年輕族群為主。

萬病同源，這也是代表之一，而且與脊椎不端正最有關聯，我會教導患者如何進行自我脊椎矯正、以溫暖營養又豐富的好油脂飲食調理，再加維生素B群、益生菌、銀杏補充營養素，都可以有效改善。

結論是：所有這三種主訴病人（耳鳴、眩暈、咬合關節痛）加上有或無偏頭痛，幾乎都有以下症狀：

‧幾乎都有習慣性患側側睡，沒有注意到一個枕頭只能仰睡，若要側睡則需一個小枕頭墊高，避免頭頸肩錯位 P047 。

- 患者幾乎皆有第六、七頸椎內陷的現象。
- 患側第一、二頸椎橫突皆有單側外凸出，並有輕按即疼痛難耐的現象。
- 患者患側肩頸有僵硬緊繃，甚至於胸椎一、二椎處的皮膚軟組織有淋巴水腫甚至硬結現象。

也就是說，大部分病人是因為姿勢不正確，造成脊椎側彎甚至駝背，壓迫到脊椎動脈，而造成椎基底動脈循環不良和壓迫點筋膜過度牽扯、腫脹發炎所致，而這些症狀在以下特定天候或飲食後特別容易發生：

- 天氣突然遽變前後之際，如：颱風、寒流前後遽冷、熱浪遽熱之際最為常見。
- 寒性飲食習慣或是營養不良體質者，會增加發病機率。
- 患者多屬虛症為主，臉色、舌苔皆為蒼白居多。

平時保養自己的脊椎，讓體態挺拔中正、外觀健康有精神，是健康的第一步。我的診所有幫病人調整脊椎與體態，除非已經嚴重纖維化、鈣化與變形或極度衰弱無力，否則大多病人經此體雕技術即可以有效迅速地解決駝背與歪斜長短腳。然而，想要保持調整過的好體態與身形，得靠自己維持。脊椎會歪，就是自己的姿勢不正確造成的，若壞習慣不除，脊椎一定會再度歪斜，造成不舒服——除非你財力雄厚，可以常常請專業人士調整。但這樣的效果一定不及自己做脊椎保健來得好。

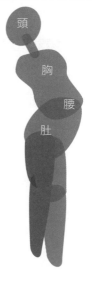

頭

胸

腰

肚

你的脊椎在正確位置上嗎？

你站立時，從側邊看，若脖子前傾內陷造成頭部在胸部前面，胸部也前傾在腰部的前面，下方肚子前凸在腰部的前

面，這樣「脖子變鵝頸，身體形成雙S形的駝背」姿勢，就是錯誤的，容易讓脊椎移位，最後纖維化、鈣化。

請你現在趕快挺腰、收腹、收下巴看看，如果情況看起來有改善，那就表示情況還不嚴重，但如果你提腰、挺胸、收腹、收下巴後，身形仍然如此，那就表示脊椎移位已經定形，請趕快進行脊椎的調整，否則身高將會一年年變矮，身體愈來愈駝，健康狀況還會直直落。很多人幾乎都保持仰頭姿勢而不自知，平時若沒有挺胸、收下巴，你的頭部就會在胸的前方，地心引力將會造成

看診日記

在門診中，我常看到三、四十歲中等微胖身材的病人，外表比同年齡的人蒼老，如鵝般伸著脖子、駝著背走進診間，為了高血壓問題來拿血壓藥以控制病情，但我一看就知道脊椎壓迫是他們高血壓的主要原因之一，很可能任何血壓藥都不用吃，只要控制飲食，同時將脊椎調整回正確位置，血壓就會迅速恢復正常。可惜的是，大部分病人不相信改善高血壓有這麼簡單，沒能確實遵行我的醫囑，但真正認真執行的人，血壓都輕輕鬆鬆掉回正常值！這些人若能進一步減少精緻澱粉、醣類和紅肉的攝取，增加蔬菜纖維質、補充足量均衡天然萃取好油（尤其是Omega-3），再搭配多運動，往往就有機會這輩子不必再吃血壓藥。

我母親就是一個絕佳案例，她年紀大了，老是忘記每天做一次自我脊椎調整 P059，所以我一定會監督她，甚至幫她直接調整。有一次，她血壓特別高，我趕緊幫她調脊椎，半小時後，她的收縮壓就從190毫米汞柱降到160毫米汞柱，後來她只要感覺到血壓控制狀況不佳，就會要求我幫她調整脊椎，屢試不爽！

圖3　後頸背交界凹陷皺摺是脊椎歪斜的證明，「凹陷」愈大，駝背愈嚴重

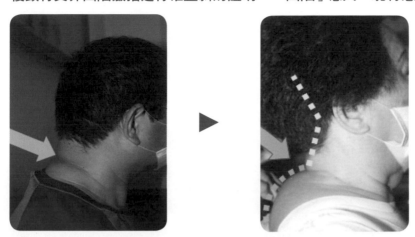

什麼影響──人的頭部有近六公斤重，為了要保持頭部不下墜，後頸肌肉群就必須用力。請想想這個動作：頭部要掉下去時，會連帶將頸胸椎往前下拉，後頸肌便得額外做工，將頭部恢復正常，長久反覆低頭、仰頭下來，胸椎就會往前傾，頸椎往前內陷，此時摸摸自己背後一、二胸椎上方的軟組織，常常有一坨腫腫硬硬的氣結，肩膀僵硬、痠痛也是一定的，這就是駝背。

你自己就可以自我檢查目前的脊椎健康狀況，方法很簡單：保持平視姿勢，將手指往脖子頸椎與胸椎交界點（後頸背）摸一摸，<u>正常狀態是呈一個滑順的凹形，而不是突然內陷，好像樓梯一樣摸到一個階梯</u>，時間愈久，階梯愈大（圖3），駝背就很明顯了。

接著，請壓頭頸交界兩側最凹陷部位，是否單側或兩側一按就痛，如果是，就代表第一、二頸椎有移位，壓迫到周邊組織，造成氣血不順而導致疼痛，初期只是在頸椎與胸椎交界處外觀有明顯皮膚皺摺，並且頸部轉動受限，暫時不會嚴重影響生活作息，但若放任問題繼續下去，久了將造成纖維化與骨刺，所導致的症狀如果是椎基底動脈血液循環障礙引起的眩暈、頭痛或耳鳴，就會相當不舒服，藥物治療的效果有限；若變形得更嚴重，壓迫神經引起麻木、疼痛或運動困難，甚至可能需要開刀。

圖4　嚴重擠壓的頸胸椎

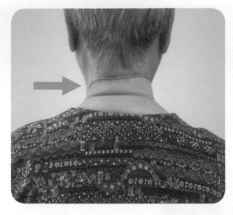

頸部往前傾時，會造成六至七公斤的頭部往下墜、頸椎內陷與低頭姿勢，導致後頸肌必須用力地將頭抬起來，眼睛才能向前看，從側面或背後看得到橫紋，尤其橫紋下有一坨肥肉壓在那裡，代表情況嚴重。這就是駝背的三部曲：前傾→仰頭→弓背。

之後，請摸一摸頸胸椎處的皮膚觸感，正常情形是摸到皮膚與脊椎而已，但是如果摸到的是一坨肥肥厚厚的肥皮（圖4），那就表示頸胸椎已經擠壓了很長一段時間，氣血不通，導致淋巴水腫，最後導致脂肪堆積，變成永久性的問題。

最後，請立正站好，看鏡子中的自己，從正面看看脖子是否仍然存在，正常情形是一定會看到明顯的脖子。再看看：肩膀會不會一高一低？臉會不會有歪向一邊的情形？接著，請側身90度轉頭照鏡子，檢視頭部是不是正常的放在身體的正上方，還是已經向前、向下移位變成駝子，正常人在抬頭、挺胸、收下巴時，鼻尖一定不可以超過男人胸膛的前緣（圖5）。

如果你的自我檢查結果都達不到標準，就要注意姿勢並經常自我檢查，同時遵照後面的自我脊椎矯正法 P059 每天調整三次，起碼可以讓脊椎問題不再惡化，只要認真做，想生病都很難。

最後，如果你是一個成功實踐者，請一定要將這個簡單的道理與方法，教給其他有需要的人，告訴他們這些方法真的都很簡單。重要的是不偷懶，每天

圖5　從正面、側面檢查脊椎歪斜和駝背

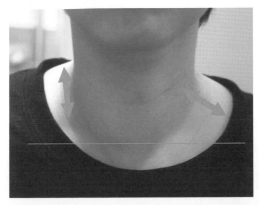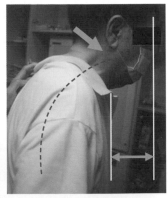

（左）右肩明顯提高，衣領向左歪斜，明顯一高一低，也是脊椎歪斜的明顯證據。
（右）從側面看一個男人正常的挺胸站立姿勢，鼻子的尖端向下畫垂直線時會連到胸部前端，才是正常的，鼻胸無法連成一條垂直線，就是駝背的開始。

早、中、晚持續地認真做三次，忙碌時至少睡前要做一次，同時隨時注意自己的姿勢正確與否，每個人一定會在鏡子裡看到很好的成績。

行、住、坐、臥皆有相，脊椎不移位

要維持脊椎的健康，最基本的做法就是行、住、坐、臥皆有相，善待自己的骨骼，讓它成為我們舒適的行動工具，不會變成身體的負擔與帶來痛苦——

・坐要有坐相：不蹺腳、盤腿與盡量「靠腰」，讓腰部有個依靠。

・站要有站相：要抬頭、挺胸與收下巴。

・走要有走相：不外八也不內八。

・躺要有躺相：不大字睡、不靠臂睡、少側睡（如需側睡要有靠）。

這就是所謂的行、住、坐、臥皆有相。

這樣坐，腸胃更健康

會造成仰頭伸頸如鵝的姿勢，錯誤的坐姿是一大原因，平時你的腰部有挺起來嗎？有挺才有健康，腰凸凸的一定不正常！我的兄長於2011年母親節前一個星期，突然跟我聊到，男人坐椅子要挺腰打正，不要靠椅背，身體才會健康，他一直很自豪自己一生至今能好好的吃、喝、拉、睡，一定是拜自己這個習慣所賜。我大致認同其觀點有幾分正確性，只是有年紀了，食物攝取量最好稍加節制會更好。

腰椎自我檢查

當你刻意挺腰後，腰部脊椎微微往前凹陷（圖6），那是正常的，但若是在怎麼挺腰仍往後凸出，那就不妙了。

長期腰椎後凸，將會造成骨盆前移、胸椎頸椎前移，位於最頂端的腦袋就

只好更往前移位——「低頭思故鄉」了，在這種情況下，頸椎就得成仰角才能讓頭部保持向前看，反而造成頸椎頭顱壓迫（可能是初期的肌腱拉傷和神經炎會痛、會麻，然而椎基底動脈長期壓迫，勢必影響隨後的後腦動脈循環，引起耳鳴、眩暈，甚至中風），因為不平衡，也容易左右歪斜，引發一連串負面效應來折磨自己。

當然，腰椎問題影響的主要是腸胃健康，你可能不是食慾差，就是腸胃機能不好，因此導致營養吸收差，體力和發育自然也跟著不好，還容易瘦骨嶙峋、臉色不佳。

請挺腰自我檢查一下腰部脊椎，若是後凸型就要趕快自我調整，每天早、午、晚認真做自我脊椎保健法 P059，加上平時保持正確姿勢，一定會有好的回報的。

此外，有些人愛美，將腰部脊椎過度挺得硬硬直直的也不好，長期下來會慢性發炎致使脊椎僵硬，造成發炎指數偏高，雖不一定有症狀，但嚴重的時候會影響柔軟度，也容易疼痛。解決之道無他，唯有注意姿勢與自我按摩放鬆，

圖6　正常的腰椎

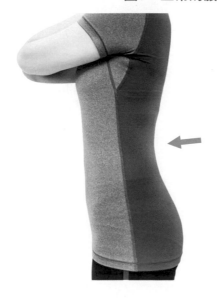

挺腰時，正常的腰椎應該會微微往前凹，漂亮的身體曲線會吸引大家的目光。

想辦法抗氧化、抗發炎，並且常做伸展與柔軟操，調整腰椎到稍微往前凹陷最為理想。

正確的坐姿——一定要有靠

坐下時，記得要將屁股盡量往後，頂住椅背與坐面交接處，在這種情況下，一般常見的椅子都可以自然支撐住我們的腰部，以維持正常腰椎微微內凹的曲度。

如果是坐沙發，由於它比較軟厚且角度有點仰，此時，除了屁股要頂住最後面，最好能加靠腰枕將腰椎撐住，否則腰椎就容易往後凸出，必然出現駝背伸頸仰上的姿勢，眼睛的視線才有辦法往前方看。我甚至發現，這種坐姿經常是老人家駝背的主因——因為腰椎後凸造成上下胸椎及骨盆前移，頸椎需成仰角才能避免「低頭思故鄉」，卻反而造成頸椎被頭顱壓迫，若再加上左右歪斜，結果自然是造成一連串的負面效應。

此外，有人還習慣側身斜躺，若長期同一側側躺，無論是否有加墊枕頭，頭頸骨骼的位置必然壓迫牽扯錯位，不是導致肌腱炎、神經炎，就是循環障礙來折磨。看電視時坐姿不正確，或躺或側都一樣，除了會造成駝背，還可能脊椎側彎，容易導致單側肩頸痠痛、頭痛、耳朵痛，而來耳鼻喉科報到。

何時要靠腰？何時不要靠腰？

工作、讀書或用電腦時不能靠腰，使用可以調整高低的椅子，保持坐正、挺腰、收下巴，避免變成駝背及側彎；休息時要讓腰椎休息，就要記得靠腰，用腰枕頂住腰部，這樣即使是半躺或坐在沙發上，也不會讓腰部後凸、頸部前凹而製造問題，可避免腰椎局部區域緊張與壓力過大，並讓腰部放鬆，得到完全的休息。

開車族要注意自己的姿勢

很多人開車、坐車的習慣都不太好，僅追求方便舒適，而忘記光是開車、坐車就可能是讓你脊椎受傷的元凶！

不可躺坐椅背伸頸開車，伸著頭頸、半躺著開車是很傷脊椎的姿勢，請一定要避免；靠著頭墊才能輕鬆開車，同時可用記憶靠腰枕保護腰椎。

再想想你看書、用電腦（或其他任何需要彎腰、低頭與仰頭看的動作）、開車時的姿勢，一般人不會注意到那駝背的細微問題，但在不知不覺中為了抬起因駝背而導致低頭的姿勢，就會出現代償姿勢，久了，就會定形而難以矯正，導致一大堆脊椎相關症狀出現 P030 。

因此，平常看書、寫字時，要記得挺胸、收下巴，光源一定要充足，稍微低頭與書本至少保持30公分的距離，千萬不要愈看頭愈低，將胸椎拚命彎下，又將頸椎抬高愈看愈近。隨時想到，就聳聳肩膀、挺腰、收下巴，然後將後頸肌用力收縮一下，將姿勢經常調正。

除此之外，現代人用電腦和滑手機是全民運動，這比看電視更容易製造脊椎問題，而且更嚴重，常常會伴隨眩暈、耳鳴的發作，雖然看病、吃藥就會暫時好了，但是我仍要苦口婆心地叮嚀大家，別忘記平常行、住、坐、臥時保持正確姿勢，經常不定時拉拉筋、自我按摩，否則不適症狀只會不斷發作、愈來愈嚴重，駝背情況也會愈來愈可怕。

找回你正確的站立和走路姿勢

站著要有站著的好相，走路更要保持好姿勢。大家回想一下國慶閱兵時那英挺的軍容，就是我們要保持的正確站姿；大家也看過儀隊的操槍表演，表演

者有著多麼令人羨慕的健康身形。現在的年輕人（甚至是小朋友）大多已有初期的姿勢不良現象，到了中老年會變成如何呢？

我們走路時，一定要記得身體稍微往前傾，不可挺著肚子、弓著身子，而是挺腰、收下巴、眼睛平視地往前走。除此之外，還要注意鞋尖向前，不要外八或內八。當然，也不要低頭尋寶走路，這樣會造成不斷低頭抬頭效應，最後就鵝傾駝背了。

走路時，可以用胸式呼吸法（除非練氣功、打坐或禪坐，才用腹式呼吸法），這樣一來，每吸一口氣，就有提腰、挺胸、收下巴的效果，如此保持下去，輕鬆讓姿勢成習慣，自然身形英挺，男人帥氣有型、女人玲瓏有緻，君不見所有大明星哪個不是擁有這樣的必要條件，這正是粉絲追逐猛拍照及尖叫的基本動力。

揹背包是大學問

有研究提到，**身體的負重如果超過體重的10%，身體的姿勢就會改變，並影響到脊椎**。舉例來說，揹包包就可能影響到我們的脊椎健康，尤其是臺灣學生，他們的書包都重得很可怕……

- 小學生：建議選擇雙肩式書包，肩帶要寬一些，還要能隨著小孩的體型調整肩帶的長短，如果肩帶太長，書包容易壓在腰部，導致孩子姿勢後傾、頭胸必須向前才能平衡姿勢，還要仰頭才能看向前方，這對脊椎非常不好。

  除此之外，正在發育的小學生更要注意，無論書包的設計有多講究人體功學，也絕對不能讓書包裝得太重，光是沉沉的書包就可以壓垮一切，能放在學校或不需要帶去學校的物品就拿掉──書包的總重量，才是重點中的重點。

- 國、高中：大多是單肩側書包，這時功課繁重，書本與參考書更多，加上從早上七點上學到下午放學，晚上還有輔導課或補習，直到深夜才返

家，有的家長怕孩子餓到、渴到，還要將點心、水果加水瓶，拿在手上，重量與支撐點絕對不平衡。因此，如果不得不側揹書包，記得要常換邊，減少單側揹書包的負擔。另一方面，記得每天靠牆壁拉筋伸展，避免歪斜 P056 。

・大人：上班族的公事包裡裝滿文件，都是側揹較多，一定要小心。只要照鏡子看看自己的肩膀是否一高一低，就知道要不要調整了。

亂躺容易傷害脊椎

躺姿當然也要注意！

有一個舒適的枕頭十分重要，要能夠好好護住我們的頸椎和頭部，枕頭用得太高、太低、太硬、太軟，都容易將頸椎折到。每一個人的狀況不太一樣，胖或壯一點的人要選厚一點的，瘦子就用薄一點的枕頭，枕頭最好要能夠稍微撐住上端胸部、全部的頸部和頭部，這樣子才不會讓頭頸部和胸椎呈現凹折的狀況。

側躺時更加需要注意（圖7），那些有錯誤側躺姿勢的人，就常常變成我的門診常客。你用一個適當的枕頭仰躺睡，很舒服，但若用同一個枕頭側躺，

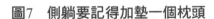
圖7　側躺要記得加墊一個枕頭

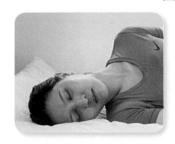 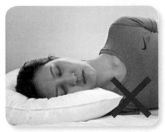 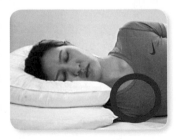

當一個適當枕頭用來仰躺睡很舒服時，若是改為側躺，因為肩膀會墊高，頭會往下掉拉扯頸椎，容易造成移位與肌腱拉傷，應再加一個枕頭來睡。此外，也要記得不可獨躺一側。當然，盡量仰睡最好的。

偏頭痛、肩頸痛和咬合關節痛

　　有很多的偏頭痛、肩頸痛、咬合關節痛，其實跟脊椎有絕對的關係，這些病人會先看神經內科、復健科、牙科，而不會直接到耳鼻喉科就診，但這常常只是生活上姿勢不正確所造成的結果，尤其以睡覺側躺、壓迫拉扯頭頸連接處是最常見的，改善方法有：

　　多做伸展操調整脊椎骨、調整睡覺姿勢、自我按摩舒緩頭肩頸區的疼痛點 P065 等，如仍有側躺習慣，則需要雙側輪流（最好不要只側同一邊），同時多加一個小枕頭將頭頸部撐住，才不會繼續拉扯變形。

　　這類型的不適，以年輕人的急性疼痛發作最明顯，有些吃了三天的藥都沒有效，在我當場指導他們自我伸展拉筋和按摩後，通常都能立即得到舒緩。此外，我也會建議病人在疼痛點貼針灸貼片，效果更顯著。

　　或是翻身後不小心離開枕頭，你的肩膀墊高了、頭部勢必要壓下，很容易拉扯到頭頸交會處和一、二頸椎，尤其是虛弱體質的人，非常容易造成脊椎動脈或椎基底動脈壓迫而導致血流不順，後腦動脈送血不足、缺氧而造成內耳循環不良，引發耳鳴、眩暈，或者是牽扯側頭肩頸肌腱韌帶群而造成拉傷和發炎，引發各種肩頸痛、咬合關節炎和頭痛。

　　現今真正的事實是，滿路上都是駝背與脊椎側彎的人們，你是不是其中之一呢？

　　如果是，趕快靠著牆壁自我調整回正確位置 P056 ，並注意前面提到的日常姿勢問題，避免脊椎長期歪斜變成不可逆的看病循環。

　　治療脊椎問題，不能只停留在吃藥、手術、復健、少動，而脊椎側彎也不是光穿上「鐵衣護甲」就完成治療。接受西醫復健矯治、中醫推拿、指壓、油壓等，雖然都有一定的效果與必要性，但一般都需要定期做（因為這都是靠外

力治療），當引起脊椎歪斜的原因沒有消失，過不了多久又會覺得腰痠、背痛，需要再復健治療或舒筋放鬆，必然是一個惡性循環。因此，只有回歸基本面，時時刻刻注意姿勢、體態是否中正，天天自我保健與養成運動習慣，才能真正讓你健康又維持良好的體態。

股骨頭位置正確，是脊椎健康的基礎

女模特兒走在伸展臺上，扭腰擺臀曼妙生姿，而男模特兒健康有型的走姿更是有風，你有注意到嗎？他們都沒有外八或內八的現象，一定是腳尖向前，眼睛也直視著前方（這得挺胸、收下巴才做得到），這樣走路最好看，最能吸引眾人的目光。

走路外八、內八，會傷害脊椎、骨盆

很多人走路時都會外八，既難看又傷害脊椎、骨盆。走路外八，代表你的股骨頭是往外翻開的，股骨頭外翻會往前擠壓髖關節，走路時骨盆腔就容易往前移位。

正常腰椎是有一個凹向腹部的弧度（圖6 P043 ），這樣看起來才會有精神。要是股骨頭外翻，會造成骨盆太向前推，讓肚子凸出，如此往上延伸，若想要平衡，胸椎就必須先往後移位，然後上端胸椎與頸椎再往前傾以平衡沉重的頭部。你走路時就容易會搖擺如大爺、頂著肚子外八字走路一般（這是電視、電影中大老爺的姿態）長期脊椎位置不正確，第一個造成的就是駝背而不自知，進而讓內臟健康也大受影響。

臺灣礒谷療法宗師——陳冠全醫生生前教導我們學習礒谷療法時，最注重的就是要我們牢記股骨頭一定要保持在正確位置。在治療期間，礒谷療法要求我們這些想要脊椎健康的學生，每天睡覺時要用布帶將雙腿的腳踝與膝蓋綁住並固定仰睡，就是為了讓股骨頭好好地放在髖關節裡放鬆休息，不會外翻或內翻，導致關節韌帶過度緊張、發炎。

50

骨盆的基座穩固，等於人形地基打得好，如此一來，往上蓋的樓層——脊椎骨——就較能正直不歪斜，是基礎中的基礎。走路會呈內、外八字形的人最需要綁腿睡覺，因為我們仰睡時，原本就稍微外展的雙腳一定因地心引力而外攤，而帶動股骨往外翻，會助長外八現象。

只不過，綁腿睡實在很難受，我個人的實際經驗發現這很難長期維持——我曾堅持綁腿睡覺長達三個多月，最終仍被家人視為非正常行為而放棄了，但對於有嚴重脊椎問題的病人，我仍會建議在一段時間內綁腿睡覺，利用睡覺時間矯正股骨頭，幫助病情盡速恢復。

至於症狀不太嚴重的病人，平時清醒時，隨時注意自己的股骨頭位置正確，利用自我脊椎矯正法 `P059` 隨時調理，會比綁腿輕鬆，也比較容易做到，執行上更有效率。

比起事後補救，避免讓自己的股骨頭出現錯誤的姿勢，才是最重要的，例如走路不外八，當然也不可內八。內八比較少見，會造成與外八相反的脊椎狀態，骨盆容易往後偏移，一樣會影響健康，同樣要盡量避免並立即糾正。

蹺腳與盤腿會讓脊椎變S形

蹺腳會造成單側股骨頭外翻，引起腰椎對向側彎，連帶影響胸頸椎平衡，另一邊就變成脊椎S形側彎了，這比外八走路更嚴重。許多人因為舒服而蹺腳，時間一長，會引起嚴重的脊椎側彎。

當然也不要盤腿，因為盤腿比蹺腳更嚴重，盤腿姿勢一腳上一腳下，而且是全身重量壓下去，非常不平衡，又會使股骨頭外翻；雙腿交叉容易形成O形腿，而且盤坐時背是弓著，加上頭部自然抬高如鵝頸一般，能不駝背嗎？除非你知道事後補救方式，每次都能確實調整回正確的脊椎狀態，例如做我推薦的脊椎伸展操 `P059` 或是用倒立器材 `P071` 和仰臥起坐板 `P068`，常常修護修正。如果真的因為修行原因而需要盤腿禪坐，最好要放布枕墊高臀部來保護脊

椎、股骨頭,並保持挺腰、收下巴。說實在的,站、坐、躺、行皆可禪,不一定要堅持盤坐的。

建議從小就讓小孩養成不盤坐的姿勢——這是孩子最常出現的坐姿;其實,任何人坐在地板上,都很容易盤腿坐,但這真的是很傷身的姿勢。

必須坐在地上時,盡量保持雙腿併攏抱膝,雙手環抱膝蓋撐住上半身,並盡量挺腰以避免受傷(圖8)。

圖8　盤腿比蹺腳更容易讓脊椎變形

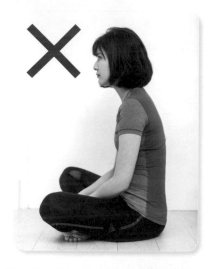
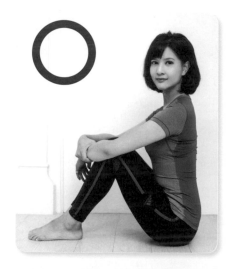

盤坐是很傷身的坐姿,真的需要坐在地上時,盡量保持雙腿併攏,雙手環抱膝蓋撐住上半身。

長短腳會加重脊椎問題

任何人——包括我在內——假使開始出現單側膝蓋疼痛不舒服、坐骨神經痛、腰痠背痛、肩頸痠痛、偏頭痛、耳鳴，甚至眩暈發作，可能絕大多數皆伴隨有長短腳的問題，而且通常那就是疾病問題的主因。雖然貼個膏藥，吃個止痛藥、肌肉鬆弛劑，服用一些行氣中藥或高單位B群，能夠舒緩症狀，但都不能真正解決問題。

在這種情況下，一定要完全矯正全身脊椎，徹底恢復全身骨骼正確位置，才能真正痊癒，一生到老行動伸展自如。只要出現以上這些筋骨症狀，患者就診時請他們趴在診療床上，大多數可以看到明顯的長短腳，長短腳的自我評量可能不容易，但有一個簡單的方法——自己照鏡子，看衣領是否動不動就歪向一邊（愈嚴重，愈明顯）。

長短腳常因為症狀輕微而被忽視，但其實影響著人體地基。短腳側會連帶影響骨盆上移，很容易擠壓及扭轉腰胸頸椎，形成各種歪斜姿勢；同時在站立或進行各種活動時，會將同側已上移的骨盆腔不斷往外下方拉，造成早就歪斜的骨盆腔更加不平衡，並連帶導致腰椎受壓不平均，下腰將傾斜至長腳的那一邊（圖9 P054）。

此時，身體為了平衡，就必須將胸椎歪回短腳邊，導致一個恐怖S形平衡，造成胸部往短腳側傾斜，胸頸椎至頸頭顱間又因而形成另一個S形平衡。此時，如果病人又有走路內、外八的問題，將導致脊椎扭轉現象並製造更多結構力矩的問題。

通常來說，<u>短腳那一側是主要的病灶側</u>，通常症狀比較明顯，但S形傾斜較嚴重或有扭曲現象的患者，也有可能造成對側較嚴重的症狀出現。

圖9　不可輕忽長短腳

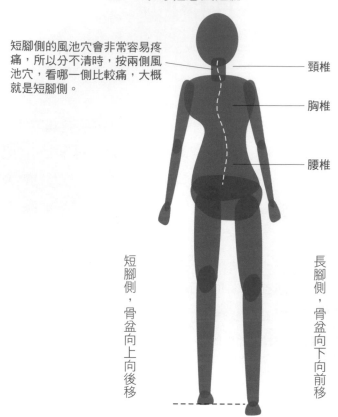

短腳側的風池穴會非常容易疼痛，所以分不清時，按兩側風池穴，看哪一側比較痛，大概就是短腳側。

頸椎

胸椎

腰椎

短腳側，骨盆向上向後移

長腳側，骨盆向下向前移

　　無論如何，只要有辦法幫助病人成功矯正，並持之以恆保持正確的脊椎位置，平時多注意伸展與運動，使其產生足夠的柔軟度與肌力，症狀自然就容易迅速恢復。

達克羅DR VIC LO一招一式調整長短腳

　　我個人發現，長短腳的主要原因是骨盆兩側一前一後移位，造成髖關節後位側向上位移，連帶將同側下肢往上拉，而且另一側往下位移，最後形成長短腳。這樣的骨盆移位除了造成長短腳，還會讓整個脊椎前後扭曲旋轉，導致脊

圖10　達克羅一招一式調整長短腳

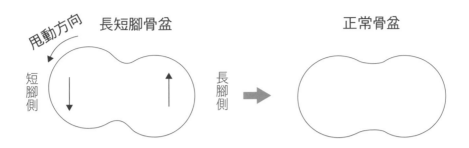

椎側彎駝背，長期下來脊椎變形、骨刺鈣化，痛苦後半生。達克羅一招一式調整方法如下：

(1) **自我確認長短腳的短腳是哪一邊**：趴在床上，聳肩、提腰、收下巴，兩腳伸直併攏，雙手十指緊扣翻掌，向上做伸展動作，感受腳跟的位置，可摩擦腳底內緣或是脛骨下凸隆，在上方的那一邊就是短腳邊。

(2) **開始調整**：可採趴姿或站姿，先雙手十指緊扣，向上翻掌做簡單伸展。然後做轉動骨盆的動作，短腳側的骨盆通常往後位移，自然使得長腳側往前位移，所以執行的時候，先保持脊椎的軸心穩定，頭、胸和腿部保持不動，前後只旋轉骨盆，短腳側用力向前轉，長腳側向後轉，做的時候要有一點甩的感覺，撐住兩、三秒後放鬆，自然歸位（圖10），重複做五至十下僅需要花一、兩分鐘，每天做個五、六回，或是想到就做一做。

我的病人大概都在一、兩個星期內恢復正常，之後我也要求他們必須規律地做伸展操 P059、體操、瑜伽、太極拳和各種形式的健康操。也建議自行做各種按摩、拍打疏通經絡，總之，脊椎需要時時保健，因為經常保持脊椎的正確位置，才是真正的治癒之道。

好用的自我脊椎矯正法

脊椎健康是一切身體結構健康的基礎，幾乎一切病痛皆與相應脊椎壓迫有明顯關聯，鬆開脊椎壓迫、恢復脊椎正常位置與功能，絕對是治療疾病的第一步。你一定要天天伸展自己的脊椎，更要時時注意姿勢——注意脖子上的頭部不要前傾，頭部一往前傾，自然就必須仰頭才能往前看，而這就是駝背的開始，時間一久，你就是駝背俱樂部的終生會員了。

以下將介紹幾種人人都能上手的方法，簡單協助你將脊椎恢復到正常的位置，不需要任何工具，任何一個場所都能進行，只要有一面牆就行了。坐在辦公椅上甚至坐輪椅者，一樣可以進行動作，不用擔心被人看到了會害羞。

針對身形基本上正常、沒有什麼大狀況的人，建議**每天睡前與起床後各做一次**，將歪斜的脊椎骨回復到正常位置，尤其是負重物與運動後，一定要趕快找時間自我調整。我有病人在搬重物後右耳耳鳴，第二天來看診，便在問診與檢查後發現他的第一、二頸椎橫突有向右移位的現象，請他做自我脊椎矯正後，當場就恢復正常了，這就是急性頸椎歪斜壓迫時自我迅速恢復的實證。

方法1 靠牆站姿脊椎調整法

第一式：向上延伸拉開脊椎間距

・目地：拉開脊椎間距，保持脊椎健康最簡單的方法。

・開始伸展：

(1)先靠著牆，腳跟、屁股、背與後腦勺四個點皆接觸牆壁，抬頭、挺胸、收下巴。

圖11　向上延伸拉開脊椎間距

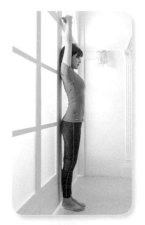

做「第一式：向上延伸拉開脊椎間距」時，可靠牆，讓腳跟、屁股、背與後腦勺四個點皆接觸牆壁，幫助維持正確的站姿。

(2)雙手自然下垂，接著合掌，十指交扣，垂直向上的同時深深吸氣，直到雙手翻掌垂直向上至極限；注意腳跟不得離地，雙手保持最高點，姿勢不變，保持數秒後開始慢慢吐氣，接著再深深吸氣，將雙手盡量再拉高（圖11）。

(3)如此重複三至四次，覺得每一節脊椎骨皆有被拉開的感覺後，雙手分開向外畫圓，慢慢吐氣，恢復到雙手自然下垂的姿勢。

(4)重複一到兩次，每天想到時皆可做。

第二式：左右單側脊椎椎間距鬆開法

・目的：避免脊椎側彎壓迫椎間盤，防止椎間盤凸出與長骨刺。每天能好好執行第一式，對大部分的健康人來說就很足夠，但如果你覺得效果不夠好，可以接著做這個動作。

・開始伸展：

(1)保持抬頭、挺胸、收下巴姿勢，先擴肩、擴胸（圖12-1），並將雙手手掌上下在胸前，彷彿抱一顆籃球（圖12-2）。

圖12　左右單側脊椎椎間距鬆開法

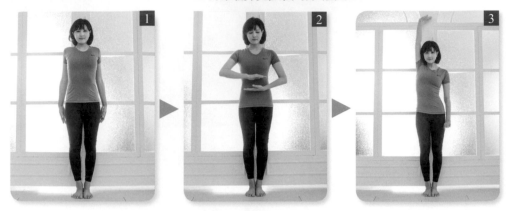

(2)慢慢吸氣，提腰，上方手掌翻掌向上，下方手掌翻掌向下，垂直用
　　力拉開直至極限，如同射箭拉弓一般（圖12-3），維持五秒鐘以上。

(3)慢慢吐氣，雙手回到胸前雙掌抱籃球的姿勢（圖12-2）。

(4)氣吐完後，左右手上下交換，一樣慢慢吸氣，然後提腰、翻掌，上
　　下垂直用力拉開至極限，再重覆動作回到抱籃球姿勢。

(5)深吸氣，十指緊扣翻掌向上伸展至最高點，開始吐氣慢慢向外畫大
　　圓至最下方。如此左右開弓，可以重複三次，效果更好。

第三式：頸椎伸展法

· 目的：鬆開頭頸椎，拉開頸椎、頸胸椎的壓迫，可以舒緩或避免偏頭
　痛、耳鳴、眩暈和中風。

· 開始伸展：

(1)站立與坐姿（正坐靠椅背或挺腰不靠背）皆可以執行。

(2)雙手放下，自然下垂，挺胸縮下巴，慢慢吸氣並同時提肩向上向
　　後，完成後保持挺胸，頭部向下，雙掌十指壓住後腦勺，姿勢保持
　　挺胸，頂住下壓的力道，再徐徐呼氣（圖13-1）。接著，開始吸氣，
　　鬆開雙手並向上、向外畫圓放下。可重複幾次。

圖13　頸椎伸展法

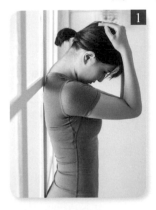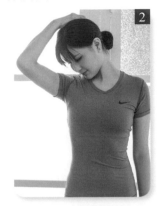

（左）雙手按住後腦勺時，要保持挺胸；（右）做點頭動作時，皆可以手按頭幫忙。

(3)抬頭挺胸，身體不動，開始做點頭動作，首先向前按頭（所有動作可以用手幫忙，會比較好做）用力點三下，然後轉到右方15度用力點三下，再轉到左方15度用力點三下，繼續轉到右方30度用力點三下，再轉到左方30度用力點三下，然後轉到右方45度用力點三下，再轉到左方45度再點三下，繼續轉到右方60度用力點三下，再轉到左方60度點三下，接著轉到右方75度用力點三下，再轉到左方75度繼續點三下，最後轉到右方極限度點三下，再轉到左方極限度點三下（圖13-2）。

剛開始執行較生疏，用手帶一下效果會比較好。

方法2　達克羅DR VIC LO自我脊椎調整健康法

・目的：經常將脊椎鬆開、拉開、扭一扭、轉一轉，恢復正常脊椎姿勢。第一式將脊椎的椎間盤上下拉開；第二式將脊椎的左側椎間盤拉開；第三式將脊椎的右側椎間盤拉開；第四式將頸椎的脊椎筋骨向右轉動，連帶將左側的頭頸背肌拉開、拉鬆；第五式將頸椎的脊椎筋骨向左轉動，

連帶將右側的頭頸背肌拉開、拉鬆；第六、七式皆將整條脊椎骨上方左右扭轉與下方右左扭轉，就像在扭毛巾一樣。

- 準備動作：身著輕便的衣服，兩腳站立與肩同寬，抬頭、挺胸、提腰、收下巴，全身放鬆，距離牆壁一步。此脊椎調整法任何時間、任何地點皆可以進行。

- 開始整脊：

    (1)第一式：十指緊扣，慢慢深呼吸，雙手翻掌向上提拉，過胸後繼續往上到極限，保持吸氣狀態約五秒鐘（圖14-1），吐氣放鬆，翻掌掌面向下，一面緩慢吐氣，一面雙手穩定往下直到完全放下。

    (2)第二式：十指緊扣，慢慢深呼吸，雙手翻掌向上提拉，過胸之後繼續往上提拉至極限後向右用力，提左腰從輕到重提拉到極限，保持吸氣狀態五秒鐘（圖14-2）。吐氣放鬆，翻掌掌面向下，一面緩慢吐氣，一面雙手穩定往下直到完全放下。

    (3)第三式：十指緊扣，慢慢深呼吸，雙手翻掌向上提拉，過胸之後繼

圖14　達克羅自我脊椎調整健康法

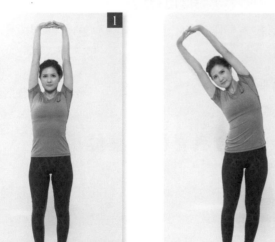
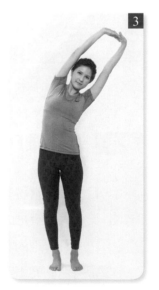

續往上，提拉後向左用力，提右腰從輕到重提拉到極限，保持吸氣狀態五秒鐘（圖14-3）。吐氣放鬆翻掌，掌面向下，一面緩慢吐氣，一面雙手穩定往下直到完全放下。

(4)第四式：十指緊扣，慢慢深呼吸，雙手翻掌向上提拉，過胸之後繼續往上到極限，然後頭向右平視轉頭到極限，保持吸氣狀態約五秒鐘（圖14-4），吐氣放鬆，雙手放下歸位。

(5)第五式：十指緊扣，慢慢深呼吸，雙手翻掌向上提拉，過胸之後繼續往上到極限，之後頭向左平視轉頭到極限，保持吸氣狀態約五秒鐘（圖14-5），同樣吐氣放鬆，雙手放下歸位。

(6)第六式：十指緊扣，慢慢深呼吸，雙手翻掌向上提拉，過胸之後繼續往上到極限。保持向上提拉姿勢，整個身體連腰往右轉到極限（圖14-6）之後，頭頸部才開始向左緩緩轉到極限（圖14-7），保持吸氣狀態五秒鐘，之後吐氣放鬆歸位。

(7)第七式：十指緊扣，慢慢深呼吸，雙手翻掌向上提拉，過胸之後繼續往上到極限。保持向上提拉姿勢，整個身體連腰往左轉到極限

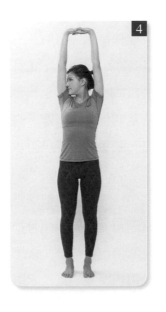
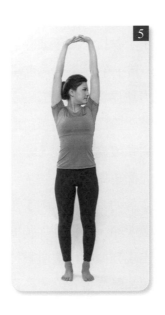
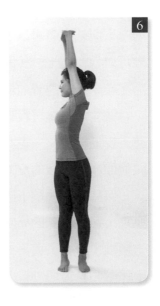

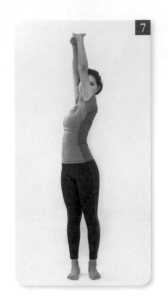
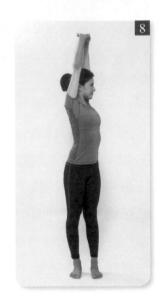
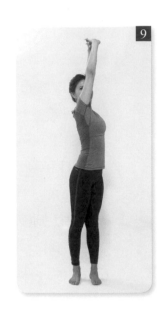

（圖14-8）之後，頭頸部才開始向右轉到極限（圖14-9），保持吸氣
狀態五秒鐘，之後吐氣放鬆，雙手放下歸位。

　　這七式的動作都要保持垂直站立的上撐動作，可讓脊椎壓迫點鬆開，充滿
氧氣的新鮮營養血液將會送入這些原本壓迫腫脹的組織內，讓缺氧、缺血、循
環不良、受傷的組織休養生息，每日持續三次以上，持之以恆，必有良效。

　　不便站立者可以坐在椅子上執行，腰不要靠著椅背，並保持抬頭挺胸，一
樣可以執行這七式（圖15）。其中第六、七式也建議可以躺在床上進行，尤其
是在起床前和睡覺前最好，方法見 P066【方法3】床上脊椎調整運動。

　　做完達克羅自我脊椎調整健康法後，還可以繼續做特定穴位自我按摩，來
進一步通經活絡，尤其是有肩頸痠痛和僵硬、頭痛、耳鳴、眩暈的患者，可以
加強伸展筋骨後的療效。首先簡單做法如下：

　　保持挺胸、縮下巴、頭微低的姿勢，以兩手托住後腦勺後，用拇指按摩風
池穴，通常一側的痛點會比較明顯，需特別加強按壓，原因可能是因為頭骨第
一頸椎（寰椎）與第二頸椎出現輕微脫位與肌腱拉傷發炎的情況；接著，按摩
後頸兩側斜方肌外緣凹陷處第二頸椎位置的天柱穴，最後再按摩太陽穴及眼眶

周圍。如果要效果更明顯，則要做全頭頸自我按摩 P064 ，全面疏通腦袋，很
簡單就可以體驗到真正的舒緩。

圖15　坐姿自我脊椎調整健康法（一至七式）

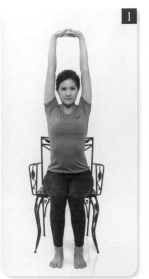 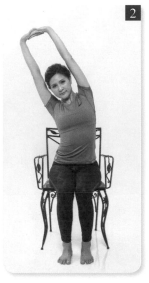 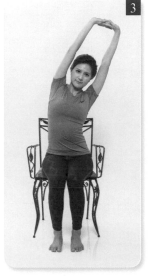 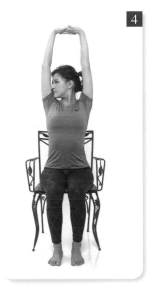

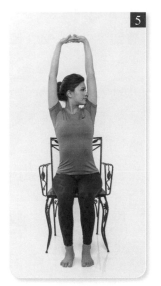 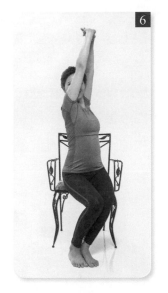 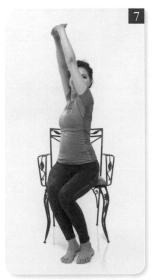

不便站立的人，可以坐在椅子上做「達克羅自我脊椎調整健康法」的一至七式。

全頭頸自我按摩舒緩法

· **準備動作**：伸出自己的雙手，彎曲第二節指關節（圖16-1）。

· **開始按摩：**

(1)雙手向內併攏平行，將雙手第二指關節放在前額頭正面最上緣髮際處（前額骨和頂骨接縫處），分別開始向左、向右來回按摩滾動，來回次數可多可少，然後正面向下移動一公分，重複動作按摩滾動，直到上眼眶（眉毛部位），跳過眼球繼續按摩下眼眶，再重複動作到上牙床、下牙床，直到下巴最下緣（圖16-2～16-4）。

(2)雙手第二指關節雙邊併攏放在頭頂正中間（兩側頂骨接縫處），同樣用雙手八個第二指關節點前後按摩滾動頭頂，來回十數次，然後繼續向兩側移動一公分，重複動作按摩滾動（由於側面通常比較寬，所以按摩滾動可以前後延伸到頭的最前及最後方，才能按摩到所有的部位），繼續向外、向下重複動作；到達太陽穴位置時，大多數人都會感覺特別痛，要忍耐並多按摩幾次，效果會比較好；再下來會碰到顴骨弓上緣、下緣，繼續向下重複到下巴最外緣（圖16-5～16-7）。

(3)將雙手第二指關節雙邊併攏放在後腦杓最上方，同樣用雙手八個第二指關節點前後按摩滾動頭頂，來回三、五次，然後繼續向後下側移動一公分重複動作按摩滾動，直到後腦最下緣外側乳突部，可以

圖16　全頭頸自我按摩舒緩法

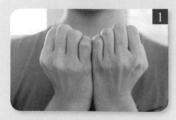
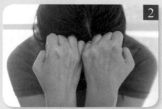
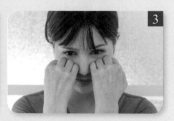

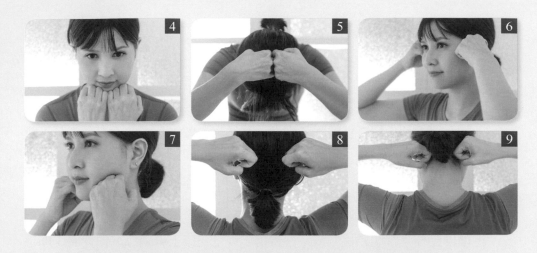

　　輕輕多按摩滾動幾下，這裡是一大堆後頭頸肌肉的肌腱附著點，容
　　易痠痛，按摩完會很舒服（圖16-8～16-9）。

(4)保持挺胸、縮下巴、頭微低的姿勢，以兩手托住後腦勺後，用拇指
　　按摩風池穴（約第一頸椎橫突處），通常會有某一側的痛點較明
　　顯，需特別加強按壓；接著，按第二頸椎橫突上肌群，繼續往下直
　　到第七頸椎，最後抓著肩頸交界處的斜方肌也順便按摩一下，鎖骨
　　肩峰端與肩胛骨棘之間的凹陷處（巨骨穴）和肩胛骨內上緣的肩中
　　俞、肩外俞及肩井穴如果有痠痛，應該也要按一按（圖16-10）。

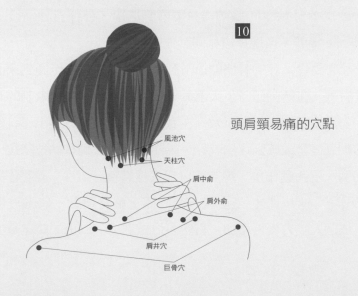

頭肩頸易痛的穴點

方法3 床上脊椎調整法

- 目的：躺在床上，一樣可以自己調整歪掉的脊椎。人躺著時，脊椎是鬆開的，因此可以趁睡前或起床前幫脊椎骨拉直、拉正，尤其習慣半躺臥睡、側睡和各種奇怪睡眠姿勢者。請注意，做的時候，所有動作都不要強拉、強轉，避免二次受傷，尤其轉動頸椎時更要量力而為，萬一求好心切，轉動太強烈，可能會壓迫脊椎動脈，造成後腦動脈循環不良，會連帶影響內耳動脈循環，可能會造成耳鳴與眩暈，可就得不償失了。

- 準備動作：將枕頭移開或不移皆可，或是在床上斜躺以方便伸展（即手伸展時不會觸碰到床頭的位置），但膝關節不可以伸出床外。

- 開始整脊：

(1)先伸懶腰做上下伸展，將脊椎上下鬆開拉開，先讓血液循環順暢供應至椎間盤與鄰近原本受壓迫的區域：雙手十指緊扣，保持吸氣向上提拉，雙腳向下伸展到極限後，保持此動作五秒鐘後放鬆吐氣（圖17-1）。

(2)重複兩、三次後，將膝蓋彎起、雙腳併攏，向左、向右擺動：深吸氣後，腰先向左轉動，讓大腿盡量貼近床面，同時頭部向右轉到極限（圖17-2～17-3），臉頰盡量要碰到床單，撐住五秒鐘後，吐氣放鬆轉回。接著，換邊重複相同動作（圖17-4）。

　　這個動作能帶動骨盆腔的骨骼關節滑動，需要將膝蓋壓至碰到床面且兩邊一致，這樣才有效。在轉動頭時，大部分人皆有一側轉動較受限制的狀況，這是每個人因姿勢錯誤而脊椎側彎所致，在做頸椎這個動作時要小心且慢，剛開始做時，可轉動到很緊或感到疼痛就好，幾次過後，感覺有點拉開後，再慢慢增加角度至90度。這個動作是「達克羅自我脊椎調整健康法」 P059 第六、第七式的床上版本。同時，它也是自成一套的床上整脊運動，建議慢慢做至少十八下以上，依個人體力慢慢增加，有空可以做到百次以上，總之量力而為。

圖17　床上脊椎調整法

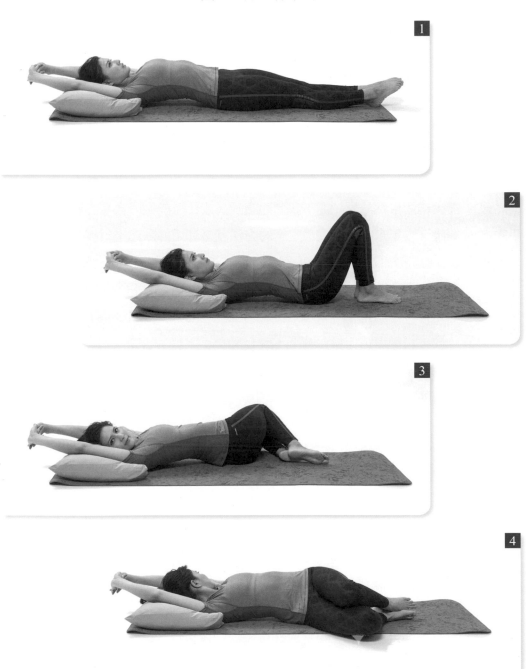

方法4 倒立脊椎調整法（仰臥起坐斜板）

- 目的：這個方法最有效，只是對於病情嚴重、極度衰弱、急性關節發炎疼痛，或是正在頭暈目眩與會害怕恐懼的患者就無法施行，只要你願意試試看，在健康狀態下，願意嘗試任何有安全輔助的倒立運動器材應該是大有幫助的。人站立時，需要靠筋骨肌肉有足夠張力來維持脊椎骨的位置，但若姿勢長期不在正確位置上，就會造成不正常、不平衡的緊縮，最後引起發炎膨脹，但當脊椎骨上下顛倒後，就不需要肌肉、韌帶支撐，椎間自然放鬆拉開，我們建議睡前或休息前做一次，必能常保脊椎健康。十年來，我發現最安全的方法就是利用仰臥起坐斜板，有四個原因：(1)價錢便宜；(2)幾乎不會損壞。(3)不占空間、好收納，不影響你我的生活空間；(4)相對來說恐懼感最小，最容易常常做。

- 準備動作：我們會在仰臥起坐斜板綁上一條毛巾，目的是為了減少腹肌的負擔，用雙手拉住慢慢躺下，放心又安心。

- 開始整脊：

    (1)雙腳放在腳踏板下面，手拉毛巾撐住身體重量，不要用腰力，身體慢慢地往後躺，首先是腰，接著是頭頸部（圖18-1～18-3）。

    (2)雙手舉高至頭頂上方，盡量伸直，下巴往內收，讓頸椎拉直，全身放鬆（圖18-4）。

    (3)保持呼吸，大約數三到五下，雙手往外、往下畫圓把手收回來（圖18-5），步驟(2)、(3)可重複二至三次。

    (4)雙手拉起毛巾，從頭部開始慢慢起身，起來後坐正（頭頂天、縮下巴），慢慢深呼吸，休息半分鐘（圖18-6～18-9 P070 ）。

總之，要保持脊椎在正確位置，就要時時刻刻記住自己的姿勢，尤其平常站立時，一般人也可以將雙手盡量放在背後環抱做保健（圖19 P071. ），慣用右手者大概右肩高，右手就放在左手下方，當然你需要站立照鏡子確定，高肩

圖18　倒立脊椎調整法

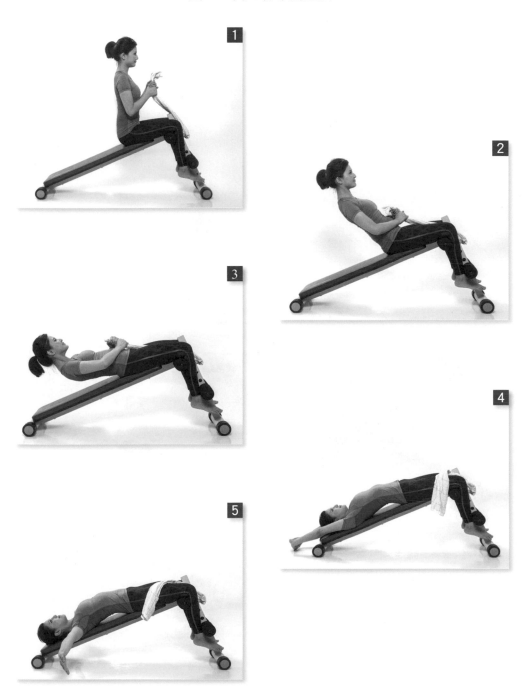

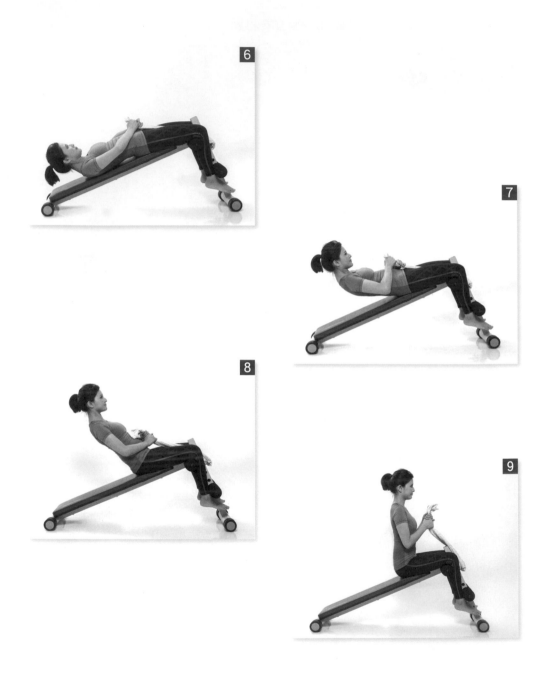

倒立脊椎調整法是調整脊椎最有效的方法，但要注意有些人可能不適合做。

圖19　一個動作調整脊椎

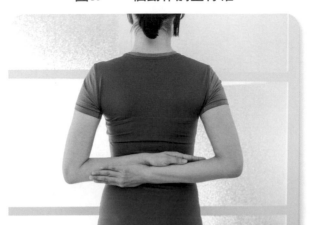

平時將雙手置於背後環抱，有助於維持脊椎正確位置（此圖為慣用右手者示範）。

邊同側手放在對側手下方就對了，如此擴胸、自然伸展，不只上半身堅挺，脊椎自然跟著擺正，改善整體身形。

　　再次提醒，一定要堅持每天做脊椎整復運動，每天僅需少少幾分鐘，就可以回報自己健康身形。

倒立機也很好用

　　倒立機的效果很好，只不過因為頭在下、身體在上，所以最好有人鼓勵並從旁協助。

　　就我個人的經驗來說，倒立機適用於中老年、體力衰弱者，好處是操作上比較輕鬆，比較不費力，缺點是體積較大，價格也比較昂貴，一般家庭生活空間狹窄，反而會造成許多不方便，年輕人體能好，用廉價簡單的仰臥起坐斜板就可以 P068 。永遠不會壞，還可以傳家呢！

吊單槓調脊椎

　　吊吊單槓讓雙腳懸空，加上左右旋轉扭動，是脊椎矯正最簡單的方法之一，但要記得不要仰頭，請平視、收下巴，然後撐住，利用地心引力將脊椎骨自然平衡拉正。反覆做個兩、三次，應該就會感覺脊椎骨有拉正。但對很多老年人來說，肌力不足很難做到，可以建議他們用稍微高過頭頂的低單槓，雙手握住單槓，雙腳不需要離地，勿仰頭，保持平視，收下巴，微蹲下，就可以讓脊椎骨自然往下拉正。只要沒有嚴重的五十肩、雙手還舉得起來的人，都可以試試。做完後可以自己搥一搥肩膀、按摩一下肩頸部，如風池穴、天柱穴、肩井穴、肩中俞、肩外俞 P065 、太陽穴等。方便就多吊幾次，並且做幾下伸展操，更加分。即使是坐在輪椅上也可以做，到公園或小學校園用最低的單槓想辦法拉拉看，請家人和看護注意全程照護和幫忙按摩搥背就行了。

整脊前後在能量、自律神經與3D量子檢測上的變化

　　這些年來，遇到有找不到原因的疾病、治療又無預期效果的病人，此時如果檢查體態是否健康、脊椎是否歪斜，常常有重大的發現。只要能有效矯正脊椎的健康，病人的身心立即判若兩人，我為這些病人在治療前後做了身心靈檢測，從這些報告便可以看到其改善的狀況。

・時間：2012年1月～2012年12月

・病人的條件：

　(1)單純脊椎整復病人。

　(2)立即在治療前後接受檢測，期間沒有服用其他藥物。

　(3)年齡在13歲至83歲之間，女性16位，男性9位，共25人。

・檢測使用儀器：

(1)3D量子核磁共振掃描儀（3D MRA）

(2)自律神經與心臟心率變異檢測（HRV）

(3)人體能量顯示儀檢測（Mind-Body Energy Analyzer）

自律HRV報告多數均顯示立即改善

自律神經主要分兩類：交感神經和副交感神經。兩者要平衡，人才會健康。自律神經的報告愈不好，除了代表身體機能不好，也代表免疫活性不好，更代表著心臟不能提供我們安全的跳動服務。理論上來說，有效成功矯治脊椎神經功能後，自律神經檢測上應該會有立即改善的報告出現，檢測結果果然符合我的預期（圖20、21）。

圖20　受檢者調整脊椎後自律神經的變化

自律神經檢查

基本資料：(請先核對基本資料，若有訛誤請告知檢查人員)

姓名：[redacted]	登入編號：q22[redacted]	性別：女性	生日：[redacted] (52歲)
受測時間：13:38:29	受測日期：02/17/2012	主治醫師：	技術人員：

檢測報告：

項目	檢測數值(單位)	結果說明	標準範圍(單位)
正常R-R間距變化(RRIV)	21.402(%)	正常	高於15(%)
體質量指數(BMI)	(161,58)	身高體重	18.5~24.0
心跳速度(Heart Rate)	74(次數/分鐘)	正常	60~100(次數/分鐘)
自律神經年齡(ANS Age)	45 - 50(歲)	自律神經年齡年輕化	低於實際年齡
自律神經偏向(Balance)	3.03	嚴重偏向副交感	0~1.5
自律神經總體功能(ANS)	4.95 ,0.066(δ)	普通	
交感神經功能(SYM)	25.80 ,-1.600(δ)	稍低	
副交感神經功能(VAG)	5.82 ,1.436(δ)	正常	
N-N間距標準差(SDNN)	29.93	異常	
交感調控(SYM Modulation)	-0.88	低	
R波效度(R Wave Validity)	95.68%	正常	

自律神經檢查

基本資料：(請先核對基本資料，若有訛誤請告知檢查人員)

姓名：方[redacted]	登入編號：q22[redacted]	性別：女性	生日：[redacted] (52歲)
受測時間：18:54:03	受測日期：02/17/2012	主治醫師：	技術人員：

檢測報告：

項目	檢測數值(單位)	結果說明	標準範圍(單位)
正常R-R間距變化(RRIV)	27.951(%)	正常	高於15(%)
體質量指數(BMI)	22.4(161,58)	體重正常	18.5~24.0
心跳速度(Heart Rate)	65(次數/分鐘)	正常	60~100(次數/分鐘)
自律神經年齡(ANS Age)	45 - 50(歲)	自律神經年齡年輕化	低於實際年齡
自律神經偏向(Balance)	1.43	偏向副交感	0~1.5
自律神經總體功能(ANS)	5.02 ,0.145(δ)	普通	-1.5~1.5(δ)
交感神經功能(SYM)	39.90 ,-0.697(δ)	正常	-1.5~1.5(δ)
副交感神經功能(VAG)	5.09 ,0.737(δ)	正常	-1.5~1.5(δ)
N-N間距標準差(SDNN)	47.99	正常	30.635(ms)
交感調控(SYM Modulation)	-0.07	低	臨界值 0.45
R波效度(R Wave Validity)	94.77%	正常	有效值 80%以上

（上）脊椎調整前；（下）脊椎調整後，自律神經的狀況有明顯改善，大多數受檢者的報告均如此。

圖21　調整脊椎前後，可見自律神經的進步

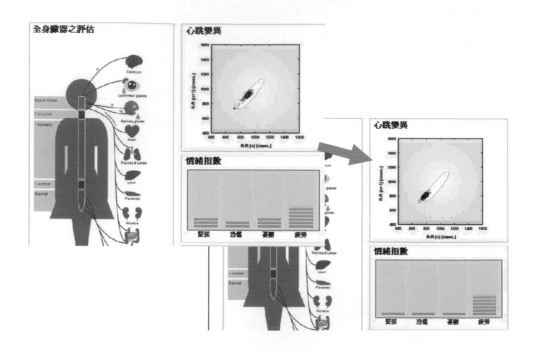

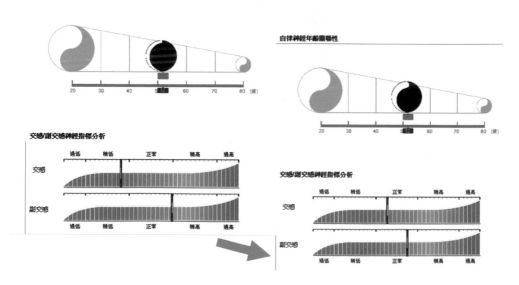

成功矯治脊椎神經功能後，自律神經平衡得到改善。

圖22　調整脊椎後的能量變化

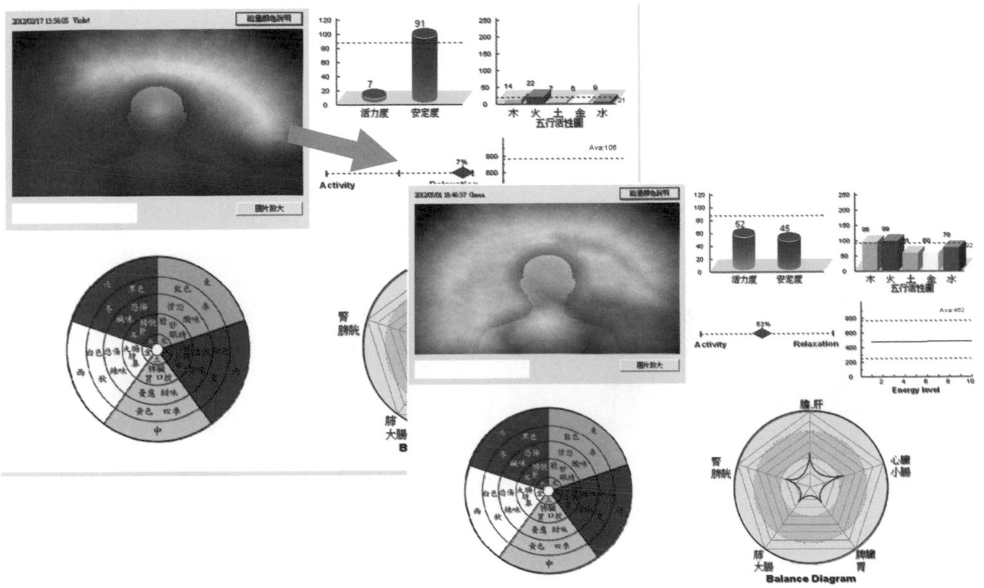

成功矯治脊椎神經功能後，病人的能量亦獲得提升。

能量檢查報告多數均顯示立即改善

　　任何生物體和物質都會發出能量的光場，如果治療有效果，檢測前後應該會出現有意義的變化（圖22）。如果能有效改善病態脊椎，能量磁場應該是可以改變的，然而人體能量容易受到干擾，如：情緒起伏、精神狀態，因此在判讀上較有困難度，尤其少數病人在治療時因臨時的公事與情緒起伏變化，列入了未改善行列中。

・**16位病人的報告顯示立即改善的原因**

　(1)病人椎體壓迫獲得立即紓解。

　(2)整體脊椎血液循環、神經傳導均獲得改善。

　(3)自律神經檢測與脊椎健康有直接關係，整體交感神經與副交感神經
　　　協調必然在脊椎獲得改善後更和諧。

　(4)能量檢查是檢測手掌內完整的穴位壓和反應區，能完整表達內在器

圖23　調整脊椎後的3D MRA變化

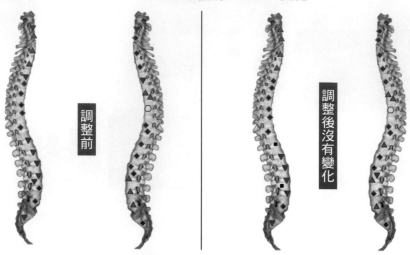

調整前　　調整後沒有變化

脊椎調整前（左）後（右），3D MRA未看到「立即」的改善。

官、系統、組織、神經的功率，甚至情緒、心理、精神上的各種訊息，脊椎舒緩後，身心靈健康能立即增強。

・**7位病人改善不大，各有正、負輕微變化，但對治療的反應仍是正面的評價，臨床推測可能原因有二：**

(1)病人椎體壓迫雖獲得立即紓解，外觀形體有改善，但病人脊椎周邊原本可能就有輕微發炎現象（如：骨刺、椎間盤凸出、纖維化甚至鈣化），復位可能導致疼痛，令周邊組織稍微腫脹，引發暫時不適，少數病人可能因此有負向變化。

(2)少數病人在治療時臨時接電話後有情緒變化所導致，但皆無因治療導致任何明顯不舒服的主訴，且對於治療效果均有良好滿意度。

3D MRA受檢者幾乎無任何立即改善現象（圖23）

3D MRA診斷儀器釋放出的電磁場直接與我們的細胞相互作用，以達診斷與治癒的功能。該儀器以非侵入性的方式評估健康狀況，可深入到所有器

官細胞層面，也是評估治療成效是否達到細胞層面的工具。對於臨床醫生而言，3D MRA是檢測身體器官目前功能狀態的最好工具，但我想知道的是：3D MRA對於人體器官功能在體形整復後會有立即反應嗎？結果是剛調整後幾乎看不出有任何立即的變化。

有一位病人因遵醫囑做復健運動與保持姿勢，這樣自我保養四天後，檢測即出現明顯改善（就連3D MRA也看得出改善，圖24），這點主要強調的是，身體器官的修復需要時間，保健愛護自己才是最重要的。

圖24　調整脊椎四天後的自律神經檢查和3D MRA報告

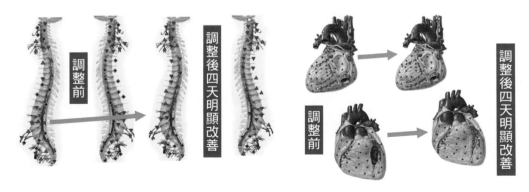

脊椎調整四天後，自律神經檢測和3D MRA都出現大幅改善。

圖25 調整脊椎後沒做日常保健的自律神經檢測

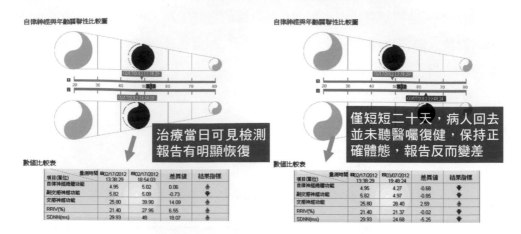

雖然病人在醫院調整脊椎調後，立即從自律神經檢測看到改善，但病人回家後沒有依醫囑做好脊椎保健，回診後便可看到報告明顯變差。

　　另有一個病例在治療後完全沒配合做伸展保健運動，二十天後因腰痠背痛回診，報告結果明顯變差，這件事更告訴我們整復後保持脊椎正確姿勢的重要性，若不想自己保健，必為空談。

正確運動是保持脊椎端正的必要條件

　　很多人的身形看來有點駝、有點歪，一段時間不運動，就會背痛、肩頸痠痛，但只要恢復規律的運動習慣，症狀就會完全消除。為什麼呢？這是因為，當脊椎有點小問題時，運動可以促進氣血循環經絡疏通，讓我們不必受苦、不用吃藥。不過，運動帶來的舒適感，也可能讓我們忽視脊椎的潛藏問題，以為自己沒什麼病，最後因為推拖拉而在未來演變成大問題。

　　然而，不可否認的是，正確的運動有助於脊椎的健康。我建議大家起碼要會一些簡單有效的自我矯治法，同時利用健康的運動，如走路、慢跑、爬山、體操、瑜伽、太極等，將脊椎側彎矯正，不只身形變端正漂亮，也可以避免許多相關疾病的發生。

　　尤其是慢走和套上救生圈游泳，是所有脊椎受傷者最好的復健運動。慢走對於恢復肌肉耐力較有效，套上救生圈在溫水裡游泳可以放鬆脊椎骨，對支撐脊椎肌肉的需求較少，更適合虛弱的人調理脊椎，可以從執行幾分鐘開始到幾個小時，原則就是請一定要量力而為。

維持肌力才能支撐脊椎

　　我在為腰痛的病人調整時，有過不少次因病人極度老化虛弱而失敗的經驗。雖然脊椎可以調整回正確的位置，但病人完全沒有肌力去支撐骨架（有人就連躺臥在治療床上，身體也沒有固定體位的肌力，完全任由我們推動），在這樣的狀況下，療效絕對不樂觀。脊椎要靠輔助肌肉與韌帶來固定，而強健的肌力要靠平時的運動來維持，為了常保健康、享受生命，每一個人皆要保持運

動的習慣。鼓勵大家運動的用意是好的，但大家一定要注意幾個重點，否則容易適得其反，一定要小心：

(1)運動前的暖身準備。

(2)選擇適合自己又喜愛的運動，並注意姿勢正確，時刻注意補充水分。

(3)許久沒運動的人，在重新開始運動時，所有動作均要由緩到急、由輕到重，不要一開始就做劇烈運動。

(4)運動後一定要做好保暖（如：洗熱水澡、蒸氣、三溫暖與泡湯）。

(5)運動後要調整筋骨，避免脊椎移位。

(6)運動前後的飲食一定要溫暖，並具有豐富優質蛋白質與油脂營養，絕不吃寒食冰品。

(7)運動不是健康的全部，卻是獲得全面健康很重要的一步。

(8)運動最切忌一暴十寒，偶而一動就超量，這樣反而適得其反。

這些重點，都有助於你預防運動傷害。喜愛運動的人最清楚，絕不能受傷，一旦有運動傷害就必須休息養傷，年輕人恢復得快，可以短期就回到運動場上，但這對年紀大的慢性病患來說可就虧大了，不但傷害復原得慢，一段長期間不動，對慢性病患整體健康的損失，可能比運動傷害本身更大。

因此，若在運動時感到痛楚或不舒適，請立即停下來休息，切勿逞強。患急性疾病期間也最好不要運動，休息與營養是最好的良藥，生病時還去運動流汗，實際上只會讓乳酸堆積、肌肉腫脹，徒增自由基產量，反而讓身體負擔更大了，還不如舒舒服服洗個澡、好好吃頓餐，既休閒，也能行氣活血，增強免疫力。

運動後要調脊椎

任何運動都可能有單側使力拉扯、側旋、突然加速減速等變化動作，容易讓人在運動後發生脊椎骨骼位移的情況，若放任不管，容易產生局部腫脹、發

炎與肌肉僵硬，長期下來將不只引發疼痛，嚴重者甚至可能失能，**每一次運動後，都需要自我調整脊椎**——一個不會受傷的運動員，一定比一個容易受傷的運動員有更多的好成績表現，網球界第一名人、世界球王羅傑‧費德勒（Roger Federer）就是一個最好的證明，他連續參加好幾屆大滿貫網球賽沒有缺席，直到2016年法國網球公開賽，以三十五歲的高齡排名世界第三，之後才因為肩傷中斷大滿貫，2017年傷癒復出後，就得了兩項大滿貫冠軍（澳網、溫網），2018年初於澳網再拿下冠軍，創造二十個大滿貫的輝煌紀錄，是網球史上最老的不老傳奇，我相信他個人必定有很多養生之道值得學習。

目前世界級的運動員，比賽後一定會在洗澡或三溫暖後，由專屬運動防護員與按摩師調理筋骨，再加上各種高科技的氣血循環機保養，這正是他們可以不斷展現超高運動品質，又不會隨隨便便因傷退場的部分原因之一。

容易傷到脊椎的運動

很多人認為只要多運動就會對健康有幫助，但其中有一部分是錯的。前面提到對脊椎有幫助的運動，通常都比較靜態、孤獨、無聊一點，其他比較有爭鬥、競爭性的運動，一不小心就會對脊椎造成傷害，而且常常會很嚴重，例如高爾夫球、網球、羽毛球、籃球、棒球、排球、保齡球、拳擊、柔道、跆拳道、日本劍道、射箭和舉重等，尤其是年輕人最愛的籃球，需要激烈競爭、纏鬥、碰撞等，動作瞬息萬變，對脊椎和四肢關節的傷害很大，而中年大叔最愛的高爾夫球，對脊椎的傷害也獨領風騷，多年來在我檢查過的病人當中發現，打高爾夫球者的脊椎骨多半像階梯一樣呈左右鋸齒狀，各種衍生的健康傷害罄竹難書。為什麼呢？因為即使裝備再先進，也只能降低傷害而已，只要揮動長長硬硬的球杆，帶著硬硬的杆頭撞擊硬硬的小白球，所有的力量都會反彈到脊椎骨。此外，和高爾夫球一樣，網球、羽毛球、棒球等運動，常會需要側身、屈膝、扭腰、甩拍、收拍等一組連續動作，只要不順暢就會傷到脊椎。

當然，好的完整揮杆（揮拍）動作可以抵消不少反作用力，這也是這些運動至少在學習期間一定要有專家或教練指導的主要原因，只是大多數人都是業餘性質，每個星期只打上一、兩次（甚至更少），動作不一定正確，而且還常常不做足夠的暖身運動，自然不可能擁有強壯的肌肉、筋骨可去抵消這些運動傷害。

飲食正確可增強體能、減少運動傷害

　　減少運動傷害的祕訣，我認為還有一個關鍵祕密，比如前網球球王——諾瓦克・喬科維奇（Novak Djokovic），正是將碳水化合物飲食改變成高脂肪生酮飲食後才發現——原來體能的提升這麼簡單，<u>補充正確好油脂、攝取適量蛋白質、多吃高纖蔬菜、少碰澱粉</u>，竟然是增強體能與專注力最重要的一件事，這跟我個人在執行生酮飲食後的感受完全一致，建議所有運動愛好者執行，效果絕對讓您驚豔。

　　長壽健康一定是全方位努力才能真正達成，運動只是一部分，可是我發現很多人雖然熱愛運動，卻未對生活飲食投注太多的關心，大魚大肉照吃、酒照喝、菸照抽，這正是很大的問題之一，同時也是許多運動員做足保健功課，卻仍常在重要場合受傷退賽的原因之一。我個人的看法是：必然與平日食物攝取的種類與習慣是否正確有關。可能的情況是：比較愛吃易致發炎的食物，又少吃或不吃可降發炎的食物，比賽期間在極限體能負荷之下，就比對手容易受傷了。這方面在後文「身體一定不發炎」 P233 中會有詳細說明。

Part 2
身體一定不能胖

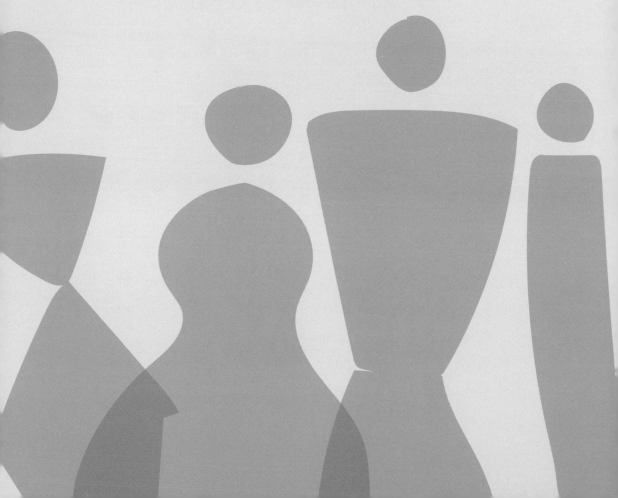

中老年絕不能胖，因為十大死因幾乎都和肥胖有關

　　常有人說中年發福是福氣的表現，但老年一到，病痛就會多。與胖有直接、間接關係的健康問題，實在不勝枚舉，國人的十大死因當中，除了排名第六的事故傷害外，舉凡惡性腫瘤、心臟疾病、腦血管疾病、肺炎、糖尿病、慢性下呼吸道疾病、高血壓、肝病與腎臟病，幾乎皆與肥胖有相當緊密的關聯。

衛生署2016年度臺灣地區十大死亡原因

排序	十大死因	多數的背後原因
1	惡性腫瘤	飲食、病毒、各種汙染、肥胖
2	心臟疾病（高血壓性疾病除外）	飲食、高血壓、高血脂、肥胖
3	肺炎	流感，慢性病患者包括肥胖
4	腦血管疾病	飲食、高血壓、糖尿病、高血脂、肥胖
5	糖尿病	飲食、肥胖
6	事故傷害	喝酒、不戴安全帽
7	慢性下呼吸道疾病	肺炎、感染性疾病、肥胖
8	高血壓性疾病	廣義的高血壓及其併發症、肥胖
9	腎炎及腎病變	農藥、重金屬藥物、肥胖
10	慢性肝病及肝硬化	肝炎病毒、酒精、藥物、肥胖

　　全世界的肥胖統計結果非常可觀。肥胖一直是很嚴重的問題，世界衛生組織在2016年10月11日發出聲明，從1980年到2014年，全球肥胖人口增加超過一倍，占了總人口的40%，其中，含糖飲料是現代人肥胖的主要原因。

　　《柳葉刀》（*The Lancet*）2011年1月發表，全球已有14.6億人體重過重，稱「肥胖海嘯」襲捲全球也不為過！在2016年4月，美國週刊The Week根據新

的研究趨勢與結果，認為未來十年大約會增加10億肥胖人口，到了2025年時肥胖可能成為全球致命流行病。

那麼臺灣呢？情況一樣嚴重！2011年6月6日，根據國民健康狀況變遷調查結果，成人過重及肥胖比率為44.1%，兒童則每四人就有一人為過重及肥胖。到了2015年2月27日，根據國民健康狀況變遷調查結果，成人過重及肥胖比率，男性為44.8%，女性為38.7%；根據教育部學生健康檢查資料顯示， 2014學年度，國小男童和女童的過重及肥胖比率，男生為32.8%，女生為24.9%，國中男生和女生的過重及肥胖比率，男生為33.1%，女性為24.2%。此外，依據世界肥胖聯盟調查結果，臺灣兒童過重及肥胖率，與經濟合作暨發展組織的三十三個國家相比，臺灣男童排行第六，女童排名第十二。

肥胖與代謝症候群最有關係

代謝症候群有這麼嚴重嗎？其實，它的第一個症狀就是腹部肥胖，然後依序是高血壓、飯前高血糖、高三酸甘油脂、高密度膽固醇偏低等，這五項代謝症候群指標中，若有三項以上超標，即是代謝症候群患者。但對我而言，只要一種指標偏高，就是一個重要警訊，代表你的身體必將迅速老化、病體化與肥胖化，這絕對是非常嚴重的事情。

中華民國心臟基金會與心臟學會2016年發表的高血壓治療指引中提到，臺灣2300萬人口中約有24%患有高血壓，60歲以上的老年人，每兩人就有一位有血壓的問題，導致每六人就有一位會發生中風。指引小冊的第10頁，建議患者遵循S-ABCDE的降壓六原則，分別是：減鈉、戒酒、減重、戒菸、節食、運動，建議採地中海健康飲食，可將收縮壓降低10至12毫米汞柱，效果最好，雖然成效不如生酮飲食，卻是代謝症候群患者至少要做到的第一步基本要求。

肥胖與高血壓有直接的關聯，尤其是腹部肥胖最為嚴重，但也最不被人重視，因為有很多人看起來瘦瘦的，其實衣服下藏著一個飯桶肚，這正是代謝症

候群悄然上身的徵兆。話說回來，既然肥胖問題的指標性如此嚴重，我們當然應該要特別重視，但官方統計數字卻持續告訴我們，大家根本就不重視，還讓肥胖問題年復一年日益嚴重，據國民健康局（2011年8月）調查顯示：

- 臺灣女性五年來腰圍平均增加3.6公分（從75.8公分增加為79.4公分），女性平均腰圍大於80公分的比率由28.1%增加為41.9%。
- 男性的腰圍平均增加2.9公分（從84.7公分增加為87.6公分），男性平均腰圍大於90公分的比率由27.7%％上升到36.6%。

男性在青壯年時期，因為工作外食與交際應酬，最容易變胖，女性則是在更年期期間最容易變胖。解決問題的最好方法就是每週量一次腰圍，有數據可知道自己變胖，才會警惕自己要做什麼，千萬別因為只增加一公分就輕忽，假以時日就變成胖子了，相關的健康問題也將接踵而至。

腰圍粗、肚子變大，一般人俗稱「啤酒肚」，我個人則稱為「飯桶肚」，因為多年臨床經驗告訴我，**肥胖多來自於澱粉與糖，酒只是幫凶**，所以才這麼稱呼。肥胖一般皆由腹部脂肪堆積開始，再分布堆積到全身。有人想利用手術抽脂來達到立即的治療效果，但這只能有外觀變化，絕對無法改變肥胖的事實與相關的危險併發症（如：糖尿病、心血管疾病與中風等）的發生機率，此外還會有抽脂失敗的風險，在醫美診所到處林立的今天，這是給愛美人士一個必要的警告。

代謝症候群的病人幾乎都有肥胖的問題，最需要督促他們的是採取高脂肪低澱粉甚至生酮健康飲食（好油脂、優質蛋白質、高纖蔬果、低澱粉）、規律持續進行會流汗的運動，而不是只靠著吃藥控制血壓、血脂肪與血糖——只要願意執行者，大多能成功減重，就不再是代謝症候群病人了。

糖尿病與肥胖的關聯

有許多病人的外觀已明顯發福，心血管檢查也顯示嚴重動脈硬化、缺氧現

象，空腹血糖值甚至已超過正常，可是在面對檢查結果時，反應卻是兩極化，少數（特別強調是少數）重視自身健康的非常重視，一切必定遵醫囑行事，生活起居與治療皆當成人生最重要之事來處理，但大多數人卻只是當耳邊風，只願意吃血壓藥、降血脂藥與降血糖藥，這種情況連我的醫生同窗也不在少數，牛排、羊排與豬排照樣點，叉子、刀子照樣切，黑胡椒、蘑菇醬照樣蘸，飯後甜點、蛋糕一樣不忌口，但在吃完高熱量餐點後，每天不會忘記吃一顆藥控制膽固醇和血壓。在我眼裡，這實在不合健康邏輯，就算是目前最夯的生酮飲食法，攝取的肉量也是正常需要量而非大快朵頤，雖然吃大量的優質與正確比例油脂，卻不准許甜點、蛋糕等高熱量的精製碳水化合物，反而是要求攝取大量高纖蔬菜與少量酸味水果。

其實從美國威斯康辛大學一個從1989年開始長達二十年的恆河猴飲食熱量限制生活研究報告（人類與恆河猴有93%以上的DNA相似度），就已經說明了一個事實：**糖尿病多半是吃出來的！**

該研究將76隻猴子分為兩組，對照組餵食西方高熱量飲食，實驗組只餵食五穀雜糧與生鮮蔬果，熱量比起對照組有30%的限制，結果這一組的猴子完全沒有得到糖尿病、心血管疾病，也很少有腫瘤，而高熱量飲食對照組的胖胖猴，就有高比例數量得到糖尿病、心血管疾病與腫瘤。

2011年5月版的《MD News生技與醫療器材報導雜誌》的封面主題就是：〈世紀文明病——糖尿病併發症，將拖垮二代健保？〉

內容提到國際糖尿病聯合會（International Diabetes Federation，IDF）的統計，我才驚覺糖尿病不只會引發三高而導致中風心肌梗塞、骨質疏鬆，或是看不到、聽不到、腳麻、手麻的末梢循環障礙，而是全人類的生命健康問題。根據IDF的統計，估計2010年，全球在糖尿病照護上的支出已約3800億美元，約占所有醫療支出的11.6%，到2015年，糖尿病醫療支出將約6730億美元，而糖尿病成年患者的數量已經從2013年的3.82億人增加到2015年的4.15億人，預計到2040年會增加到6.42億人，成人第二型糖尿病（30至79歲）將占全球所有糖

尿病病例的90%，屆時將從2015年的每十一個成年人中有一人患糖尿病，到達2040年的每十個成年人中有一人患糖尿病。這也直接證明了威斯康辛大學的研究，糖尿病幾乎都是因為不良飲食習慣所造成的。如果可以從這個飲食習慣來著手，是不是大部分的糖尿病都會是不存在的疾病？只是，大部分的人類願意放棄高熱量、高澱粉，又甜煎乾炸烤得香噴噴的食物嗎？

目前，臺灣成年人的糖尿病盛行率為9.5%，其中無論男女，年紀愈大，發生率就愈高——推估全臺糖尿病人口應超過150萬人。全球每年約有490萬人死於糖尿病，相當於每六秒就有一人死於糖尿病，主要死因仍是糖尿病併發心血管疾病，更讓人心驚的是，有48%的人死於六十歲前——在生產力仍高時，就因糖尿病而死亡。尤其有1.93億糖尿病患者未被確診，因此產生併發症的風險更高。各種健康療法皆大篇幅警告人類要面對這個問題，2017年10月《牛頓雜誌》更是將糖尿病列為人類五大疾病的第一位，文中提到現代人類「過分的富貴」，因方便飽食而產生糖尿病。

今天為什麼會有這麼多糖尿病患者？當然就是肥胖人口太多了！

現代飲食不僅高熱量、高鈉、高糖、高壞油，還有各種添加物與防腐劑的問題，到處充滿著陷阱，其中最大的糖尿病食物陷阱之一就是——反式脂肪。在這當中，氫化油就是反式脂肪的主要來源之一，常出現在氫化人造奶油、糖果、蛋糕、麵包、餅乾、薯條、甜甜圈、爆米花、披薩、洋芋片、炸雞、蘇打餅、非乳製奶精等，大部分食品公司、速食業者、餐廳、飯店、早餐店都在使用反式脂肪，因為這樣料理出來的食物最香酥脆，顧客才會買單。此外，油炸燒烤食物時，烹調溫度一旦超過油脂本身的冒煙點，也容易將原本正常的脂肪反式化，加重反式脂肪攝取總量。

世界衛生組織建議，一天攝取反式脂肪最多不要超過2%，大概是2.2公克，但事實上，只要攝入一個反式脂肪分子，對人體就是不好，我們最好要完全避免。反式脂肪不是正常的脂肪酸，它會干擾人體正常必需脂肪酸的一切代謝活動，致使細胞膜的合成、荷爾蒙的製造產生障礙，首先出現的結果就是會

促進肥胖，接下來，因為胰島細胞與能運用胰島素的其他細胞的細胞膜結構被反式脂肪取代，可能干擾胰島素與其受體的代謝和功能，不只增加罹患糖尿病的危險，還增加壞（低密度）膽固醇、減少好（高密度）膽固醇，同時增加心臟病猝死的危險。

令人感嘆的是，食品中的反式脂肪含量只要每100公克或毫升中在0.3公克以下，便可以合法標示為零，加上廠商魚目混珠地用白油、酥油與氫化脂肪等大家不清楚的標示，讓人對明明就是反式脂肪的商品產生混淆，更不用說現代的廉價油脂，幾乎都是用有機溶劑正己烷再加高溫除臭、分離出來，雖然標示無反式脂肪，但是真的安全無反式脂肪嗎？追求健康者最好一律使用天然有機的第一道冷壓萃取油，盡量不吃塑膠包裝及一切加工食品，才安全。

肥胖容易累積毒素

生活在現代，人體內或多或少都會有毒素累積，常見有：重金屬、塑化劑、農藥與藥物、防腐劑、過度烹煮食物而產生的過氧化物、有害人體的微生物或是微生物的分泌因子；當身體無法透過皮膚、鼻子與上呼吸道、肺、肝、腎、淋巴系統等，將毒素有效排除時，毒素就會滯留在體內，而脂肪組織與細胞間隙，就是毒素最常見的儲存位置。

毒素最大的問題就是會產生自由基連鎖反應，傷害我們的細胞，包括直接傷害、細胞膜脂質過氧化和干擾所有代謝酵素酶類的運作等。肥胖唯一的好處就是，脂肪可以儲存毒素，讓人體對毒素的反應降低，使得許多人感覺不到毒的可怕，然而，這個「看似無毒」的假象也是造物者對人類的慈悲，讓我們有機會慢慢將毒素排出去，不會傷害到生命，否則這些毒素會迅速且嚴重地影響健康。比較肥胖的病人來初診時，在高倍顯像顯微鏡下檢測重金屬的表現都很低，但我會告訴他們，調理後來複診，血液的顏色可能會變黑，這是正常現象，為什麼呢？因為你的身體在調理前就像一個沒有流動的湖水，經調理而啟

動修復排毒的引擎後，湖水被攪拌了，底層的髒東西自然會被翻出來。當然，這會把許多潛藏的疾病因子打出來，而這些深層的危險問題需要花更多時間與精力才能解決，但只要能認真改變飲食及生活習慣調理一段時間，毒素自然清除了，體重跟著降低，氣色和體力也恢復了，才會感受到真正的幸福。

雖然身材較瘦者體內儲存毒素的空間較少，相較於肥胖好像是缺點，但因為對於毒素在體內的作用較敏感——可提醒自己往後要避免接觸，身體接觸毒素時會快速啟動排毒機制，容易出現昏眩、噁心、頭痛等症狀，看似虛弱不堪，卻是較好的，其實可算是優點。但當瘦子的排毒機制無法順利進行（可能因為生活作息不正常、缺乏運動、長期營養素缺乏或有慢性病纏身等）時，毒素就容易往腦部脂肪組織堆積，造成中樞神經的退化與病變，如阿茲海默症、帕金森氏症等，這就變成瘦子的缺點了。

所以，不管是膽固醇、三酸甘油脂過量造成的肥胖，還是缺乏運動或長期服用藥物造成的細胞間液廢物堆積過多所致成的組織水腫，都會提供毒素更多的儲存場所——希望自己排毒功能正常運作的人，最好不要讓自己過胖，但也不建議過瘦，因為若沒有適當的脂肪來儲存各種油溶性毒素，只要一接觸少量毒素就可能讓肝解毒機制超載，成為敏感體質，或是排毒功能運作失調，造成毒素堆積而衍生更多疾病。過與不及都不好——如何保持一個適當的體態，是人體可隨時平衡體內環境與適應外在環境變化的一大關鍵。

我們生活的地球環境，其實嚴峻又危險，如何讓自己保持健康競爭性是很重要的，要像彈簧一樣，不要拉太緊也不要放太鬆，才是一個彈簧達到最佳工作表現的標準。一個堅固又有穩固地基的房子，發生地震時較不易垮，上帝造人時的健康標準正是如此，能長期保持良好體態，絕對能輕鬆擁有好健康。

我到底有沒有肥胖？

肥胖的定義其實沒有絕對標準，當人類體內的脂肪堆積過多，超過正常人

平均值即為過重或肥胖，以下有幾個常用來量測的醫學方法，可以讓自己簡單得知是否已超過標準，要不要開始減重了。

身體質量指數BMI計算法

BMI計算公式為體重（kg）除以身高的平方（m^2），衛生福利部提供的判斷標準如下：

身體質量指數BMI值	評估
18.5～24	健康體重
24～27	過重
27～30	輕度肥胖
30～35	中度肥胖
＞35	重度肥胖

一旦BMI值超過24，就一定要注意自己的體重了，請你現在就把體重計拿出來量一量，算一下自己的BMI值有無超過標準，我們應該把體重計放在浴室外，每天洗澡前站上去量一量體重，是最簡單有效的方法。

標準體重測量方法

- 男性：〔身高（cm）－80〕×0.7＝理想體重
- 女性：〔身高（cm）－70〕×0.6＝理想體重

超出理想體重達10%以上即可稱為過重，超過20%便是肥胖，超過理想體重達100%或45公斤以上者，可算是病態肥胖。

體脂肪率（依據衛生福利部標準）

年齡	肥胖判斷標準	
30歲以下	男性≧20%	女性≧25%
30歲以上	男性≧25%	女性≧30%

現今市面上所有體脂測量計，幾乎都有計算體脂含量與分布的功能，價格也不高，買一臺當作居家必備用品，常常量一下，隨時得知自己的肥胖數據，對刺激減重意願、保持身體基礎健康平臺，自然大有幫助。

腰圍計算法

主要代表意義為腹部脂肪堆積的情形，測量方式：受檢者採站姿，兩腳分開與肩同寬，挺胸，收下巴，腹部放鬆，腹部不能刻意收縮（這樣可以立馬小好幾吋，但會耽誤病情）。腹部脂肪過多，也就是俗稱「中心型」，即內臟型肥胖，一般而言，多半是中年以後飲食不正常，代謝變差、內分泌失調和普遍缺乏運動所致。而且經常有人看起來瘦瘦的、肚子有一點點微凸，但在我用3D MRA檢測時，大多發現是脂肪性退化表現。當這種情形發生肥胖合併症時，會比臀部與大腿肥胖型嚴重，所以要特別重視與避免。正常成人腰圍是：

- 男性腰圍≦90公分
- 女性腰圍≦80公分

如果超過標準，就一定要小心，這代表你已經有代謝症候群，生理代謝出了問題——堆積在腹部的脂肪組織會影響身體代謝，肥胖死亡交響樂的樂章將在你耳邊大聲響起，就是：高血脂－高血壓－高血糖（第二型糖尿病）－癌症與中風心肌梗塞，最後死亡。當然，這需要相當長的生命時光去演奏，整個過程中，為了活命，又需要靠藥物來維持，讓自己的老病期漫長又痛苦，何苦呢？只要自己限制飲食量與種類，再加上動一動，就可輕鬆維持身材。千萬不要輕視這小小肚皮變大了的問題，尤其是中年男人，腰圍一旦超過90公分，就代表你沒有資格再喝一杯啤酒，或多吃半碗飯、多碰一片麵包了。

一個人要保持身心健康，避免過度肥胖是平日就必須重視的關鍵，只是胖對於健康來說，看似並不急迫——這就是最主要的問題所在，肥胖雖然有非常多的衍生疾病，但不是馬上有問題，所以胖子們內心雖然想瘦，但大都會選擇「減肥的事明天再說」，今天還是照吃照喝。

肥胖不是沒有理由

　　一個人會變胖，絕對不是「空穴來風」，一定找得到原因；單純喝水也會胖這點，很難令我信服，至於一般的肥胖主因，在我個人的臨床觀察中，最主要的原因有三點：

　　(1)愛吃且量大。

　　(2)亂吃又不定時。

　　(3)不動的藉口太多。

愛吃且量大

　　肥胖的人當中，有相當多比例是心寬體胖型。這些人什麼都不想，總是笑咪咪的，能吃、能喝、能睡，平時不會拒絕任何食物，什麼都好吃；朋友多，應酬自然就多，吃多了就存在身體裡，不胖也難。如果你自出生後，婆婆媽媽就唯恐你有一絲絲飢餓，飲食照顧得無微不至，習慣成自然，加上心胸寬大的你腸胃吸收好，不胖也難。這種肥胖是問題最小的胖，因為起碼是快樂的胖，他們通常活力充沛，更奇怪的是，有極少數人的健康檢查結果甚至連三高都沒有！這往往也會導致當事人輕忽自己的身體狀況，我通常還是會提醒他們，罹患慢性疾病的風險仍高，可能只是時間還沒到，不要太放縱較佳。

亂吃又不定時

　　有一些肥胖的人吃不多，餓了才吃，有時一天只吃一餐正餐。其實，這正

是減重專家們最忌諱的飲食法：飲食生活不規律、不定時，沒有正常的節奏，生理自然容易混亂，最容易在餓過頭後暴飲暴食，因為餓而多吃，且飢餓時對任何食物都來者不拒，同時身體細胞又會在吃飽後迅速儲存能量，好讓下一次飢餓時有能量可使用——脂肪就是最好的身體能量銀行。這樣吃，即使一天一餐，還是會胖。何況，這樣的一天一餐幾乎都發生在晚餐或宵夜，攝取的總熱量又容易超過一日所需，加上吃完後還沒有消耗就睡覺去了，營養容易過剩，日復一日，不胖也難。

這是很多人的飲食生活模式，有在動的人——不論是運動與勞動——狀況也許會好一點，初期有點啤酒肚，但身體機能不至於出現問題，但等到四、五十歲後，代謝症候群症狀就會出來折磨身體了，例如血糖高一點、血脂肪與血壓開始超過正常值，若此時能開始正視自己的健康，採清淡但高脂肪低澱粉的生酮飲食法，補充各種營養素，避免應酬，適當的休閒與運動，達到減少熱量攝取並增加體力消耗，一定會有所改善，逐漸恢復正常。

老實說，這點我也有深刻的體會，年輕時每天看診忙忙忙，又長期「9-9生活步調與匆促攝食」，一日飲食中，宵夜才是我最放鬆的用餐時間，晚上下診後又累又餓，吃了宵夜後沒多久就睡覺，長久下來，小腹就這麼長大了，但受限於工作，也很難顧到會不會有什麼健康危機。所幸，現在的情形已改善許多，醫生滿街開業，我也能刻意減少看診時間，每天安排時間運動，又有許多儀器設備及保健食品保護，並加入生酮飲食高脂肪低澱粉多蔬菜的觀念，飲食有選擇與限制後，小腹消了，危機自然就解除了，我的小腹腰圍從90公分掉到86公分，大家學我一起做到吧！

限制熱量是健康的基礎

食物的誘惑真的令人很難抗拒。從出娘胎至今，人每天都要吃東西並攝取到足夠的營養，才能保持內在生理健康與外觀勻稱體形，但吃的欲望是一種生

理反射動作，一失控就會養成習慣，長期過度攝取食物，容易造成身體負擔如肥胖與消化系統疾病等。

我常在門診中聽到病人傾訴自己無法抵抗食物的誘惑，即使肥胖、高血壓與糖尿病容易上身（甚至已經上身）也不在意——對他們來說，戒掉美食等於失去生命的意義！反正疾病初期症狀輕微，甚至感受不到不適，看個病、拿處方藥就能控制得好好的，頂多有一點腹部肥胖，外貌不過度臃腫，行動也不至於不便，那就好了。

然而，問題的雪球只會愈滾愈大，一旦重大的健康危機出現，如中風、心肌梗塞發作，就算成功挽回性命，健康指數勢必將大不如前——即使花大錢用最新的幹細胞療法，奇蹟發生的話也只有七、八成的療效。只有自己把健康擺在第一位，不想讓自己肥胖，才有足夠的動能把「我就是想要吃，什麼我都不管」的念頭擠掉，畢竟特別好吃的東西（如甜、煎、炸、滷、燒烤類食物，與紅肉及甜點等），常常就是不能多吃的高熱量、高變質營養素含量與高毒素食物；相較之下，比較有益於健康的食物，一般來說偏清淡、粗食，較不具吸引力。如果你進行的是生酮飲食，還要拿掉大部分認為健康但含高量碳水化合物的五穀雜糧，改用天然冷壓的油脂和相對難咬的高纖蔬菜代替，兩者的口腔滿足感差別很大，更難令想減肥者接受。執行過生酮飲食的人都知道，喝油反而容易有飽足感，然而，喜愛美食的人就是享受於口腔的滿足感，喝幾口健康油就會飽，加上這麼多限制，真是一點也不快樂。我還真沒看過喜歡美食的人會接受生酮飲食，最終會接受的人都是已經生大病和非常肥胖兩個情形而已。

吃是人的基本人權，你要怎麼吃，要怎麼讓肥肉堆在身上，是個人自由，沒人可限制你。然而，「誰想要吃很多，就一定要吃少。吃少的人壽命長，活得久，他就能吃很多。」這是路易吉・科爾納羅（Luigi Cornaro，1464～1566年，限食療法的始組）的名言，這位義大利威尼斯貴族在三十五歲時因重病垂死，聽從醫生建議減少飲食熱量、執行地中海飲食而重生，並催生出全球第一本有關長壽的書籍《如何活到一〇〇歲》，最後健康活到一〇二歲。

融合目前最夯的生酮飲食法，七分飽，以健康熱量來源為主的油脂、蛋白質，加上大量的有機蔬菜、少量有酸味色彩鮮艷的水果，和適量高纖五穀雜糧飲食，應該是永遠的健康飲食真理，是一個人擁有健康活力的最基本要求。讓身體各方面機能都處於乾淨且活絡的狀況，即使碰到宴會、慶祝會，此時偶而可放縱一下，生理機能也不會當機——想滿足口腹之慾，只能偶一為之。限制飲食熱量的生活觀，勢必要放入我們的保健觀念中。

　　要改變一個人的飲食習慣很難，但我相信煩久了總會有成效，看診時，有媽媽說她孩子感冒時反而會提醒她：「媽媽，羅醫生說感冒時要喝胡蘿蔔汁，不要喝牛奶，我們趕快來喝一杯胡蘿蔔汁。」也常常會有病人告訴我：「我這一個月體重減少三公斤了，謝謝醫生，原來我的肚子真是裝滿飯的飯桶。」這再再給我很大的鼓勵，也提醒我在門診講話時要有根據、要正確對症，若是灌輸錯誤的健康訊息，會誤人一輩子。

　　只有自己先改變飲食觀念，才能影響家人。許多父母每天從早到晚不是給牛奶、就是給肉，每每提醒他們並不需要這麼做，他們都會反問：「不喝牛奶又要少吃肉，小孩的鈣質從哪裡來？怎麼會長高？」此外，我長年看診，發現這些小孩除了牛奶、肉外，都愛吃白米飯，幾乎不接受糙米，還有機會吃到一大堆點心……，在這樣的生活中長大，從小根深柢固的不正確飲食習慣，將來要改，很不容易！我大兒子在二十歲生日時因體重近99公斤而收到同學送減肥藥當生日禮物，甚至還被摸鮪魚肚，讓從小就會吃、愛吃、不挑吃的他大受刺激，才下定決心少吃與多運動，只為了洗刷掉「胖子」的名號。當時他在加拿大讀書，不會自理伙食，決定減肥後最常報到的就是Subway，偶爾吃吃日本料理和牛豬排；因為晚起（這點依然不健康），一天僅吃午餐與晚餐，每天都到健身房運動，六個月後體重降到71公斤。至今，十年過去了，他的體重仍保持得很好——因為珍惜瘦身成果，飲食保持節制攝取，胃袋自然變小，反而沒辦法吃很多，有正常的食物攝取量就會感到飽足。

　　每個人都需要學習控制口慾，在將陌生或不熟悉的人工加工食物放入口之

前要想一想：這是健康的嗎？我今天吃太多了嗎？節制飲食是不發胖的最簡單原則，生酮飲食法則是減肥知識的總結論，有心想要減肥的讀者，購買一本生酮飲食法專業書籍刻不容緩。

不動的藉口太多

肥胖的人當中，有許多人是不運動的，理由很多，例如：一運動就會喘，胸口好緊又好悶等等，在我的門診當中，最常聽見的則是：「我的身體根本受不了！」「膝蓋連走路時都有問題了，要怎麼動？而且我又沒有運動天分、沒興趣……」

人一旦開始肥胖，就很容易遠離運動。不運動除了會令人胖，身體代謝也會變慢、變差，而淋巴循環也會因為肥胖而容易堵塞，免疫系統功能自然跟著降低，情況持續惡化下去，就可能出現那一動就喘的心血管循環系統障礙。

就是因為不動，才會有那麼多毛病，所以平時務必要求自己動一動，積少成多。衛生福利部早就呼籲「三三三原則」，每週至少運動三次、每次快走30分鐘、運動量要達到心跳超過130下的標準（有心臟相關疾病者需減量並尋求專業醫師評估），比較嚴格的甚至要求每週至少五天，每日最好兩次，達到每週有150到300分鐘的運動量。當然，一切有彈性，量力而為即可。

我需要專業的減重療程嗎？

　　健康減重需要評估的項目其實非常多，包羅萬象，身、心、靈皆包括在內，是相當完整的健康評估，絕非每天吞幾顆減肥藥丸這麼簡單。

　　若因為肥胖問題而到我的診所檢查，至少需要評估的項目包括有：有無家族遺傳、有無使用藥物、是否有運動習慣、有無減重經驗，此外，一定要量身高、體重、腰圍，做為日後治療的效果數據。除了需要理學檢查，也需要詳細的情緒諮詢，例如是否有憂鬱症與失眠症等；至於實驗室檢查，則包括一般血液及尿液檢查、空腹及飯後血糖、總膽固醇、三酸甘油脂、高低密度膽固醇、肝功能、腎功能、尿酸、甲狀腺刺激素與心電圖，我們還會加上自律神經檢測、量子能量檢測與九大體質感應儀，以確保自律神經保持平衡與情緒穩定，了解自己的體質，有助於成功減重。

改變生活和飲食，效果有時更勝減重療程

　　雖然減重的重點看似很多，每一樣都需要注意，但是歸類來說其實只有以下幾個字：

要有恆心、要會挑飲食、要肯流汗、要好好睡。

(1)下必勝的決心：一定要成功，持之以恆，貫徹在日常生活當中，習慣　　終成自然。

(2)確實改變飲食習慣：依據生酮飲食的觀念，只吃原始真食材與溫性、　　中性飲食。

　(a)拒絕三白（糖、麵粉、米），只以糙米、五穀雜糧取代，但記得要

大幅減少碳水化合物的攝取量，至少在15%～20%以下，也就是一天最多只有約一碗飯的熱量（300大卡）是由碳水化合物供應。

(b)每天至少一公斤有機生鮮蔬菜，加一杯500毫升高纖蔬果汁（別加糖），增加各種類黃酮、植化素、纖維質、酵素與維生素攝取量，生菜的醬汁要避開高熱量的醬料如千島醬，要選擇油醋醬。

(c)真想吃甜點，請盡量以不甜的溫性帶酸味水果類代替，如：芭樂、番茄、百香果、檸檬、奇異果、藍莓、草莓為主。

(d)大幅度增加優質脂肪酸的攝取，平均攝取飽和脂肪酸（動物油脂、椰子油）和Omega-9（酪梨油、苦茶油、第一道冷壓橄欖油和葵花油）、Omega-6（壓榨的麻油、胡麻油和花生油）、Omega-3（魚油、亞麻仁油、紫蘇油），並同時減少過氧化脂肪的攝取量，如各種類煎、炸、烤、滷、醃的任何食物製品。只要不是標示壓榨萃取，而是用化學有機溶劑生產的油脂，應盡量避免。可稍微超量吃魚（不吃大型魚以避免重金屬汙染），盡量用煮湯與清蒸的方式料理，以增加Omega-3多元不飽和脂肪酸（EPA、DHA）的攝取量。

(e)用粗鹽、岩鹽，盡量減少精緻鹽的攝取量，既天然又可同時補充各種微量礦物質和幫助消化。

(g)不吃加工和油炸食物，以避免各式各樣的毒素與反式脂肪進入身體並囤積在內。

(h)屬於蛋白質的肉類、豆類、堅果，不建議多吃，保持占總攝取量的20%～25%即可，吃進去的過多蛋白質到最後會經由進行胺基酸糖質新生反應而轉換成葡萄糖，如果沒有用完，最後可能轉換成脂肪儲存——很多人標榜生酮飲食，雖然不吃麵包、米飯，但大塊牛、豬、羊排來者不拒，結果會適得其反。

(3)能讓自己流汗的運動是重要關鍵：每天保持中度又安全的運動，詳如第九十七頁所述。運動前一定要做暖身操，先讓身體溫暖，運動後靠

肥胖者要怎麼運動？

最簡單的方式就是每天走路，不必一開始就每天一萬步，但慢慢走個兩、三千步應該不難（或至少15分鐘以上）。游泳也是不錯的選擇，肥胖的人因為重力壓迫，關節狀況通常不太好，不會游泳的人可以選擇圍個救生圈，輕鬆地游蛙式、狗爬式。之後，請逐日加長時間。同時，請一定記得運動前先做體操動一動、軟軟筋骨，順便拍打一下膝關節，氣血活絡是很重要的。

臺灣的公園和學校校園都有各種健身器材，非常方便，但是運動前一定要做暖身運動或熱身操。最重要的是堅持和毅力，習慣之後可以再學習喜歡的運動──總之，先強化一切生理機能，再來談成功減重。

提醒大家，真要成功減重，少吃與選擇有益健康的食物種類（正確比例好油脂、優質蛋白質、高纖加低澱粉，這是個大是大非的原則），比運動更加重要，成功減重以後，持續維持是最重要的，持之以恆的運動與限制性健康飲食都能幫助你。

牆做「靠牆站姿脊椎調整法」 P056 ，將脊椎骨恢復至正常位置，避免運動傷害。

(4)**除沐浴外盡量加泡澡：**可提升新陳代謝、增加排汗，三溫暖或蒸氣浴也是非常類似的做法，運動後尤其需要立刻沖洗熱水澡，不僅可以清潔身體，還能保持溫暖與提升免疫力。

(5)**要有積極快樂的生活：**不懶散是減重成功的契機。走出去，運動也好，工作也好，做公益也好，生活多樣化，自然會生出信心，也會有新朋友的支持。而一切好的成果，都會在有好的開始後一件接著一件發生，好心情、好精神與好體力，最後帶來的就是好身形。

(6)**一定不要熬夜：**最好每天十一點以前就寢，十一到十二點以前睡著，

加上半小時到一小時的午休，每天睡足七至九小時，讓器官組織細胞獲得休息。足夠的睡眠讓人精神飽滿，自然活力充沛、腦子清醒，也就更容易想動；日常消耗的卡路里變多，減重任務就會輕鬆許多。減重者一定要有規律的作息，在子時前上床睡覺，能讓膽肝經絡得到充分的排毒與休息。睡得少會影響夜間內分泌的運作，繼而減低體內代謝速度，此外，人醒著的時間長，半夜不睡覺，自然容易吃宵夜，如果是外食，夜市賣的是什麼？多半是高熱量肉類和澱粉甜點為主——長期少睡反而會成為容易變胖的族群。

以上幾點做得到，卻仍達不到預期效果，才需要接受專業醫生的自然減重療程。我其實很少要求肥胖病人直接做減重療程，而是先要他們改變錯誤的生活及飲食型態，並有一定程度的運動量，等養成新習慣後，再來評估是否需要減重療程。

透過十二年來的臨床經驗，我發現，光從生活、飲食習慣和運動來做調整，減重效果也不會輸給專業減重，因為這是病人自己願意改變生活習慣而得到的，反而因為有成就感而更珍惜成果。他們願意堅持不吃三白澱粉、以各種

不是真的很胖，而是脂肪分布不均

有些人不是很胖，但體脂肪分布不均，例如屁股大、大腿粗或脊椎不正而導致外觀欠佳。根據我的觀察，這種情形大部分是因為發育期間缺乏運動，不重視體態，加上錯誤的高熱量飲食所造成的——長期氣血循環障礙、淋巴回流不良而導致水腫、脂肪細胞堆積，以下半身肥胖居多。

想要真正解決這個問題，需要的是運動、生活習慣改變與正確脊椎調整雕塑，雖然醫美的臀部、大腿、小腿抽脂手術也能解決這個問題，但是要承擔的健康風險卻不小，經常在新聞中占了版面，不可小覷。

優質第一道萃取好油脂來料理、適量葷素蛋白質、大量五顏六色蔬菜、少量高纖五穀雜糧與帶酸味水果，當然較不用擔心會復胖。許多接受專業健康減重成功的案例，即使能在短短三個月減掉10公斤以上，醫病雙方皆滿意，但病人並沒有真正改變生活習慣，而是吃了許多產品達到脂肪、澱粉與蛋白質的吸收阻斷，加上無熱量代餐而暫時得到的成績，一旦停用這些產品，忘了運動又多吃一點，不用多久又復胖了。

限制性營養是減肥成功的關鍵

　　肥胖是一個疾病症候群，需要減重、調理或治療，方法很多，但一定要挑選健康、無負擔的，自己能打從心裡接受並做到的，先決條件是：只要不是吃西藥強迫減重、餓肚子、降低食慾或干擾腸道正常吸收的防礙身心方法，都可以適當嘗試，如排肝膽腸毒、高纖飲食、限制熱量飲食、運動皆可以嘗試，您會找到最適合自己的方向。例如現在最夯的生酮飲食，就是利用低碳水化合物加上優質的脂肪攝取，讓身體細胞從葡萄糖代謝模式轉變成酮體代謝模式，簡單說，就是減少所有澱粉（尤其是白澱粉和甜食）的攝取，增加好脂肪的攝取，讓生活所需的能量盡量都來自於脂肪代謝，而非燃燒葡萄糖，持之以恆，脂肪自然像便利超商二十四小時持續燃燒。

　　不論如何，重點就是使用天然的方法、正常作息與有限制的自然飲食，不要傷害身體機能，舉例來說，長期斷食、吃糖減重、吃肉減重，容易傷到自己的肝腎。今年年初，診間來了一位三十出頭的女病人，清秀的她來看診的原因，竟是愛美減重吃減肥藥，減到需要洗腎度日，但是又何奈呢？

　　<u>飲食控制是維持健康體重的重要法門，運動也很有幫助，但養成智慧型少量多餐與食物生機多樣化</u>，卻比運動重要很多，但這並不表示減重就要餓肚子，而是要學會「不餓肚子、營養充分的限制性健康飲食」，把握「高纖維質」與「熱量不超過」兩大原則，能讓我們享受美食，吃飽又能健康減重。

限制性營養不是餓肚子

　　要不發胖其實不難，光是每天少喝一杯含糖飲料而改喝純天然果菜汁或茶

飲、每餐少吃半碗飯，改成多吃一、兩碗青菜，每天就能少攝取200、300大卡的熱量，一個月就有減一公斤的效果，而且不會有飢餓感。在這當中，生酮飲食是非常快樂的減肥法，吃比平常多量的好油脂、正常攝取蛋白質、無（是很少，不可能不攝取）澱粉，但吃很多高纖青菜——只要35到40毫升的油，就能抵得上一碗飯，再加上攝取大量的高纖維蔬菜，飽足感十足，三餐都要做到。這不只是將葡萄糖代謝改為酮體代謝，足夠的健康油脂還可以改善細胞膜的結構，增加細胞膜各種受體的敏感度，啟動粒線體將脂肪燃燒，產生三磷酸腺苷（ATP能量），讓新陳代謝恢復正常——攝取正確質量的油脂，反而可以燃燒囤積在體內的油脂，達到減肥的目的。

如果能再把紅肉減成平常一半的量，改成魚貝類；油炸料理全部改為清蒸、清燉或涼拌的低溫烹飪料理，不但熱量可以再少攝取一點，更盡情享受餐點，多吃海鮮還能攝取到大多數人皆不足夠的EPA與DHA（Omega-3不飽和脂肪酸），同時食物不炸烤煎（毒素攝取量也同步大幅減少）。如此一來，營養

一杯全糖珍奶，熱量等於一碗半的白飯

一杯700毫升、全糖全奶的「珍珠奶茶」熱量高達390大卡，相當於一碗半的白飯，布丁奶茶與紅茶拿鐵也超過300大卡。人增加一公斤體重，僅需要700、800大卡，每天習慣喝高糖、高熱量飲料的人，恐怕不到一個月就會因為喝飲料增胖一公斤。我自己的一位護理師每天一定要喝一杯，否則沒有辦法開心上班，是標準的糖上癮現象，看著她一天一天地增加體積，明知又故犯，我真的無奈到了極點。

・一顆方糖熱量約為18至20大卡。
・一杯全糖500毫升的飲料約含十五顆方糖。
・一杯少糖500毫升的飲料仍有十至十二顆方糖。

吸收更均衡，持之以恆，身體自然會瘦下來，連帶著精神變好；當人輕鬆多了，活動力自然會變強，無形中熱量的消耗也會增加，如此一來，即使有時會因消耗造成飢餓而多吃一點，但是基礎代謝率正常，仍不會囤積熱量。

我們要做的是正確少吃，而不是不吃，有足夠能量進來，才能讓生理機能正常運作，若執行的是生酮飲食法，脂肪即使攝取過多，反而會刺激腸道蠕動，結果是增加排泄，不易被吸收到體內儲存。然而，大多數人可以接受的食物分配建議，還是要在正常熱量限制下「四分天下」，一份蛋白質、一份澱粉、一份脂肪，和一份所有的微量元素、植化素、酵素等，平均就是自然，而食物多樣化則是達成這個目標最簡單的方法。為了不要讓腸胃時時都在工作，點心時間一定要減少，什麼早茶、下午茶、宵夜，大都是多餘的。

同時，每日至少有一餐少吃一點或少喝一點，讓腸胃負擔降低，也讓自己的身體細胞休息一下，想要吃得多、吃得久，就要細細品嚐，不要一次吃太多，讓健康的身體長長久久，才能享受吃的喜悅與滿足！

聰明吃，每週減0.5公斤

千萬不要輕忽重了一公斤，積少成多，時間一長就可能到達肥胖的程度。可請專業自然療法醫生或是整合醫學醫生，先為你進行基本身體、生理、心理、營養評估，再決定是否需減重。若是要減重，請記得是不吃藥物的生酮減重法。減重過程中，三餐盡量定時、定量，若真的不餓，不要勉強吃，反而是餓了一定要吃，以免飢餓過度而導致單餐吃太多，我們不贊成任何形式的速效減肥法，每週減重在0.5至1公斤即可。

少壞油，要多好油、用好鹽，永遠少糖分

重口味飲食通常是習慣養成的，父母常把錯誤的習慣培養給自己的小孩，結果一家人都吃成肥胖，再把責任推給遺傳。味道濃郁的食物通常都是鹽、

糖、壞油脂三高的高熱量美味食品,同樣食物的熱量:油炸＞滷＞水煮,因此,一定要先避免油炸食品,改用健康的油脂,不要高溫烹煮;白鹽改成擁有多種礦物質的天然海鹽、岩鹽,適量有味道即可;不喝含糖飲料、糖漬食品,或至少由減糖開始做起,真想來一點時,吃點酸酸甜甜的水果解饞,是個不錯的選擇。

多蔬果、多咀嚼

多攝取各種蔬果,提供身體所需的纖維質及各種維生素、礦物質和植化素,建議每餐都要準備一份蔬菜生食。生食的營養素較能完全保存,所含酵素未遭破壞,可幫助消化、加強體內環保。每口食物皆充分咀嚼慢慢吃,讓身體有足夠時間產生飽足感,自然避免過食。

如果進行生酮飲食,不建議吃任何含糖的水果,比較受到限制,也得到許多的負面批評。我個人參考眾多說法,認為水果不需過於限制,沒有傲慢與偏見,假使要吃,必須挑選低糖分、高酸度又香氣四溢的種類,如番茄、芭樂、橘橙類、檸檬、百香果、奇異果、藍莓、草莓等。另一方面,2016年很夯的書籍——《醫療靈媒》特別為水果正名,大聲疾呼愛好健康者不要得「水果恐懼症」,建議挑選當季、營養,最好是天然有機並單獨空腹食用,或跟生菜一起吃,且建議至少一小時飯後再吃——吃水果之所以不好,是因為跟著正餐一起食用,易造成消化負擔的問題。

這兩種健康法各有所長,但要一個人不吃水果其實滿難的。需要快速健康減重者,當然建議減重期間不吃任何很甜的水果,只吃五顏六色的蔬菜。平常的正常人則需要適當攝取水果,最好酸酸甜甜的,而且會有滿滿的幸福感。

好用的抗性澱粉

不想變胖,又不想餓,就不可不知抗性澱粉(resistant starch),可用來幫助減少食物中的致癌物與大腸細胞的接觸時間。

糙米飯的熱量比白米飯高，卻更健康

一碗200公克白飯的熱量大約為280大卡，一碗200公克糙米飯的熱量大約為390大卡。為何會有這麼大的熱量差？原來，糙米表皮與胚芽中，除了纖維素，還含有高量油脂、米糠醇、多種胺基酸（尤其是GABA──伽瑪胺基丁酸）與豐富的維生素，但糙米能帶給我們較長時間的飽足感，習慣吃糙米飯者，一日總攝取熱量不僅不會更多，且極易補充到足夠的微量營養素，可增強生理代謝功能，既瘦身又抗氧化、抗老化，一舉數得，無法放棄碳水化合物又想減重的人，在卡路里限制下適量吃糙米、五穀，是很不錯的選擇。

抗性澱粉偏屬非水溶性澱粉，**能加速大腸的蠕動，它不容易消化與吸收，所以不會造成血糖的急速升高**，並能在大腸有益微生物行發酵反應的過程中，被轉換成含三到五個碳的短鏈脂肪酸──丁酸（butyrate）就是此類脂肪酸的代表之一（此特色類似膳食纖維）。經由粒線體的代謝，丁酸可以提供能量給正常的大腸細胞。

癌化的大腸細胞會以葡萄糖為能量來源，而丁酸比較會聚集在細胞核的位置；若細胞核中含高濃度的丁酸，可以抑制「組蛋白去乙醯酶」（HDAC）活性而造成組蛋白乙醯化，這樣的基因調控可抑制細胞增生與促進癌細胞凋亡，是丁酸可預防大腸直腸癌的原因之一──存在大腸的短鏈脂肪酸不但能為正常細胞補充營養，還能夠預防癌細胞的產生與惡化。

抗性澱粉分為四類：第一類常見於豆類、種子類；第二類是存在於生的馬鈴薯、番薯、香蕉中，可適時補充；第三類指的是煮過再冷卻的老化澱粉，如隔夜飯（但食用隔夜飯必須注意保存方式以免細菌滋長，也要避免食物經過多次的加熱與冷卻而變質）；第四類是將煮過再冷卻乾燥的老化澱粉磨成粉末，可以加在蔬果汁、牛奶、優格等食品中一同服用。

雖然抗性澱粉的建議攝取量還未有定論，但它**每一公克提供的熱量低於一般澱粉的四大卡**，再加上以上論述，食用抗性澱粉對於血糖、熱量和抗發炎的控制，都有不錯的效果，做為一個長期做得到、非積極性的減重食材，可符合健康需要多樣化的基本食材要求，應是一個不錯的選擇。

減重的主角從少油、少糖到現今最夯的生酮飲食健康法

自從學習並運用整合醫學後，我就開始接觸肥胖問題，這十二年來，健康減肥的知識有了很大的差異和翻轉。在主流醫學課程上，是用藥物控制來減少食物的營養吸收，例如各種脂肪與澱粉吸收抑制藥物等，甚至用降血脂藥降低膽固醇以避免脂肪囤積，也會用一些藥物來提升新陳代謝，卻帶來興奮、淺眠甚至失眠的副作用，雖然服用期間看似有明顯的減重效果，但長期的副作用卻罄竹難書。很多人在減肥療程期間容易心悸、睡眠品質差、腸胃吸收困難、食慾不佳、消化不好、體力衰退，慘的是沒多久就復胖了，因前面所提的減重療程導致的洗腎患者更是悲慘極致。

其實，我們大部分人都不需要這樣的減肥療程，無論十二年前的健康飲食減重，還是進化到今天以中鏈脂肪酸（MCT）、椰子油為主，輔助各種健康冷壓調理油、魚油的生酮飲食，都是生活飲食改變的功課，不太需要用到藥物或特製草本食品。以下我將用簡單的表格，來說明這十二年來的減重飲食趨勢的大翻轉，變化可謂相當大，雖然很震撼，但都是一種飲食選擇，讓我們從中各取所需，折衷找到最適合自己的方式。

飲食法	一般限制熱量飲食減肥	生酮飲食減肥
特點	• **減少熱量攝取**→限制食量是減肥重點，選擇低熱量的高纖維蔬菜，多吃也不會增加熱量的攝取，可以避免飢餓，建議攝取適量的高纖維五穀雜糧澱粉食物，以獲取飽足感。 • **少油**→必須減少脂肪性食物的吸收、攝取。	• **選擇正確食物開心吃**→不需要餓肚子，好油、好蛋白質加高纖蔬菜，其實有相當飽足感，兩者相加相輔相成，高抗氧化，有吃、有體力，容易執行，容易維持，才能夠看到效果。 • **多吃好油**→每天可吃一百多毫升的

	• **少糖**→減少三白（白飯、白澱粉、白糖）的攝取。 • **少鹽**→要減少鈉負擔、減少腎臟負擔、避免血壓上升。 • **運動**→增加肌肉活動、增加卡路里消耗。 • **要流汗**→運動、各種伸展操、蒸氣浴、泡湯。 註：運動與流汗是所有健康法的不二法門。	油（混合）搭配健康食材，讓人從葡萄糖代謝轉換成酮體代謝。好油可使細胞膜健康完整，使細胞內粒腺體代謝正常，從而增加新陳代謝率，燃燒多餘的脂肪。有機健康的冷壓好油提供平衡的飽和脂肪酸與不飽和脂肪酸，並含大量的礦物質和維生素，能降低氧化壓力。 • **限量蛋白質**→吃蛋白質雖然能長肌肉，但過多仍會讓人發胖，因為過多的胺基酸可能會轉換成葡萄糖燃燒，或最終以脂肪儲存。 • **高纖維的蔬菜可以大量吃**→蔬菜的纖維質高但淨碳水化合物低，沒有葡萄糖負擔，低升糖指數，富含纖維質、植化素、礦物質和維生素，對腸胃健康好。 • **極少碳水化合物**→戒穀類、甜水果，從好油和蛋白質所攝取的熱量已足夠，不需要太多碳水化合物，待你能穩定維持酮症狀態後，才可稍微攝取碳水化合物。 • **吃好鹽**→海鹽、岩鹽含有各種礦物質（如鈉、鉀、鎂和豐富的氯），可幫助消化吸收。 • **運動**→增強體力、注意力、集中力是生酮飲食最大的好處，運動成績會提高。 • **要流汗**→除了可增加新陳代謝，流汗可以增加皮脂腺油脂含量，這些是可以攜帶生理代謝毒素的脂肪粒子，能幫助身體潔淨。
缺點	• **熱量不夠**→較缺少高能量的油脂食物，不能提供有效的長期能量，容易有飢餓感，沒有強大的意志力很難撐。 • **吃太少的油**→會讓人沒精神、沒體力、無精打采、面有菜色，缺少主要的油脂巨量營養素的症狀明顯。 • **每餐主食仍是全穀、澱粉食物**→一直在供應葡萄糖燃料，消耗很快，容易造成血糖的飆升與突然降低。 • **吃得太少、加少吃鹽，易缺乏微量**	• **改變了我們中華民族五千年的碳水化合物飲食習慣**→容易會被認為是怪咖。 • **出外旅行時比較麻煩**→身邊最好要自備一些優質的油脂隨行。以個人經驗而言，旅行時要執行是非常困難的，會出現破功狀況。但只要長期維持生酮飲食，偶爾不小心破功無傷大雅，不用給自己太大壓力。

元素→礦物質缺乏、胃酸（吃太少鹽所致）缺乏，也會影響所有酵素和抗氧化酶的功能。 • **吃的太少沒有辦法運動**→強迫自己運動，反而消耗過大，造成負面影響，免疫力降低與運動傷害常見。 • **吃的太少沒有體力**→再積極排汗、做蒸氣浴等，反而造成油脂和礦物質流失更多。	

通常會肥胖的人，都是不能控制食慾、不能控制對澱粉與糖的渴望，此時，絕不強出頭的老二哲學是我的最高指導原則——就是不會要求肥胖者立即執行生酮飲食，而是一步一步慢慢減量。先從總熱量慢慢減少，刪掉原先飲食中的一碗飯、一塊麵包，就可以增加30毫升的油脂加上一碗高纖蔬菜，每兩、三天逐漸調整，直到習慣澱粉不在正常的餐點裡面。油量的增加會讓你不易感到飢餓，就不會一直想要吃東西，頂多有時候油喝得多了，會有點拉肚子，再不就是會增加大便的次數。

此外，生酮飲食還會讓體力明顯增加（但在適應酮體時，可能會先短暫下滑，甚至產生酮流感的生酮不適症，就是出現頭痛、頭暈、噁心、食慾不振、情緒不穩等症狀，通常多喝點水和補充鹽分，很快就能消除，尤其是喝各種大骨高湯是最好的享受方法。我個人因為一直有喝水喝湯，倒是很少發生這種情況），讓人想要去動，動就會增加能量的消耗，一切好的事情就會隨之發生。

想減重一定要先讓身體熱起來

有很多人都沒有想到的一個重點是：人容易變胖，另一個主因很可能是體質虛弱。

身體虛才會喝水就胖

很多肥胖病人問我，為什麼連喝水都胖，水當然不可能變成脂肪，主要還是身體基礎代謝差和飲食結構錯誤而導致體質虛弱，進而使體內儲存的肝醣轉變成脂肪形式，或是淋巴循環造成的惡性水腫。

這點中醫最清楚，肥胖者不論陽虛、陰虛，幾乎都屬虛，而且還很濕，想要不發胖，就一定不能吃寒、涼、甜這三大虛證禁忌，但他們通常愛吃冰冰甜甜的食物，造成腸胃寒冷，消化機能降低，脹氣、積滯、蠕動困難，增加中醫所謂的「濕氣」，現在的智能體感儀檢查可以立即證實。如此不斷惡性循環，只會讓肥胖問題更難解決。

「溫暖」才能瘦出好氣色

如果你需要減重，切記<u>盡量吃溫暖飲食，並時時身處溫暖環境</u>。

飲食上，喝溫水，不喝冷水；喝紅茶、烏龍、包種茶等發酵茶，暫時不喝綠茶（未發酵茶屬性寒）；喝胡蘿蔔汁和各種紫紅蔬果汁，但不喝西瓜、苦瓜汁（屬性寒）——同樣道理也不喝各種青草茶。

生活上，洗澡用溫熱水，如果真的想洗冷水澡，建議一定要先好好沖熱水

讓身體溫暖後，最後再沖冷水，讓身體熱脹冷縮，既溫暖又可增強身體適應力……。此外，保持規律運動的人氣血循環好，身體自然溫暖，肥胖者容易血液淋巴循環不良，常虛熱流汗，氣喘吁吁，更是要確實執行。

不要瘦了卻又乾扁又虛

我們常看到有些人會減重減到臉色蒼白、兩眼無神，體力也變差，當中的原因主要有二：

- **吃太少**：減重最怕的一個方式，就是不吃。減重是一個比正常人更需要注意營養攝取的養生療程，有許多食材都是高營養素含量但熱量很低，是減重者最需要的食材，料理的大原則是吃真食物的原始面貌，若是一般飲食，要注意食物比例，脂肪、澱粉、蛋白質、蔬果「四分天下」，簡單料理並少量多餐，就能充分攝取營養，又不用擔心脂肪堆積。

  至於生酮飲食法，則澱粉、蛋白質量加起來，不超過20%，搭配大量的好油和高纖維綠色蔬菜，很有飽足感，不容易餓。不論使用何種飲食法，或是兩者折衷、量力而為，都要注意養分充足，你才會想動，才有心思做各種活動，也才能增加新陳代謝率，燃燒多餘的脂肪，最後達到減重的目的，一味少吃，既痛苦又傷心情，就算暫時達成減重目標，也不容易維持。

- **吃太冷**：減重一定要注意溫暖，並增加新陳代謝率，身體免疫力才會完整，因此食物屬性要選擇中性與溫性，寒性與冰冷的飲食一定要忌口。

  過度節食，飲食偏寒、偏冷，體溫一定會降低，免疫力與新陳代謝一定不好，這會導致氣色、體力不佳，即使成功減重，外觀會如乾扁四季豆一般不健康，這樣的減重只會給你帶來沉重的負擔，嚴重者甚至會傷害全身五臟六腑的正常機能，實在得不償失。

記住，一定要從平日飲食生活習慣下手，根據生酮飲食法循序漸進是我目前看到最有效、最安全的全人健康飲食法，請做到持之以恆習慣成自然，否則不論什麼名醫減重法或多有效的天然草本減重法，還是容易落入減重與復胖的惡性循環中，長久下來對健康的傷害絕對更大。

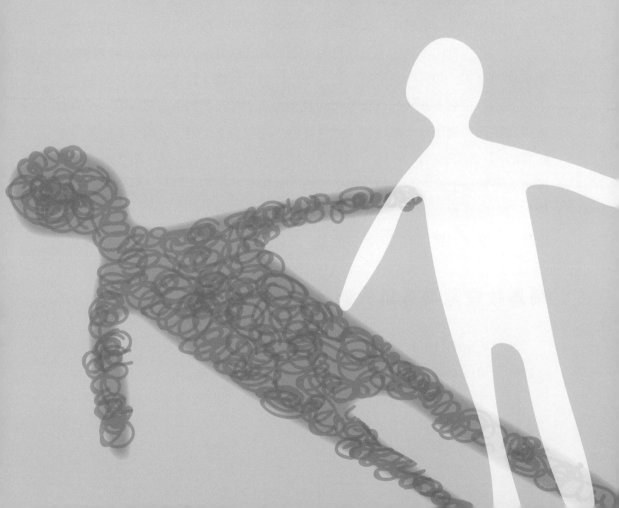

Part 3
體內一定沒有毒

我們生活在毒的陷阱當中

　　毒的陷阱到處都是，從各種××毒物食品、飼料與有毒生活用品、農產品汙染、工廠外溢毒素或毒氣、煉油廠發生爆炸、住宅區出現毒工廠等，真是一言難盡。此外，我們的日常生活也在增加汙染，像是汽機車排放廢氣、過量使用塑膠用品、電器產生電磁波（尤其是基地臺與隨身手機）、拜拜時習慣燒香與燒紙錢，甚至隨意燃燒垃圾只因為懶惰求方便等。

　　毒主要來自食物、空氣與水，其實就是來自於生活中的一切，我們幾乎是生活在毒素充斥的環境中，人人呼吸毒空氣，接觸各種毒素與無形負能量電磁波……，在這樣的環境中，為什麼我們還可以若無其事的享受現代科技物質生活？難道這對人類真的沒影響？是人類可以自行解毒、修復，還是在人皮面具下的早已是被毒素摧殘到苟延殘喘的破爛身體？在我們的生命旅程中，**任何會干擾身體正常健康狀態的物質，就是毒素**。從理論上來說，人類生命活動中會接觸到、用到或吃到的一切，應該都要是安全的，事實則不然，現代環境已充斥著太多非自然存在的化學物質，汙染全世界每一個角落，無論任何政府的毒物法規和檢測機制多麼嚴格、執行得多徹底，都只有一點點效果，只有平時保持健康，讓自己擁有正常的排毒能力，並且減少接觸，才是王道。

福島核電危機告訴我們什麼？

　　2011年重創日本的福島核電危機，不只嚴重危害日本人的生命健康，相距僅2200公里的臺灣也深受威脅，這大量外洩的放射線重金屬（包含碘－131、銫－137、鍶－90與鈽－239）直接汙染了太平洋，這等於是在已吐納百毒的大

海再投下一枚原子彈！海洋是一個完整生態系，一切汙染皆經由微生物接觸攝取後，藉食物鏈環環相扣，最後進到人類的肚子裡——想想，事過境遷後多久，你就開始經常吃生魚片、吃日本海鮮？日本政府正努力的遊說我們，核災區的農作物可以安全輸出，你真的相信嗎？我親眼見到日本超市中核災區農作物價格甚至只需要半價，當地人拿起來看看產地標籤又放回去，這代表什麼？

鈽－239的半衰期（指某種特定物質的濃度經某種反應而降低到初始時一半所需的時間）長達兩萬四千一百年，銫—137的半衰期也長達三十年以上，然而，許多日本的農漁產品早已輾轉進入我們的胃袋，核災鄰近區域的蘋果、水梨都已經合法進口到臺灣！這些原本應該滋養身體的食物，竟成為可能導致我們不健康的根源，這一次核電輻射汙染大地的事件，的確令人震驚，也給我們上了一課震撼教育（光是臺灣海峽的對岸就有好幾座核電廠，他們的核安做得夠好嗎？距離臺中市僅200公里。但沒有核電就沒有穩定能源的供量，臺灣拚命想打造非核家園，可能只是一個夢想？）。

話說回來，毒素無所不在，但沒有公布數據就沒有人重視。這些有害人體的化學毒素，主要是經出空氣、水源、食材與常用物品等而來，經常以各式各樣食物或水產、清潔劑、化妝品、染髮劑、個人清潔用品、食用油、食物添加物、農藥殺蟲劑、除草劑、車輛廢氣、工廠排放有毒化學物質、電子用品電磁波，甚至其他形式（如負面情緒、藥品等）出現，每次都得在有一群人莫名生病後才又發現問題出在哪裡：永遠會有不肖廠商添加了莫名其妙的加味劑、染色劑或防腐劑，甚至是用了劇毒物或溢出毒物質（例如2017年8月的芬普尼毒蛋事件）——我們只能等出事後才得知，「人為財死，鳥為食亡」，這種戲碼在未來仍將百演而不膩。

食物是毒素最重要的來源

植物吸收土壤裡的元素長大，如果土壤、水源受到工業廢水汙染，收成作

物就會受到汙染，臺灣幾個常見例子，如：鎘米、鎘花生、鉻蒜頭就是代表，養殖魚貝類也是一樣，我們不知道何時會吃到毒果菜、毒肉魚蛋，所以這兩件事一定要記得：**小心詢問產品來源、不要貪小便宜。**

市場上的植物性食物，只要不是有機認證，就幾乎保證有用農藥。大部分農藥瓶都有印採收前七天或十天不得灑藥的警語，這告訴你什麼？就是你買的蔬果幾乎在採收前一至兩星期都噴過農藥。2016年6月6日就有報導揭露臺中市的農藥殘留問題：2015年度蔬果抽驗617件，不合格率達18.6%，茶葉不合格率達11%，水果抽驗不合格率也有8.3%，而柑橘類不合格率更高達40%。國際環保組織綠色和平在2015年10月21至25日到臺灣六大超市採樣抽驗65件蔬果樣本，竟然45件有農藥殘留，其中8件超標，不合格率12%，甚至有巨峰葡萄驗出13種農藥混和殘留，更可能在體內形成農藥雞尾酒效應而加重毒性。

在臺灣，我們吃到的蓮霧、芒果、番茄與水梨，幾乎都有使用荷爾蒙來促進開花、增加著果率與成長速度；一些觀光草莓區每星期都在灑農藥，甚至可能三天噴灑一次，為的就是要防範紅蜘蛛摧殘鮮艷的果實，這種農藥主要是有機磷系列，是神經毒，而且草莓園鄰近園區互相汙染的情形無法控制。此外，我們吃的美國蘋果，同樣需要按時噴灑農藥，採收後還會噴灑殺菌劑，並再上一層食用蠟，讓蘋果在冷凍貨櫃內不爛、不壞，保鮮一、兩個月，削皮吃就安全了嗎？說巧不巧，在我下筆時，剛好有國內十大最髒水果的報導，美國蘋果就排名第一髒，雖然有一種做法是吃蘋果前先用熱水溶掉蠟層與洗去殺菌劑，但早已滲進果肉內的殺菌劑與殘存農藥，又該怎麼辦？答案非常簡單，就是在吃與不吃間做選擇。這就是生鮮蔬果目前面臨的狀況。

我個人認為，**蔬果食物安全是我們最不清楚也最容易誤觸毒素的來源**，畢竟我們不可能在吃下每一種食物前都先檢驗它是否無毒，目前只有兩種方法較能安心吃蔬果，首先是購買有信用的有機認證農場出品的蔬果，要不就是想辦法找塊乾淨的土地自己種，至少不用農藥，能安心許多——縱然我們不可能完全自己生產所需的食物，但起碼可以減少經由食物攝毒的總量。

多數毒的特點：穩如泰山又極度安定

既然毒素無所不在，一不小心就會侵入你我的身體，而且會長期危害健康又難以清除，所以我們一定要知道什麼是毒，才能進一步保護身體避開，並學會排毒的方法，因此我將「體內一定不要有毒」放在本書的第三順位來談。

有許多毒素，無法單純依靠人的正常生理機能來清除，便在人體內不斷干擾正常生理運作，引發各種疾病，更令人憂心的是，這些毒很多都看不見也摸不到。在這當中，有兩種毒是最需要我們注意的：

(1)重金屬

(2)環境荷爾蒙

脂肪與含硫胺基酸是毒素最喜愛的地方

脂肪是細胞膜與粒線體最主要的成分，當脂肪酸被毒素破壞，細胞膜將無法行正常生理機能，所有訊息的傳遞與營養代謝皆受到阻礙——細胞機能受損甚至死亡。尤其是腦細胞，主要成分之一就是脂肪酸，一旦毒素入侵（尤其是戴奧辛、鉛、汞與鋁，皆可穿越腦血管屏障進入腦組織，半衰期皆達二、三十年以上），中樞神經系統就會直接且持續性受損，因而產生各種神經症狀。

反過來說，當身體無法處理體內的毒素時，身體脂肪其實有一個非常奇特的功能——儲存毒素，可保護其他身體細胞免於遭受立即的毒害。毒素若未儲存在脂肪裡，就會不斷在血液和器官裡循環，將對身體造成更大的傷害，只不過，這又造成一個臨床上非常大的問題——增加將來排毒的困難。我在門診中發現，肥胖病人願意接受排毒治療的比例，遠比願意減重的比例低很多，這也是減重病人常會失敗的主因，因為他們只想趕快看到減重的成果，卻沒有真正了解到毒素問題與疾病的關聯性。

含硫胺基酸是與生理金屬作用的酵素酶類最主要的成分（生理金屬指人體健康所需的金屬元素，如鐵、鈣等），我們一切的生理活動，皆要靠正常含硫

胺基酸結合生理金屬來完成。有毒重金屬就像黑社會老大,看到生理金屬就眼紅對方有好房子住、有好車開,必然動刀、動槍把對方趕走,自己占為己有,導致含硫胺基酸原來效力的酶與酵素(甚至於基因體本身)遭到破壞,無法為我們生理所用。毒素愈多,這樣的影響就愈大,累積到最後,破壞成形,你就會生大病,若你和醫生都不知道病根多半可能就是毒素,只做症狀治療,這個疾病將永遠都不會好,然後所有的對抗療法(包括目前最先進昂貴的任何治療)將折磨你到最後一口氣。

十二年前,現任北醫大副院長癌症醫院院長邱仲峰醫生在演講螯合和營養學時,就曾多次提到,癌症病人如果有做排毒,意外的驚喜就可能會出現,在現今最夯的精準醫學治療中,排毒應該是第一個精準治療原則才是,精準醫學主要專注的基因、幹細胞、免疫主題應擺在第二順位以後才對,我是不是危言聳聽,是不是將毒先排掉後身體就會自動修復DNA並增強免疫力,在未來將會得到印證。

女性比男性更容易受毒素影響

女性和男性對於毒素有不同的容忍能力,女性比較容易受到毒素的影響,因此比男性更需要重視毒素的危害,一般而言:

(1)女性的身材比男性嬌小、體重比男性輕,毒素比較容易累積至影響健康的程度。

(2)女性的身體脂肪比男性多,而毒素與脂肪的關係密切。身體在無法處理體內毒素時,往往會把多餘的毒素儲存在脂肪,這也是減肥困難的主因。

(3)女性有月經週期,比男性更容易受到荷爾蒙失調的影響,毒素會嚴重干擾荷爾蒙的運作,易造成女性內分泌失調,導致月經不順、經痛、子宮肌瘤、卵巢囊腫或不孕等種種症狀。

看診日記

男性和女性對毒素的忍受度不一，我有兩個案例：

(1)案例一：一對夫妻經營同一家塑膠射出成型公司，兩人的檢驗
報告皆顯示類似職業相關的重金屬嚴重中毒，雖然先生較常在
工作現場，應該最危險、症狀最多，卻完全沒有任何不適，太
太主要在工廠辦公室裡工作，卻有嚴重中毒症候群。每次回
診，太太就一直抱怨說不公平，至於先生，也因為沒有症狀而
不願接受治療——這也是整個社會不重視重金屬的原因之一。

(2)案例二：年輕夫妻中的先生工作忙碌、應酬多，天天吃燒烤食
物，菸、酒不斷，太太因為擔心先生這樣的生活會影響健康而
一起來做檢查，但先生的常規檢測報告竟無任何異狀，太太愛
美、重視健康，每日吃生鮮蔬果、五穀雜糧，很重視養生，
但卻常常頭痛、胃痛與內分泌失調，檢查發現有嚴重重金屬中
毒，追查原因後，判斷可能是因為她從小在梨山的水蜜桃、蘋
果農場長大，長期接觸農藥。但她本人並未負責噴灑農藥，可
能是從空氣的飛霧吸入，導致肝解毒能力下降。加上她高中後
就離開家鄉至都市生活，更添都市的毒素雙重影響而導致。

(4)女性平均運動量比較少，也較不容易流汗，很難將重金屬經由運動排
汗與增加新陳代謝率排出體外。

小孩比大人更容易受毒素影響

小孩較易受到毒素的影響，因此要比成人、甚至女人更重視毒素的危害：

(1)小孩子在母親子宮內十個月，出生時跟母親所帶的毒素是一樣多的。

(2)六歲以前的孩子，肝臟解毒與免疫系統尚未完整，對於毒素造成的疾病，較無法抵抗。

(3)小孩一出生就有一大堆的疫苗要接種，疫苗內含有微量的汞、鋁、福馬林等，容易因此接觸到毒素。

(4)小孩子身體很小，對同樣劑量的毒素，受影響程度一定比大人高。

(5)小孩子動不動就會把各種玩具和接觸到的物品（不只塑膠用品，學習用的鉛筆、橡皮擦也都有毒）往嘴巴裡塞或咬，各種莫名的毒素就隨之進入身體。

雖然嬰兒出生時體內充滿可以排毒的酵素，但因體重非常輕、免疫功能不完整，相對來說，排毒的速度就比成年人慢，因此嬰兒與小孩較容易受到毒素影響。

多注意不合作、喜歡唱反調、愛生氣、愛哭鬧的小孩

基於上述原因，如果你的孩子出現了難以教導和理解的問題，有必要考慮其真正的原因可能是「重金屬毒素」汙染，所引起的中樞神經傳導異常、興奮或壓抑等症狀。

(1)如果小孩子好動、愛生氣、難纏、易哭、暴躁不合作，或是太過嬌滴滴，要考慮是否「鉛、鎘中毒」。

(2)若有注意不集中、學習力差、過動、過度自我，甚至自閉現象，則要考慮是否「汞中毒」。

多年臨床經驗告訴我，大部分病人只要有這些症狀，重金屬檢測得到的結果都是超出正常範圍，而有接受排毒治療的病人——無論原本是什麼疾病——在情緒上皆有明顯改善，而且年紀愈小、效果愈顯著，在整體健康上更有長足的進步。

此外，針對易病體質的孩子——長期不斷來診所報到，不論用任何保健方

法都無法停止他們繼續回來看診的循環——也要考慮重金屬毒素的問題。這些小孩反覆的感冒、感染、腸胃不舒服、頭痛等，症狀一大堆，偶而能一、兩個月不生病，父母都要感謝上帝了。我趁看診空檔，為他們做簡單的超高倍顯像顯微鏡乾血檢測統計，竟然發現一個驚人的現象：十二年來，這幾百位經常大小感冒、生病不斷、好動、過動、情緒障礙的小病人（年齡最小是六個月），在徵求其父母同意後採血檢查，幾乎都發現有相當嚴重的重金屬中毒，**若有做頭髮檢測，其報告更是驚人！**直至目前為止，我的診所最嚴重的重金屬中毒病人是一個七歲小女孩的報告，她與祖父母住在大陸的電腦電路板工廠的二樓宿舍，曾因為過動又容易感冒而每年花費數十萬求診中、西醫，但病情卻愈來愈嚴重，是個典型環境汙染加上不肖藥物中毒的病例（圖26）。

盡早治療重金屬中毒孩童，等於拯救一家的苦難

家裡如有一個這樣的成員，全家都會受影響，因此，能成功治療一個病人，等於增加一個快樂的家庭。誠摯呼籲病人接受重金屬檢測，執行無毒飲食觀念，嚴重症狀的患者盡早接受治療。早在2000年10月的國際環保健康科學協

圖26　重金屬中毒病人的頭髮檢測報告

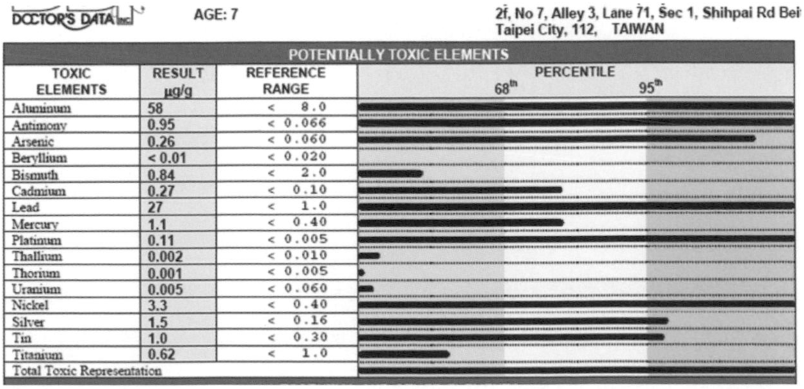

DOCTOR'S DATA INC　AGE: 7　2f, No 7, Alley 3, Lane 71, Sec 1, Shihpai Rd Bei Taipei City, 112, TAIWAN

POTENTIALLY TOXIC ELEMENTS

TOXIC ELEMENTS	RESULT µg/g	REFERENCE RANGE	PERCENTILE 68th 95th
Aluminum	58	< 8.0	
Antimony	0.95	< 0.066	
Arsenic	0.26	< 0.060	
Beryllium	< 0.01	< 0.020	
Bismuth	0.84	< 2.0	
Cadmium	0.27	< 0.10	
Lead	27	< 1.0	
Mercury	1.1	< 0.40	
Platinum	0.11	< 0.005	
Thallium	0.002	< 0.010	
Thorium	0.001	< 0.005	
Uranium	0.005	< 0.060	
Nickel	3.3	< 0.40	
Silver	1.5	< 0.16	
Tin	1.0	< 0.30	
Titanium	0.62	< 1.0	
Total Toxic Representation			

超高破表的頭髮重金屬報告，鋁、銻、砷、鉛、白金、鎳、銀、錫，都嚴重超標，真讓人情何以堪！

會自閉症研討會，凱維（Cavey）醫生在發表四百多位重金屬中毒的自閉兒臨床研究時就提到這個重點，而且年紀愈小，效果愈好——這和我十二年來的經驗一樣，尤其是三歲以前的孩子，有做完療程的病人幾乎獲得痊癒（至少六歲以前，因其中樞神經系統還未發育完成，皆有明顯療效），總之，**愈小就治療，恢復愈完全**；十三歲以後，青春期發育已到達尾聲，效果較不明顯；若十八歲以後才治療，只能清除毒素，但神經系統症狀的恢復程度就很微小，而且因為病人已經成年，還可能會有拒絕治療的狀況發生，一切就無法改變了。

　　無論是過動兒、妥瑞症或自閉症，在我診治過的小病人中，幾乎都發現有嚴重重金屬中毒的問題，建議一定要盡早處理。只可惜身為一個小診所醫生的我，能夠讓病人接受及相信的比率，真的很有限，常常眼睜睜看著父母帶著小朋友離開，因為不相信而不接受治療，那種心痛的感覺難以形容。

一定要治療嗎？

　　即使如此，很多人未接受治療，長大後症狀也會有所改善，這是因為其父母若知道要避免再攝取或接觸過多重金屬汙染物，隨著年齡增長、體重增加、體型變大、肝臟解毒能力增強，自然會稀釋體內重金屬的含量與增強清除重金屬的能力；此外，飲食多樣化與活動量變多，也能稀釋毒素濃度，這是排毒能力大幅提升的結果。根據我的經驗，這些沒有接受治療的小病人到了青春期之後，嚴重重金屬中毒的狀況就有明顯減少，如同一般病人檢測統計上的中毒比例一樣，僅剩下三分之一左右，這好像是造物者的慈悲，給中毒人類的一個重生機會。然而，這是有先決條件的——你要沒有大毛病、安然地撐過青春期，才能享受這生命甘霖。

　　只是小孩沒有接受治療，僅靠青春期後身體變大、變強，自我排毒能力增強與成長稀釋毒濃度，真的可以安然度一生嗎？這一點我不能打包票，所以，既然找到了原因，還是建議要治療。

體內不可以有重金屬毒素

重金屬對人的影響，就是「干擾」兩個字，干擾一切生命生理活動，自然也干擾所有現身疾病，甚至引發更多疾病。

十二年來的整合醫學經驗告訴我，許多疾病都可能是重金屬毒素汙染身體後，產生一長串負面連鎖效應所導致，我個人的經驗也發現，不論任何疾病，只要能夠「成功」清除體內重金屬（要是安全的排毒法門），皆可有效改善病情，甚至有機會痊癒。可惜的是，主流醫學仍未真正重視重金屬中毒問題，尚未提出有效的執行方案，絕大部分病人也不了解清除體內重金屬毒素對本身疾病治療的重要性，至今仍秉持一定要找出發炎點或採用症狀控制治療，這樣子通常就是緩解症狀而已，不能真正解決問題。毒素半衰期皆長達二、三十年之久，會不時干擾身體代謝、影響生理功能，未來什麼病都可能再發生。

現代醫療雖然有效延長了我們的壽命，可是多數族群皆要長期靠慢性病藥物控制，才能維持基本生理功能，臺灣人年老時，平均需臥床受照護7.3年，實在費時、費錢又費力，而臺灣雖然有全世界最有效、方便、經濟的健保制度，也苦於日益飆漲的疾病花費，一再壓抑支出，將來終有反彈發生。我相信再多的長照照護計畫和經費都是無底洞。假若能多重視預防醫學，例如可以撥出部分經費就足夠幫助小朋友檢測、排毒，幫助重病者排毒，這樣健保赤字才真正有解，我真期待一位睿智當政者的覺醒呢！

許多人根本不知道自己有重金屬中毒！當自己或家人最近變得容易生病，甚至脾氣無端變差，檢查又找不出原因，只感覺到比較累、比較沒體力、皮膚狀況比較差、容易過敏、頭痛、頭暈、注意力不集中、憂鬱等，就有可能是重金屬中毒造成的。臨床上，我還發現自己檢測病人重金屬汙染比例，與衛生福

利部的癌症統計學大數據上有顯著相關。癌症死亡率連續三十五年蟬聯冠軍，平均三到四位死亡病例至少有一位是因為癌症，而我多年在BVPM高倍顯像顯微鏡檢測上驚訝地發現，正常報告與嚴重重金屬中毒病人也出現類似比例，這兩者似乎存在微妙的關聯，提醒您我應該更重視重金屬中毒對健康的影響。

什麼是重金屬中毒？

密度在五以上的金屬（即比重比水重大五倍的金屬物質），便統稱為重金屬，如金、銀、銅、鉛、鋅、鎳、鈷、鎘、鉻和汞等，共有四十五種。重金屬的化學性質特點就是穩定，正因為這樣，重金屬在進入人體後通常很難排出，長期下來便會危害生理機能，放射線元素——碘、銫、鈽、鐳與鈾輻射毒——也是重金屬中毒的一種，而且是其中最嚴重的。

臺灣目前最引起人們注意的重金屬中毒分別是：汞、鎘、鉛、砷與鋁五種。汞汙染主要來自疫苗、補牙與魚貝類食物，鎘則是工業汙染環境所造成，鉛更是現代生活尤其是塑膠的汙染最大宗，幾乎存在所有鮮豔塑膠製品、玩具、報紙與鉛筆當中，砷來自井水與農藥居多，鋁製品更是無所不在！

關於有毒重金屬的定義，在臨床醫學上並不十分嚴格。除了主要是指對生物有明顯毒性的金屬元素，如汞、鎘、鉛、鉻、鋅、銅、鈷、鎳、錫、鉍等以外，一些有明顯毒性的輕金屬元素及非金屬元素也歸納列入，如：砷、鈹、鋰與鋁。其中，砷與鋁在臺灣為害甚大。砷是與臺灣中南部沿海地區飲用井水，以及土地過勞耕種須頻繁使用農藥有關。鋁則是因為國人習慣便利商店食品與速食文化；我們都使用太多鋁箔、鋁罐包裝與鋁箔燒烤烹煮的食物，加上吃西藥時習慣加一顆胃乳（氫氧化鋁）片。

總括來說，這種由有毒（重金屬）元素造成的食物與環境汙染，便統稱為重金屬汙染。學者針對重金屬汙染整理出以下特點：

・只要一點點就足以讓你我中毒：重金屬的特點就是即使濃度很小，也可

能危害環境，引發食物鏈的骨牌效應。一般重金屬產生毒性的範圍大約在100～1000ppm之間，但是毒性較強的金屬如汞、鎘，則在非常微量的0.1～1ppm之間即可對人體產生毒性反應。

- 會藉由食物鏈累積千萬倍，最後進入人體：環境中的重金屬可在微生物作用下，轉化為毒性更強的金屬化合物，汞在水中的甲基化作用就是最典型的例子。微生物會從環境中攝取重金屬，經過食物鏈的生物放大作用，在較高級生物體內成千萬倍地堆積起來，最後通通被吃進人體，在我們的器官中不斷累積，造成慢性中毒，傷害了健康。比北極熊幸運的是，我們可以改變菜單，北極熊沒有替代海豹的食物選擇，成了全世界高等生命重金屬中毒的第一名，加上全球暖化、北極融冰，連捕獵有毒海豹的機會都快沒有了，於是被科學家認定為「即將瀕臨絕種的高等哺乳類動物」中的第一名。

- 在人體內非常穩定：例如元素汞，很容易儲存在我們的骨頭和腦中，半衰期約二、三十年以上，一旦不小心中毒，就會遭受終身的傷害。

汞危機

汞就是水銀，在環境中主要以三種形式出現在我們身邊，讓我們幾乎人人汞中毒而不自知。

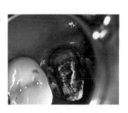

元素汞

水銀溫度計與牙醫補蛀牙用的銀粉（汞齊）是最為人熟知的汞。大家都知道水銀是劇毒，但有許多人不知道蛀牙補的銀粉竟然有一半是水銀成分，而且將會終身汙染我們的身體——2016年有少數牙醫拚命推動連署立法禁止銀粉補牙運動，可惜依然不受人們的重視，當然是失敗收場，而且受到四方撻伐，這可能是因為知道這個真相的人比例非常低。

上網查一下資料就知道，一次銀粉填補劑量的重量約為1.5～2毫克，其中含有50%元素汞、35%銀、13%錫、2%銅及少量的鋅，這個分量已經足夠汙染四公頃的水池與其中的魚、藻類！銀粉對於人體的傷害非常廣泛，也最為特殊，屬中樞神經毒，**在植入與高速電鑽磨開取出時最危險**，因為此時汞金屬離子蒸氣會溢出至空氣中，被人體吸入，從病人、牙醫到護理人員，無一倖免。強烈建議牙醫診所一定要有完善的無塵除毒、集毒設備，保護病人，也保護自己，同時避免汙染環境。只是直至目前，僅有極少數牙醫診所擁有真正安全的除汞設備，仍需積極推廣。當然，盡量改用樹脂或使用生物相容性最好的二氧化鋯材質填補蛀牙，才是根本解決之道，雖然樹脂補牙也有塑化劑、環境荷爾蒙的問題，但至少避免了水銀一植入到牙齒就是為害一輩子的深淵。

　　我個人就是典型銀粉中毒患者！我從小就常因蛀牙去看牙醫，每次治療都補銀粉修復，從小到大，陸續植入與取出不下三十次，累積攝入的汞毒最後存在腦部及骨骼深處，永遠纏著我，若不是因緣際會習得重金屬的知識，我可能跟大多數民眾一樣，永遠不知道自己的健康為何這麼差、皮膚為何這麼暗沉、臉上會長這麼多肝斑！知道生病真相後，我先找牙醫將看得到的汞牙全部清除，然後以螯合治療排除重金屬毒素，但因積汞太久，毒素早已滲入內臟與骨骼深處，需要長期耐心排毒。

　　下頁的表格是106年2月4日至12月31日我隨機選取當年初診病人的統計，我們可以看到，二十歲以後的成年人，只要蛀牙去補牙，銀粉比率立刻超過40%以上，三十至五十歲的病人更是高達60%至70%以上，老年以後銀粉比例逐漸減少，應該是跟補牙掉光了有關係，二十歲以下年輕人補銀粉的很少，是因為近二十年來衛生進步，再加上要求美觀、不用難看的銀粉補牙，但基本上與因時代進步而知道銀粉就是汞、就是重金屬劇毒物的人比例增加，有最直接的關係！

　　排毒之後，雖然我的身體健康有了持續的進步，但是只要一、兩個月，就仍然可以再度從超高倍顯像顯微鏡乾血檢測中看到有重金屬中毒的情況，反覆

有／無銀粉	有銀粉		無銀粉		有補牙但沒銀粉	
年齡層／性別	男	女	男	女	男	女
＜10歲	1	2	52	61	3	5
10～20歲	7	8	69	145	10	6
20～30歲	30	43	32	37	14	12
30～40歲	44	48	12	35	8	9
40～50歲	47	57	14	22	11	14
50～60歲	43	52	16	17	10	16
60～70歲	27	33	12	18	11	18
70～80歲	15	11	11	6	7	12
80～90歲	5	2	8	12	11	13
90～100歲	0	1	2	1	0	2

排毒了四、五年，這個情形仍然沒有改變，最後才發現原來我並沒有將汞牙完全清除，其中有三顆汞牙被陶瓷假牙蓋住，只好下定決心全部打開重做──連當醫生的我都有投機之心，害怕看牙醫，何況是一班大眾呢？我發現被陶瓷假牙蓋住的汞牙，特別黑、特別爛，一直到完全處理掉汞牙，我才真正感受到無毒一身輕的輕鬆自在感，並且不會再發生一、兩個月內又看到重金屬汙染自己的情況。

再看看日本福島核電外洩危機，鈽239半衰期超過二萬四千一百年，鍶也超過三十年，人類一旦被輻射重金屬汙染，其毒性絕對遠超過水銀，因此，持續防毒與排毒，真的是我們日常保健的重要之道。

無機汞（汞礦石）

無機汞汙染，<u>以違法中藥與不肖美白美容產品為大宗</u>，我們以前常用的紅藥水，就是汞的製劑，相信大家都有用過。從前有許多中藥方加丹砂，其實就是加入汞礦石，現在早已禁用──古代皇帝追求長生不死，但服下汞毒仙丹絕對是早早就死！然而，吃特效中藥受害的事件仍時有耳聞，請大家一定要找合格中醫師看診，以確保用藥安全。

擺脫「現代煉丹人」

「現代煉丹人」是指什麼族群的人呢？我個人的定義是：您的牙齒蛀牙後有被牙醫用汞齊（銀粉）補牙的人，若未經安全清除與全身排毒，都是身上擁有煉丹爐的現代煉丹人。

秦始皇求仙訪道，甚至派遣徐福出海訪仙求長生不老，他是中國第一個皇帝，卻也是第一個因求丹藥長生不老而死的皇帝。歷代許多皇帝與道士仍前仆後繼死而後已，無論是求丹、煉丹，亦或是政敵陷害獻丹……，這就是丹砂（硃砂）——也就是汞毒丹藥的嚴重歷史教訓。

雖然現今因牙齒長久補汞的問題已慢慢浮現，部分牙醫界與民眾已了解到汞齊的強大毒性，但直到現在，汞齊仍是合法補牙材質，而且目前全臺僅有極少數牙醫師接受此觀念並有安全除汞設備與能力——也就是說，每天都有大量病人「得到」汞牙，但只有極少數人有幸能清除口腔的煉丹爐，並接受排重金屬螯合治療。這可以說是一個時代的大悲劇，從前述我在門診隨機做的有無汞牙統計中，大家就可以看出那可怕的高比例，幸好現在的年輕人因為愛美加上刷牙習慣與牙醫技術的進步，植入汞的比例降低很多。

汞汙染可以造成的症狀罄竹難書，主要是中樞神經干擾、生理代謝異常與致癌為主。如果您口內現在就有銀粉汞牙，請一定要盡早除汞，不要耽擱與輕忽其嚴重性。呼籲有汞牙的現代人認清汞牙會危害健康的事實，快快將汞牙清除，換成安全牙材，填補至少如樹脂也好過汞齊，或最安全、生物相對性最高的二氧化鋯，為自己的健康買一張保單最重要。擁有汞牙的人永遠不會了解清除汞牙後的清新自在感，那種整體健康提升的快活，絕非言語所能形容。

- 改變您容易受病痛折磨的負面思維，重拾感受到真正藍天白雲、鳥語花香的喜悅，讓您更能滿心歡喜地正念面對人生一切事物
- 口腔外觀改善
- 整體健康提升

我個人的除汞經驗就是一個最好的見證，每一次除汞後，都可以感受到健康提升的喜悅，尤其最後一顆汞牙清除後，走出牙醫診所大門時，我突然驚覺，怎麼今天的天空特別藍，空氣呼吸起來也特別舒暢，腳步也變得輕盈不少……，這種歡喜真的難以言喻，往後的長期感受更奇妙：身體機能通通變得更好了，不再像以前那樣，動不動就會感染感冒。這才是最重要的，畢竟我是一個終日接觸感冒病群的耳鼻喉科醫師——少感冒，身體就少發炎，人自然就慢老，醫生生涯也會多一點平安，除汞真是太好了！

皮膚美白產品更可怕，為了讓消費者一使用就見效，又要省錢，許多不肖廠商會摻入汞礦粉。大家在購買美白產品前，一定要挑選有信譽的廠商、看看有無重金屬檢測證明，避免無端受害，賠了漂亮臉蛋，又花了冤枉錢。

有機汞（甲基汞、乙基汞、苯基汞）

- 甲基汞主要是被我們當作食物吃進來的：來源皆是水中與土壤內的細菌攝入環境汞後加以甲基化而形成（尤其是不流動的水域與低窪土壤地區），並從此進入食物鏈千萬倍累積，因此，**甲基汞最麻煩，也對人類造成最多、最廣泛的傷害**。甲基汞容易從消化道和呼吸道吸收，性質非常穩定，而且是脂溶性的，能穿越腦血管屏障與任何組織，尤以腦、腎、肝與骨骼最嚴重；其離子化的特性讓它非常容易穿越生命體的細胞膜，造成傷害，以高等掠食性動物體內含量最高，如金梭魚、劍魚、鮪魚、鯊魚、鮭魚，此外，吃魚與魚粉飼料的動物（如家禽類）也會有。許多農藥有很多是甲基汞製劑，一不小心就會吃入口、毒了自己。
- 乙基汞主要是疫苗打進來的：藥廠在疫苗中加汞，是為了殺死可能汙染疫苗的細菌與黴菌，我們也因而**在接受疫苗注射的同時遭受汞汙染**，還好乙基汞會與血球結合並快速轉換為無機汞，因此與生魚片的甲基汞相

比，毒性較小，相對來說較安全，但別忘了這仍算汞中毒。此外，疫苗製造技術的進步突飛猛進，汞含量已大幅減少，有些疫苗廠商更對外宣稱他們的產品完全不含汞。只是疫苗的毒有很多種，不只有汞，也有可能是甲醛、鋁、福馬林、用來製作疫苗的胚胎內有動物病毒汙染等。疫苗注射對人類健康有其重要的貢獻，但顧及每個人排重金屬、排毒的知識與能力不同，所以對是否要注射疫苗的條件限制相當嚴格，主要條件就是一定要健康狀況良好時才能夠注射（詳見《咳嗽警報》）。

• 苯基汞是工業汙染所造成：相關工廠工作人員須加強工安與小心作業，負責人也要有良心道德，讓員工每年接受血液重金屬檢測與治療，畢竟員工的健康是公司的資產。我有機會接觸的汙染性工廠負責人對此皆三緘其口，深恐員工知道太多，甚至連自己都不願面對，因為一旦事實被披露，必將影響公司營運，改善汙染又需龐大花費，實在無奈。

媽媽重金屬中毒，所生的孩子也容易中標

我個人還發現一個重要現象，值得大家注意。

所有經超高倍顯像顯微鏡乾血檢測的孩子（無論是否進行頭髮檢測），只要其結果有重金屬重度汙染，而孩子的母親也同意一起檢測，皆可發現：大部分的母親都與孩子一樣，受到重金屬重度汙染，但是母親在檢測當下大都沒有任何健康問題，也就是說，這些整天感冒、感染、過敏、過動與行為異常的小孩，很有可能在母體中孕育時就遭受重金屬汙染，出生後又有許多疫苗需要注射，迅速累積重金屬毒素，結果導致以上症狀出現。由於大部分檢測結果都和這個推論吻合，所以即使病人不願意接受治療，我也會請他們多吃青菜、香菜、海帶、紫菜，從生活中自我排毒。只是目前沒有症狀的亞健康媽媽，接受治療的比例小於十分之一，他們的未來會怎樣呢？

汞的毒性主要是**中樞神經毒**，易與硫化基結合。硫化基大多在含硫蛋白質酵素與氧化還原酶類中，只要汞與硫化基結合，就會破壞原有酵素與酶類的所有生理功能，因而會抑制人體所有生命活動重要的酵素活性，影響健康。

- 未安全除汞牙容易急性中毒：汞牙再度蛀牙或在沒有安全除汞設備下做除汞牙治療，是很危險的，主要為吸入汞蒸氣而直接傷害呼吸道黏膜所致，最容易因此而導致急性支氣管炎、肺炎、口腔炎、口腔潰瘍、腸炎、發燒、意識混亂、呼吸困難等。你是否曾經在補牙後感到有點頭暈，或是之後反覆性口腔潰瘍，甚至開始咳嗽？這是我在門診中常聽到的主訴，其實這大部分是汞蒸氣急性口腔、呼吸道中毒所引起，可別以為幾天後症狀沒了就沒事，進入人體的汞是會傷害我們一生一世的。

- 有補汞牙的大都是慢性中毒：症狀以感覺及運動障礙、肌肉萎縮及智能受損較明顯，皆屬中樞神經病變，以小孩最嚴重，若你發現兩、三歲前活潑可愛、聰穎過人的孩子，如今卻反應變慢、學習力降低或是變得躁鬱、過動，甚至只會自己玩、無親子互動，請務必將慢性汞中毒列入考量，在我的經驗中幾乎沒有例外，拜託大家不要只把這種情況當作遲緩兒、過動或自閉症看待。接受頭髮重金屬或是尿液重金屬檢測吧！有檢測有診斷才有治療與健康，是孩子汞中毒時的最高指導原則。

鎘危機

主要來自於工業汙染，例如：金屬熔鑄業、電鍍合金製造業、塑膠業、電子製造業、寶石製造與石材業等，我曾遇過一對從事塑膠射出成型業的夫妻，皆可見明顯鎘、鉛與錫中毒（圖27），此三者正是鮮豔塑膠製品具危險性的重要原因。為什麼硬邦邦的塑膠會變成柔軟、富彈性的塑膠？因為那是塑化劑（柔軟劑）、安定劑，與含有重金屬鉛、鎘、錫、鋇、鋅化合物結合的成品。現場工作人員是首當其衝的受害者，他們整日置身其中，從皮膚、呼吸道持續

圖27 塑膠業者夫妻的重金屬中毒報告

AGE: 43 — Taipei City, 112, TAIWAN

POTENTIALLY TOXIC ELEMENTS

TOXIC ELEMENTS	RESULT μg/g	REFERENCE RANGE	PERCENTILE
Aluminum	9.8	< 7.0	
Antimony	0.025	< 0.050	
Arsenic	0.070	< 0.060	
Barium	0.66	< 2.0	
Beryllium	< 0.01	< 0.020	
Bismuth	0.11	< 2.0	
Cadmium	0.47	< 0.050	
Lead	28	< 0.60	
Mercury	1.8	< 0.80	
Platinum	< 0.003	< 0.005	
Thallium	0.002	< 0.002	
Thorium	0.001	< 0.002	
Uranium	0.004	< 0.060	
Nickel	0.19	< 0.30	
Silver	0.03	< 0.15	
Tin	1.3	< 0.30	
Titanium	0.51	< 0.70	
Total Toxic Representation			

AGE: 48 — Taipei City, 112, TAIWAN

POTENTIALLY TOXIC ELEMENTS

TOXIC ELEMENTS	RESULT μg/g	REFERENCE RANGE	PERCENTILE
Aluminum	5.9	< 7.0	
Antimony	0.045	< 0.066	
Arsenic	0.11	< 0.080	
Barium	0.53	< 1.0	
Beryllium	< 0.01	< 0.020	
Bismuth	0.017	< 2.0	
Cadmium	0.73	< 0.065	
Lead	39	< 0.80	
Mercury	2.6	< 0.80	
Platinum	< 0.003	< 0.005	
Thallium	0.004	< 0.002	
Thorium	< 0.001	< 0.002	
Uranium	0.005	< 0.060	
Nickel	0.15	< 0.30	
Silver	0.05	< 0.08	
Tin	2.8	< 0.30	
Titanium	0.41	< 0.60	
Total Toxic Representation			

先生（上）太太（下）皆明顯可見高度相似度的鎘、鉛、錫汙染，顯示在同樣的工作環境受同樣汙染的嚴重性。塑膠之所以會有顏色，是因為摻入鎘、鉛、錫與鋅，才會變得色彩繽紛。

受到汙染。黑心起雲劑事件讓民眾驚恐，有關單位是不是也能在食安檢測中加入重金屬項目？我相信一定會有大發現。

　　一般食物中也會有鎘的來源，工廠大量排泄鎘廢水而汙染了土壤、水源，土壤中所栽植的農產品（尤其是稻米）自然會吸收土壤裡的鎘，活在遭汙染水源的魚貝類自然也逃不過，一旦產銷單位不知情或遇到黑心商人，鎘就會經由食物進入我們的身體，十幾年前桃園鎘米汙染事件，就曾吵得沸沸揚揚。

・鎘合金或鍍鎘金屬之焊接工人較容易急性中毒：急性吸入會引起嚴重的金屬燻煙熱（Metal fume fever），讓人在暴露十二至二十四小時後，發燒伴隨胸痛、頭痛、咳嗽、呼吸困難、肝、腎壞死加肺水腫。若吃入，會引起噁心、腹痛、嘔吐、出血性腸胃炎、肝、腎壞死、心臟擴大。

看診日記

　　我有一位女性病人，家住澎湖，她的頭髮重金屬檢測報告顯示有鎘過量問題，詢問本人後才知道，原來鎘米汙染當時，她經常購買異常便宜的米食用——貨車叫賣一包五斤裝只賣六、七十元。她老人家一輩子住在澎湖海邊，靠海吃海，哪來的鎘？應該就是桃園鎘米惹的禍吧！

　　受汙染的鎘米，銷毀是唯一的做法，為什麼會被運送至離島以低價銷售呢？鎘中毒，加上長期飲用自家井水的砷中毒問題，此外澎湖人的主食魚也會有汞中毒問題……，最後她因肺癌過世，實在令人不勝唏噓。

圖28　鎘米中毒的老婦人

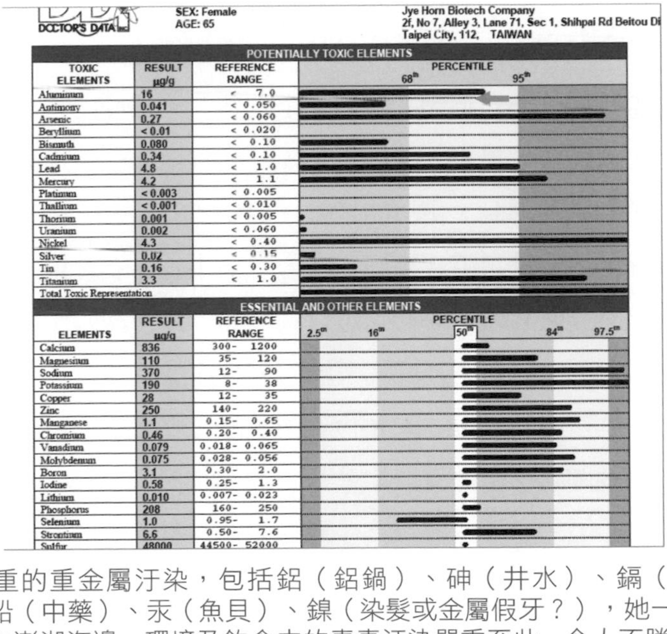

如此嚴重的重金屬汙染，包括鋁（鋁鍋）、砷（井水）、鎘（疑似鎘米）、鉛（中藥）、汞（魚貝）、鎳（染髮或金屬假牙？），她一生只是單純住在澎湖海邊，環境及飲食中的毒素汙染嚴重至此，令人不勝唏噓。

- 慢性中毒則容易發生在出現鎘汙染的地區：長期中毒的問題更大，如腎病變、肺纖維化、痛痛病（骨軟化關節硬化症）、高血壓、心臟血管疾病及癌病變。**鎘中毒造成的痛痛病在日本屬四大公害病**，主因是長期食用鎘汙染的蔬菜、稻米，雖不至於馬上致癌，但會產生腎小管損傷，抑制維生素D活性，進而使鈣質從尿液流失，長期造成骨質軟化疏鬆、關節硬化、受害者動不動全身痠痛，甚至引起自發性骨折，非常可憐。若你有相關症狀，一定要檢測重金屬，結果通常都是有大問題，只是絕大多數人沒有檢測，永遠不知道，非常無奈。

鉛危機

在個人經驗中，所有重金屬中毒最廣泛、最需要重視的，是鉛。2016年臺北市鉛水管事件是最新的大事件，問題很嚴重，**長期微量鉛中毒不會出現在血液、尿液中，所以就算大規模驗血，結果一定會是零檢出**。報紙與所有印刷品都有鉛，所有塑膠製品為了鮮豔亮麗與穩定品質，鉛是最佳主角（超商、速食店贈送的公仔，就常因超量鉛汙染而下架）。如果你的小孩逐漸莫名衝動、暴力與愛生氣，請一定要想到，這可能是慢性鉛中毒的結果。

此外，鮮豔顏色的糖果看起來好好吃，也要小心可能含鉛，尤其是那鮮亮的包裝紙；鮮豔吸管較討喜，小心它也含高量鉛；食物器皿（碟子、玻璃杯、陶器、罐裝食品）也有可能因為廠商要節省成本而加入鉛元素；1987年以前的舊房子的油漆粉塵可能也含鉛，因為1987年美國才立法禁止油漆含高量鉛，臺灣則是2018年才要開始管制油漆含鉛量。

汽油也一樣，92、95、98無鉛汽油當然還是含鉛，只是比以前高級汽油時代少很多，雖然汽油含鉛問題減少許多，但爆量成長的汽車數量與石化工業，正在加速地球的汙染與暖化問題，未來雖然電動車的流行會逐漸減少鉛的問題，但是這些高效率的廢棄鋰電池將來會製造更多的環境危害；至於不肖含鉛

中藥更是離譜，為了增加昂貴藥材重量就不顧他人死活（如在冬蟲夏草中間灌鉛），實在令人髮指！

所有鉛製品——從生產到成品至銷毀——都會汙染環境，毒性又屬神經毒。輕微症狀從疲倦、頭痛、腹痛、噁心、嘔吐、便祕、體重減少、性慾降低、肌肉疼痛，到躁動、顫動、感覺異常等皆有，甚至會抽搐、昏迷。

- 一般環境上，急性的鉛中毒是很少見的。

- 大部分病例都是慢性中毒，因為鉛無所不在：長期慢性中毒多屬神經毒，如精神智能障礙、神經行為異常等，最嚴重的是會影響孩童發育、性格發展及智商。鉛中毒容易使人情緒激動、過動與暴力，**我一直很希望能強迫暴力犯罪者篩檢頭髮鉛中毒或尿液重金屬含量，一定會有驚人發現！** 若能在坐牢期間強制排毒，對社會的祥和不知會有多麼大的貢獻！願政府高層能看見這一段並且撥款交辦專責執行，統計數字應該會有大發現的。根據美國疾病控制中心於2004年出版的美國健康訪問調查年報，約有四百萬名十八歲以下的兒童或多或少因鉛中毒而智力不足、注意力不集中、過動、學習障礙、腦神經終身傷害等，約有一百萬名的學齡前小孩需要服用藥物治療。美國已發現，環境鉛中毒可能是造成兒童健康傷害最重要的原因，因為鉛元素在人體生理特性上會與鋅、鈣競爭，影響神經元傳遞，容易被粒線體吸收，造成細胞腫脹，影響能量產生與輸出，並造成人體嚴重受到自由基連鎖反應所傷害。直至2017年，美國的鉛中毒問題似乎愈來愈嚴重，網路上查到的統計數字更為可怕，而世界各地其實都一樣，臺灣人也是如此，我的診所病人的基本檢測報告中幾乎都有鉛中毒，就是最好的證明。

重金屬鉛與前述的汞，是目前所知最容易侵害中樞神經系統的兩種重金屬，汞是與腦發育差有關，鉛則是與暴力、好動、愛生氣有關，都會對正在發育的小孩子造成嚴重傷害。這在國際間早已研究非常長的時間，證據足夠又充分，我個人也有許多成功的經驗，臺灣的過動兒與自閉症真的需要好好檢查，

圖29　過動兒的重金屬檢測報告

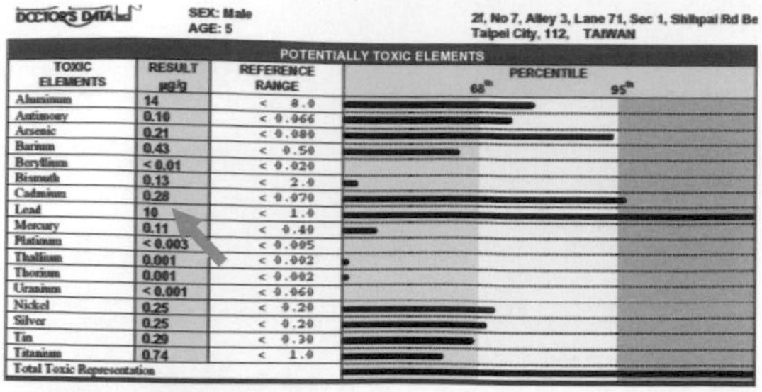

從報告可以看出，頭髮鉛元素超標十倍。

而且愈早愈好（圖29）。我永遠都會告訴小病人的父母，這不只關係到一個人的一生，也與一個家庭的幸福安康密切相關，如果確定有重金屬中毒，請趕快讓小孩子接受治療，這將會是父母這一輩子為孩子所做出的最正確決定之一。至於我能做到的，則是只要能表明自己經濟困難者，我都會願意用成本幫他們治療。

砷危機

臺灣中南部沿海地區居民因為喝井水，砷的問題也造成很大的傷害。

砷中毒在臺灣至今仍是一個大問題，鄉下許多人家裡都有一口井，可是土壤內一定有砷——砷是大地的成分，愈是低窪地區的井水，地下含水層屬靜止水，砷含量一定愈高，尤其是中南部沿海低窪區，大量的淡水魚塭需要活水的持續灌溉，一大堆的農業區也需要灌溉，又常常缺水，該怎麼辦？當然是抽井水應急，只是不斷惡性循環，把地底下的砷水抽出來生產農作物和養殖魚類。若附近還有工廠一定更慘，因為有更多種重金屬重重汙染——個人猜測，雲林六輕附近的井水應該是汙染最嚴重的區域！

地上有什麼毒都有可能滲入井水，如要飲用，絕對要有效過濾，除非你家的井水是珍貴難得的原始山林區地下活泉，那就真是恭喜您祖上積德，否則砷

看診日記

　　我的第一個重金屬中毒病例，就讓我深刻體驗到臺灣井水含砷的致命毒性。這位病人是三十八歲的女性，體弱多病又求診無門，常常頭痛、頭昏無力、皮膚暗沉，還有明顯的黑眼圈，最後找上了我（圖30）。因電子顯微鏡下顯示非常嚴重的重金屬汙染，我建議她先做頭髮檢測重金屬，結果可明顯看到砷含量太高，問診後才知道，她的老家在嘉義海邊，從小至今，只要回家居住時，皆飲用井水。此時，病人突然脫口問：「砷中毒會得什麼大病？」我脫口告訴她，砷中毒容易得肺癌。不到半年，她父親就因感冒嚴重咳嗽而入院，結果竟然診斷出肺癌第三期，短短一、兩個月就過世了。悲恐交加的她把妹妹找來檢測，結果電子顯微鏡與頭髮檢測同樣顯示砷含量太高，後來姊妹兩人都皆接受治療，同樣效果顯著。這是我在臨床上首度接觸的重金屬中毒案例，著實讓我內心震盪許久。

圖30　砷中毒女性的重金屬檢測報告

SEX: Female
AGE: 38

Jye Horn Biotech Company
2f, No 7, Alley 3, Lane 71, Sec 1, Shihpai Rd B
Taipei City, 112,　TAIWAN

TOXIC ELEMENTS	RESULT µg/g	REFERENCE RANGE	PERCENTILE		
				68th	95th
Aluminum	3.3	< 7.0			
Antimony	0.026	< 0.050			
Arsenic	0.22	< 0.060			
Beryllium	< 0.01	< 0.020			
Bismuth	0.031	< 2.0			
Cadmium	0.070	< 0.10			
Lead	3.8	< 1.0			
Mercury	2.1	< 1.1			
Platinum	< 0.003	< 0.005			
Thallium	0.007	< 0.010			
Thorium	< 0.001	< 0.005			
Uranium	0.001	< 0.060			
Nickel	0.20	< 0.40			
Silver	0.04	< 0.15			
Tin	1.1	< 0.30			
Titanium	0.37	< 1.0			

POTENTIALLY TOXIC ELEMENTS

從小喝井水，砷是最主要的重金屬汙染。

中毒就可能有你的份——早年臺灣烏腳病流行，就是因喝井水而砷中毒所引起。我在臨床上詢問重金屬中毒病人時，皆不會忘了問他有沒有喝井水。

全世界砷汙染最嚴重的國家之一，是孟加拉。根據世界衛生組織估計，全孟加拉大約有八千萬人有砷中毒症狀。孟加拉位於恆河三角洲上，雖然被河水包圍，但是地勢低窪、人口密集，排水不良、汙染嚴重，在1990年代，孟加拉政府為了避免人民飲用不潔的河水而感染疾病，特別在全國各地挖掘了五百萬口水井，讓人民飲用較沒有受到細菌汙染的地下水。沒想到，孟加拉全國皆屬低窪地，井水屬停滯地下水，含有大量砷元素，一番好意卻帶給全國人民一場大災難，真是始料未及。這也告訴我們，由於人口暴增與現代化速度太快，大家都在痛苦中習得經驗，能比別人早一步多一分知識，自然多一點機會可以少一分痛苦。

鋁危機

鋁同樣很危險又無所不在。一直以來，科學家與醫生們皆認為鋁是低毒性金屬，所以並無投注太多研究在鋁的毒性上，但近來醫學上發現鋁中毒是記憶力減退、注意力喪失、老年痴呆（阿茲海默症）的主要原因，同時也會影響骨骼與免疫系統。在生活飲食環境中，實在太容易接觸到鋁了，而鋁的中毒症狀其實很嚴重，雖然鋁屬於輕金屬，但我們還是一定要知道鋁會出現在哪裡，也要知道如何在生活中有智慧地使用鋁製品，避免吃到鋁離子。

鋁是地球上第三大元素，在日常生活中無處不存在，從甜點、麵包、乳酪、鬆餅、奶精、可樂、碳酸飲料罐和鋁箔包裝、包鋁箔紙燒烤、百千萬種瓶罐鋁蓋、制酸劑胃藥，到洗腎患者滲透析液，或接觸到土壤、岩石、鍋碗瓢盆，甚至化妝品，都含有鋁元素，甚至就是鋁產品。

鋁因為極易由消化道與泌尿道排出，所以除非長期攝取（如：鋁鍋、鋁罐或高含鋁水源，正常釋出劑量極微小），否則科學家皆認為是無害的。直到自

來水加氟後（臺灣自來水並未加氟），因這樣的水在烹煮檸檬酸或醋酸料理時，會大大增加鋁鍋釋放鋁元素的量——實驗證明，僅需十分鐘就可造成正常鋁鍋釋放鋁元素200ppm——並因此造成中毒事件，醫界才開始關心鋁中毒問題與致病機轉。衛生福利部還準備2018年後在全國中小學營養午餐加氟預防蛀牙，這該怎麼辦？我們的下一代應該要有選擇吃或不吃的權利才對。大家不妨搜尋一下氟的毒性資料吧！

　　有外食習慣的人一定要知道，餐廳大鍋飯菜用的大鍋常常是鋁鍋或含鋁合金鍋，鋁的導熱快，方便大量快速烹煮，是餐廳省瓦斯的最佳選擇。路邊攤更常使用大型鋁鍋烹煮，建議不論多好吃，都不要掉以輕心，只要看到，最好轉頭就走，心夠好的話，請不要忘記告訴老闆，改用不銹鋼鍋後會來消費——沒有生意是店家第一在意的，拒吃是讓老闆改變的原動力。

高山茶最好只喝前兩、三泡就好

　　茶葉長時間浸泡在茶杯裡，不是健康的喝法！不要將茶葉長時間浸泡（如冷泡茶）或高山茶來回沖泡很多次。根據前長庚大學劉燦榮教授的研究報告，茶樹的金屬生理特點，就是茶樹根部容易大量吸收土裡所含的礦物質，尤其是鋁元素，如果栽植土壤內鋁元素較高，就比較需要小心，如果又灑農藥，毒素問題一定更多。因此，經常喝茶的人士，要小心選擇有機栽種的茶農產品，避免出更多問題。然而，茶葉的兒茶素是好東西，只要不浸泡太久，鋁元素就不會溶出，既可避免茶鹼攝取太多，又不會喝到鋁元素，只是很多人會認為這樣太浪費了。

　　此外，喝茶還要注意——茶葉含有大量的茶鹼，結構類似咖啡因，它有相當程度的利尿作用，喝茶達到一定的量就會一直跑廁所，此時一定要記得再補充乾淨水分，避免喝茶造成的利尿而脫水。

胃藥中最常見的胃乳片（氫氧化鋁）也是一樣，醫院診所、藥局到處都看得到，這幾乎是藥袋內的標準配備；為了避免病人抱怨服藥後胃腸不舒服，醫生大多會隨手開胃藥。但是其實胃藥並不會強壯腸胃，基本上只是中和胃酸與抑制胃酸分泌，不僅會破壞胃內酸鹼平衡，甚至還會引起鋁中毒，因為胃藥裡含有大量的鋁元素，長期服用會造成鋁中毒。根據健保的統計，臺灣每人平均每年都要用掉一百顆胃藥，若是慢性胃腸發炎的病人，該怎麼辦呢？多數胃藥裡均含有鋁，三餐吃含鋁的胃藥，絕對比鋁鍋烹調酸性食物所造成的傷害來得嚴重。

因此，每次病人要求我在藥包裡放一顆胃乳片以保護虛弱的胃腸時，我幾乎都會花時間跟他們說明，「吃胃乳片對腸胃健康不一定有幫助，反而會讓身體增加酸負擔，也許還會鋁中毒！我先幫你放酵母菌錠當胃藥，以後要自己用食療補充益生菌，如喝味噌湯、吃原味優格或優酪乳、吃清蒸烹飪的葷素蛋白質料理，吃生菜沙拉，多吃蔬菜料理與蔬果汁，甚至自行另外補充益生菌。話說回來，不吃甜、寒與冰冷食物，改吃溫暖與溫性食物，定時定量保持七分飽，才是最好的胃藥啦！」

每個人都需要排毒

我個人的排重金屬毒經驗告訴我，體內重金屬毒素高的人，永遠沒有辦法知道排毒後身心靈的快樂，那出自內心的放鬆與自在，實在難以用言語及文字來形容。

臨床上，我有一位成功清除重金屬毒素的病人，對自己的改變形容得更精闢：「我排毒後最大的改變，是我竟然會原諒別人了，以前從來不曉得原諒別人是什麼意思！」原來，清除重金屬對情緒的影響竟這麼大。

我們的環境、飲食，再加上個人生理代謝的特質，都會影響每個人體內的重金屬含量。現代人為了生活的方便，更因為科技的進步，每天不斷製造汙染

自己的毒素與重金屬，導致每個人體內幾乎都有毒素與重金屬囤積問題，只是有程度上的差異罷了。因此，每個人都需要排毒，排毒需要持續做，就像年終大掃除，每年都不能偷懶，全家清潔以後煥然一新地快樂過新年，排毒後輕鬆擁有健康，又可以迎接嶄新的未來。

我在臨床上就發現大多數案例，經由頭髮或尿液檢測加病史諮詢，可以清楚了解體內重金屬來源──幾乎完全與個人環境、飲食息息相關。舉例來說，嗜吃魚貝類者易受汞汙染；塑膠工廠有受銻、鎘、鉛、錫汙染；電子工廠則集重金屬大成，尤其是貴金屬回收公司（提煉廢五金電路板的工廠），除了讓身處其間的工作人員接觸滿滿的戴奧辛與重金屬（砷、銻），還使得體內堆積貴重的白金、銀，圖31就是電路板貴金屬回收公司從業者的重金屬報告，超級嚇人的！在現代環境下，大部分人體內的重金屬都偏高，如何排除體內的重金屬就是非常重要的課題。

圖31 二名貴金屬回收公司年輕鍋爐操作員的頭髮重金屬報告

DOCTOR'S DATA　SEX: Male　AGE: 22

Jye Horn Biotech Company
2f, No 7, Alley 3, Lane 71, Sec 1, Shihpai Rd Bei
Taipei City, 112, TAIWAN

POTENTIALLY TOXIC ELEMENTS

TOXIC ELEMENTS	RESULT µg/g	REFERENCE RANGE	PERCENTILE 68th	95th
Aluminum	8.8	< 7.0		
Antimony	0.16	< 0.066		
Arsenic	0.20	< 0.080		
Beryllium	< 0.01	< 0.020		
Bismuth	0.29	< 2.0		
Cadmium	0.033	< 0.15		
Lead	2.4	< 2.0		
Mercury	1.4	< 1.1		
Platinum	0.058	< 0.005		
Thallium	< 0.001	< 0.010		
Thorium	< 0.001	< 0.005		
Uranium	0.010	< 0.060		
Nickel	0.42	< 0.40		
Silver	22	< 0.12		
Tin	0.40	< 0.30		
Titanium	0.66	< 1.0		

Total Toxic Representation

DOCTOR'S DATA　SEX: Male　AGE: 31

Jye Horn Biotech Company
2f, No 7, Alley 3, Lane 71, Sec 1, Shihpai Rd Bei
Taipei City, 112, TAIWAN

POTENTIALLY TOXIC ELEMENTS

TOXIC ELEMENTS	RESULT µg/g	REFERENCE RANGE	PERCENTILE 68th	95th
Aluminum	4.1	< 7.0		
Antimony	0.15	< 0.066		
Arsenic	0.15	< 0.080		
Beryllium	< 0.01	< 0.020		
Bismuth	0.20	< 2.0		
Cadmium	0.037	< 0.15		
Lead	1.7	< 2.0		
Mercury	0.69	< 1.1		
Platinum	0.036	< 0.005		
Thallium	< 0.001	< 0.010		
Thorium	< 0.001	< 0.005		
Uranium	< 0.001	< 0.060		
Nickel	0.33	< 0.40		
Silver	3.6	< 0.12		
Tin	0.43	< 0.30		
Titanium	0.41	< 1.0		

Total Toxic Representation

同樣看到燃燒電路板時的重金屬（銻、砷、白金、銀）嚴重汙染。

排毒要先知道螯合作用

口服健康排毒食品與日常天然食材，增加螯合反應以排除重金屬，療效相當好，也非常安全，所以你應該知道哪些天然食物可以排除體內的重金屬——螯合作用是大自然的恩賜，它讓地球生命得以壯大，讓植物能輕易的吸收礦物質再經由葉綠素轉化成生物容易利用、使其成長茁壯的植物性礦物質，再滋養萬物，而人類紅血球也因螯合鐵而得到攜帶氧氣的能力。

螯合是什麼？

螯合在人體來說，就是指**抓重金屬**；螯合物就是擁有與重金屬高親和力的物質——當重金屬遇上螯合物時，像異性相吸一樣黏著不放，它遇上生理金屬時一樣會結合，但親和力較低，屬第二順位，此即螯合治療重金屬的基本理論。金屬離子只要碰上螯合物，重金屬會先被螯合，然後才輪到生理金屬。外來螯合物被重金屬搶奪後，會經由血管到腎臟，最後排出體外。

螯合作用是一個自然界存在的現象，植物會利用有機酸，如丙二酸、檸檬酸及胺基酸（如氨基醋酸、半胱胺酸〔Cysteine〕等），先與土壤內金屬離子螯合，讓這些營養素容易自由進入植物體內。總之，植物為了避免礦物質（如鐵離子）吸收進入根部後，因為跟磷酸鹽結合而沉澱，而影響對其營養的吸收，所以先進行螯合作用，為的就是讓金屬礦物營養素更容易吸收。

舉些簡單的例子：有機蔬菜比較好，是因為土裡的有機質與益菌多，金屬礦物質會先與有機質螯合，植物根部就容易吸收這些營養，所以比化學肥料種植的營養成分多也高；**許多人每天服用的綜合維生素，也要看當中的生理金屬元素是否經過螯合**，如果沒有，吞下這些含無機金屬微量元素的綜合維生素後，人體的吸收率只有經螯合作用生產的維生素的兩、三成，差異非常大；經過螯合作用生產的綜合維生素，價格雖然比較貴，但能避免不能吸收利用的無機金屬沉澱體內，進而避免讓吃補變成吃毒。

自然界最常見的螯合物之一，就是所有的綠色植物，它們所含的葉綠素，就是一種螯合物，螯合物金屬中心是鎂離子。我們血液中的血紅素也是螯合物，血紅素的重要組成部分——血紅蛋白，含有螯合結構，可以形成六個結合鍵，其中四個結合鍵與鐵離子結合，其餘兩個結合鍵則負責與氧結合，就是因為血紅素可以螯合鐵，才讓我們有氧可用。另外，我們體內有一套可以自行消除自由基的抗氧化酶系統，會消除多餘的自由基，超氧化物歧化酶（簡稱SOD）、穀胱甘肽過氧化酶、過氧化氫酶、細胞色素等，也是螯合銅、鋅、硒、鐵等才能執行工作。

至於維生素B_{12}，則是唯一的金屬鈷離子螯合劑，人體無法自行合成，是所有高等類動物飲食中必須補充的維生素。人體在運動後會大量產生的乳酸，屬有機酸，易與有毒金屬結合，運動後由汗腺排汗時，可同時帶出有毒金屬，這也直接解釋了經常運動的人為什麼較少出現重金屬中毒的異常現象。

螯合現象是生命世界的現象，包括自然界及人體，科學家發現這些事實之後才發明螯合治療，幫助我們清除難纏的重金屬中毒，也從而了解許多食物具有天然的排重金屬能力。誰能夠充分攝取，無病無痛的機率自然就大增。

<u>螯合治療不僅是一種清除重金屬的治療，也可重新分配體內的基本營養元素、改善身體儲存酵素的功能、增加細胞膜滲透性與基因功能保存</u>。螯合治療更可以說是一個終生有效的治療，因為它可以讓一個人的整體重金屬負擔降低，減少重金屬對身體的傷害。一個好的螯合治療（包括藥物與天然方法）不只是一個簡單的治療，而是一個完全治療個人健康的療程，只是如何推廣普及，仍需要大家的努力。

螯合治療不一定要靠醫生做化學藥物螯合療法

重金屬是地球天然的成分，在大自然孕育萬物的長久歲月過程中，一定會遭遇重金屬的問題。重金屬原本就存在你我身邊，只是在自然環境中含量低，不會危害生命健康，而造物者在演化的過程中，早就賜予人類清除重金屬的生

圖32　排毒前滿臉肝斑的我和美國螯合療法大師羅仕孟，兩人氣色差很大

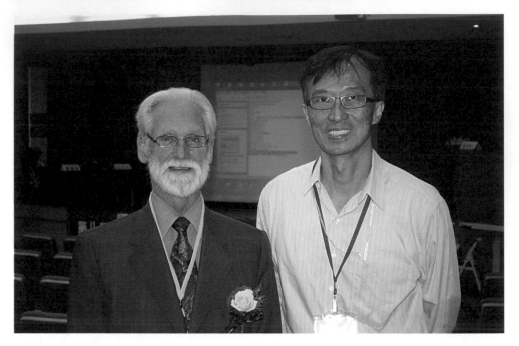

理螯合能力，因此正常生活環境中的人們即使輕微汙染甚至短期高濃度暴露，也不一定會中毒。

　　現在，我們要先了解用什麼方法可以將重金屬自然排出體外，更重要的是要了解哪裡有重金屬並遠遠避開，自然能讓身體不受傷害。身體的重金屬永遠保持少進多出，就可以保護自己的健康。

　　第一次世界大戰期間經常使用毒氣、毒煙攻擊，造成慘痛傷亡，各國科學家自然在實驗室裡努力尋找解決方法，最後終於讓科學家找到答案，原來排除體內重金屬中毒靠的是螯合作用，也因此發明了螯合治療，其實這種結合金屬的能力從植物就可以清楚了解。

　　螯合不是科學家才有機會接觸，螯合時時存在生活中，我們可利用特定食物成分在體內與重金屬結合再排出體外，大家只要好好在生活中利用螯合反應，就可讓自己無毒一身輕，天天健康。

天然排毒要怎麼做？

臺灣狹小擁擠，卻高度工業化，因此，每個人都要擁有自我排毒的常識。

首先要知道吃什麼有助於排除體內重金屬：答案就是多吃螯合能力高的食物，它們含有會抓住金屬的營養素，只要多加攝取，就可以幫助清除重金屬汙染，保持正常生理機能。

排毒是個長期抗戰的生命計畫，因重金屬是經由口腔吃入、呼吸道黏膜吸入與皮膚吸收後，由血液帶往全身細胞，先儲存在脂肪中，最後容易儲存在腦部與骨頭骨髓內。

中毒，是由淺入深經年累月而成的，就如同洋蔥一層包一層，排毒同樣需要日日持續，先將腸胃道的表淺毒素排出，再經由消化吸收進血液，讓天然螯合成分帶走接觸到的血液毒素，一層一層地深入，最終讓深部組織的重金屬毒素經由擴散作用稀釋出、溶入血液中，結合天然螯合物不斷排出——在今天的高汙染時代，排毒需要隨時實踐，時刻保持「排毒能力大於入毒速度」，絕對是很有必要的功課。

補充足量蛋白質

飲食中含硫胺基酸含量高的食物，如半胱胺酸、蛋胺酸（methionine）與牛磺酸（taurine），能結合重金屬，將體內重金屬帶出體外。硫存在於所有的蛋白質中，而許多酶也都需要含硫胺基酸才能正常運作，有正常生理代謝與解毒功能，因而在整合自然醫學的螯合治療與抗氧化治療中有重要地位。

因此，平時就有攝取足量的蛋白質食物（蛋白質就是胺基酸組成的），如肉、魚、蛋與豆類等，當然也不能攝取太多，最多不超過總攝取食物的30%比較好，盡量選擇有機栽種、飼養並多樣化攝取。

我在臨床經驗上發現，正常正確飲食、營養充分、運動量足夠，即使多吃一點肉類，在檢查上也不會造成重金屬汙染，大部分病例仍相對健康，只是要

小心限制飲食量，加上選擇有安全認證的產品。這表示，如果你的飲食不缺乏葷素蛋白質，平日生活又知道要運動，體內就不容易積存重金屬。

　　這裡要特別提一下分離式乳清蛋白，品質良好的分離式乳清蛋白是集胺基酸之大全，幾乎是零氮負擔，攝取後可以快速吸收，能迅速增強抵抗力，想要加強排除體內重金屬，一定不要忘記它。只是，分離式乳清蛋白太昂貴了，我比較少推薦給一般病患，但對重症病患就另當別論，它絕對是補充營養、增強排毒能力的最佳營養補充品，2015年臺南登革熱大流行，一位熟識的老病人求救於我，他的準女婿躺在加護病房高燒不退、已發出病危通知，我建議她懇求加護病房同意每天補充近70公克的分離式乳清蛋白，加上5000毫克高劑量維生素C和三次益生菌。一個星期後，他回來向我道謝，說女婿兩天就退燒，三天後轉普通病房，一個星期後便出院了。

攝取好油，幫助排壞油

　　攝取好油可以幫助排壞油，同時排除附著在脂肪中的重金屬。當然，壞油是絕對不要碰的，包括過量飽和脂肪酸、高含量Omega-6不飽和脂肪酸、化學製程油脂、反式脂肪和高溫酸化脂，它們都容易讓身體肥胖、發炎，影響正常生理代謝甚至會致癌，這些都容易讓重金屬結合壞脂肪，囤積在體內。

　　好油的來源不少，Omega-9單元不飽和脂肪酸含量高的苦茶油與橄欖油，Omega-3不飽和脂肪酸含量高的魚油、亞麻仁油與紫蘇油；正常飽食下，一個人每日脂肪攝取量，每一公斤體重以1毫升的量為準，生酮飲食下則可以增加到2毫升以上，使身體轉為酮體代謝，加速排泄脂肪內的毒素。魚類也是好脂肪的來源，含有豐富的EPA與DHA，但是吃魚的同時，要注意是否也同時吃下好多重金屬（如：汞和砷），尤其是鮪魚、旗魚與鯊魚。我在診間發現，許多以魚、貝、海鮮為主食的民眾，都可見到體內嚴重的重金屬汙染，因此，大家不妨可以選擇海洋食物鏈底層那些小小、銀白色、扁扁的魚（如沙丁魚、鯖魚、鯡魚），牠們的甲基汞含量低，食用起來較安全，而小魚一樣含有豐

富的EPA、DHA等Omega-3多元不飽和脂肪酸。魚類同時是很好的完整蛋白質來源，可謂一舉兩得，能幫助兒童智能發展、中老年人降血脂、保護血液循環等。即使魚類是讓我們吃到汞的主要來源之一，但魚肉同時含有高量的抗氧化劑——硒，可以幫助汞的排除，因此不需要完全拒絕，平時吃（有無毒驗證的最好）手掌大小的新鮮海魚類或選擇淡水魚，應是較好的選擇。

多吃蔬菜

這是最重要的一點，也是成功排除重金屬與否的關鍵，是想要真正身體乾淨，沒有重金屬與任何毒素的基本必要條件。一個人要成功排除體內重金屬汙染，一定要記得多吃三大種類蔬菜：(1)各種五顏六色的蔬菜；(2)有芳香味的菜，如香菜、蔥花、薑絲、蒜頭、大蒜、洋蔥；(3)水裡生長的菜，如海帶、紫菜、鹿角菜、髮菜。

- 五顏六色的蔬菜

綠色植物皆含葉綠素，葉綠素的螯合物是鎂離了，這與常用螯合藥物EDTA可能有相關，並有類似功能，因此多吃顏色深的蔬菜，可以協助人體排除有害的化學物質、重金屬與汙染物，保護肝臟細胞避免毒素的干擾，也可以減輕廢物對腎臟的負擔。這也間接解釋了素食與素食少肉者體內重金屬幾乎不會超過正常值的原因。顏色愈深、愈鮮艷的，效果愈好，因為它們除了葉綠素外，更含有大量的花青素、類黃酮及許許多多的營養素，是成功解毒的第一步。

- 有香味的蔬菜

生吃效果最好，汆燙或稍微清炒即可食用。香味皆來自於含硫胺基酸家族，烹煮後容易破壞其活性。含硫胺基酸可以螯合重金屬，清除體內的汙染重金屬，又可以增加生理活性，活血行氣，好處多多。

(1)香菜（胡荽葉）：內含豐富的植物營養素、類黃酮與活性酚酸化合物，加在食物裡一起服用，大大有助於我們排毒。香菜清除重金屬的機轉，主要來自於它的香味，它屬於芳香族群含硫胺基酸，有六角環狀結構可結合重金屬，能將細胞內重金屬帶出細胞外，將深部組織重金屬溶出至表淺位置，自然就比較容易排出。臨床證明，它與螯合藥物合用會有更好的效果，臨床療效可用尿液檢測證明。

(2)蒜頭：性質作用與香菜相似，香味屬於芳香族群含硫胺基酸，可增加含硫物質的儲存，所以能促進汞的排毒。所有排重金屬的天然螯合複方產品一定含有它與香菜。市面上有蒜頭精膠囊可選購，是一個不錯的選擇，既可降膽固醇，又可以清除重金屬，只可惜宗教素食者禁用。

另外，如洋蔥、蔥、薑、薑黃、蘿蔔、茴香、咖哩、胡椒、花椒，也包括在這一類芳香蔬菜中，我永遠建議要排毒就需要多吃，不要因為這些食物「高感光」，怕吃了皮膚反黑而完全不攝取。

・水裡的菜

(1)海帶：是一天可以長兩尺高的大型海洋植物，整株皆可食、藥用，海帶含有超過六十種的微量元素、二十一種胺基酸與各種碳水化合物，內含的礦物質與各種胺基酸可以幫助清除重金屬，唯一的問題是某些海帶含有高量的砷，尤其福島核汙染區域的海帶絕對不能買，會含有放射線重金屬，這是海洋汙染所致。海帶的特點就是容易吸收海洋汙染物質，因此選擇乾淨海域生產的海帶非常重要，產品一定要附有SGS無重金屬汙染證明，才能確保安全。

(2)藍藻（螺旋藻）：是人類優質蛋白質來源，螺旋藻含有高達60%至70%的優質蛋白質、豐富的 γ-次亞麻油酸（GLA）。它是人類最佳的天然綠色綜合維生素，含有完整維生素B群和維生素E、A、 β-

胡蘿蔔素、礦物質、不飽和脂肪酸、藻青素、酵素和小分子多醣體，其中 β-胡蘿蔔素的含量為所有食物之冠，比胡蘿蔔含量還高出十倍。藍藻是超級鹼性食物，含有豐富的鹼性礦物質，尤其是鉀與鈣，可維持血液中酸鹼值的平衡，使新陳代謝維持高水準表現。藍藻也富含磷、鎂、鐵等礦物質，尤其是鐵的含量，比一般含豐富鐵質的食物多出十二倍，且容易吸收，不會像吃鐵劑那樣造成鐵沉積。藍藻的葉綠素含量極為豐富，為一般蔬菜含量的十倍以上，當然可以幫助我們清除體內重金屬。

(3)小球藻、綠藻、引藻：與海帶、藍藻類相似，是所有重金屬的輕度螯合劑。藻類體積小加上大量細胞壁，屬微纖維多孔結構，又含有各種多醣體和大量官能基，可以與金屬離子進行離子交換、螯合與靜電吸附作用，達到清除重金屬的目的。**唯一的問題是容易被汙染**，這提醒我們生產品管的重要性。讀產品包裝時，要注意是否有重金屬汙染的檢驗證明。許多綠藻屬淡水培養，無鹽分過高的問題，含有大量綠藻多醣體、葉綠素、天然維生素A、B群（尤其含有素食者最容易缺乏的B_{12}）、C、D、E，以及鐵、鋅、鎂、鈣等多種礦物質，還有人體必需胺基酸、葉黃素、膳食纖維、核酸、穀胱甘肽、不飽和脂肪酸 α-次亞麻油酸等，是補充人類營養的寶貴天然來源，請選擇好的優質認證產品。

預防勝於治療，多吃五穀、蔬果的蔬食者，相對是重金屬中毒情況比較輕微的。

根據研究報告，一個人改變飲食習慣為蔬食後一年，鉛、汞在體內的含量大幅下降；除非這些人的飲水與周圍環境有汙染（如飲用未過濾井水、汙染工廠在旁邊），否則蔬食者皆顯示低或無重金屬汙染。我自己的臨床經驗是，多數出家人與蔬食者沒有一位是重度重金屬汙染者，而且絕大部分是沒有受到汙

染。雖然教我螯合的老師曾發現喝井水的寺廟師父有砷中毒的事件,但這絕對是極少數。

因此,請大家考慮大量增加飲食中的蔬果比例,並減少無肉不歡的習慣,對健康一定會有大大的幫助。

運動有助於清除重金屬

運動不但能讓身體強壯、身心舒暢,排汗過程還會有大量乳酸排出,而乳酸屬於有機酸,其特性是容易與重金屬結合,因此排汗的同時會帶走囤積在體內的重金屬,有許多學者認為皮膚是人類最重要的排毒器官,正是此理。為了讓身體無毒,真的需要養成天天運動的習慣,這對於從事高汙染行業的工廠藍領族尤其必要,因為下班後適當的流汗運動,可以排掉工作時可能遭受的重金屬汙染,否則每天只進不出,日久必成災。

整體來說,運動流汗對健康當然是正面的,適量且量力而為,好處多多。除了可以完全活絡筋骨與氣血循環,增強體能常保健康之外,我在診所利用超高倍顯像顯微鏡乾血檢測重金屬狀況的時候,也發現常保運動習慣的民眾,其重金屬含量比不運動者明顯較正常。

今天,我們大部分人也因開發而居住在城市中,日常生活環境中一定有汙染,常保運動習慣是擁有無毒身體的第一步。

一定要強化肝功能

肝臟是主宰全身排毒代謝最重要的器官,因此任何增強肝功能的產品,皆可為我們強化排毒及清除重金屬的效果。若是你用心做好前述的一切方法,卻沒有很好的效果,就該思考可能是肝臟機能不足所導致,此時只要每天加服有效強化肝臟機能的產品,幾乎皆有良好的效果出現。

肝臟解毒是一個非常複雜的精密工廠流程,每個人的效率不同,因此也顯得非常不公平。有些人天賦異秉,吃喝玩樂、菸、酒、檳榔樣樣不缺,又在高

汙染環境下工作，重金屬就是不會上身；有些人小心翼翼，生活簡樸、吃足生鮮蔬果，但就是會重金屬中毒，這些特殊案例可能與在胎兒階段由母體垂直汙染、疫苗注射及飲食汙染等等有關，但最重要的可能原因就是天生解毒能力不盡完美。此時，**最重要的就是有效增強肝功能與腸胃健康，而不是清除重金屬**。先花一點時間增強身體本身的解毒和排毒能力，最後清除重金屬的療效，反而比單獨服用重金屬螯合藥物來得有效，有許多成功案例都讓我對此法更有信心。

我個人就是一個例子，任何方法用盡，但就是成效不彰，似乎皆只是短期效果，重金屬總是清掉了卻不斷又來，主要原因是重金屬長期沉積在骨頭、骨髓中，只能藉由擴散原理排出，但是我在測試某些優質保肝產品後，赫然發現，肝功能一旦加強，清除重金屬的能力就有效率許多。

這個經驗給我一個很大的啟示，只要任何一個排毒環節有缺點，都可能會影響治療效果，自此，我在讓病人接受治療時，一定會同步調理肝功能，而且都能看到更好的排毒效果。

強化消化系統，讓腸道更健康

腸道是生命的動力、健康的基盤。腸道益生菌健康，排便會順暢，腸道絨毛膜也會健康，重金屬不容易儲存在腸道，自然可以減少重金屬的吸收。要成功清除重金屬，一定要刻意強化腸胃道功能，最簡單的方法就是補充益生菌，可以多吃味噌料理，利用養菌法強化腸胃健康。直接補充益生菌是最單純的方法，但要注意乳酸菌飲料，因為這些產品都很甜。

補脾胃就是要讓腸胃道溫暖，最簡單的三個步驟：(1)減少食物攝取量，這就是所謂「七分飽不生病，十分飽病痛跟著跑」的道理；(2)增加食物攝取種類，要特別增加纖維質的攝取量；(3)食用任何能讓身體溫暖的食物，如深色蔬果、黃色穀類、發酵食品。這樣做，大部分人皆可以得到很好的效果，僅少數病例比較特別，才需要諮詢整合醫學醫生，經由檢查結果來調整。

排毒淨身法

每個人幾乎不可能永遠腸胃完全健康，因此排腸胃毒素是很重要項目的，重點工作主要在清空腸道的宿便——宿便是重金屬含量最高的毒物。我們可以利用每日蔬果五、七、九的觀念，讓芳香天然的有機生鮮蔬果幫助腸道蠕動，同時將重金屬直接螯合排除。

除了食物，還有很多方法可以清一清腸道，如大腸水療法、咖啡灌腸法、排腸道宿便健康法、斷食法、肝膽排毒法與其他種種排毒法，基本上皆是利用拉肚子的原理沖洗腸道，讓可能積存在腸道壁皺褶隙室間的毒素與宿便排出體外，就像我們在清家裡阻塞的下水道一樣。每一種方法都很好，但有些方法要先禁食半天至三天，又會瀉，不容易為人接受（灌腸則要用一根管子插入肛門，非常有效，但要病人真正執行，是兩回事），通常只有非常愛護自己健康又不介意挑戰的人，才會選擇這類方式。

我比較建議病人，一個月找一天吃無五穀雜糧的蔬果餐，喝味噌湯解飢，喝2500毫升的溫開水解渴，禁食所有肉類，當作齋戒，簡單又不痛苦。其實大腸水療或咖啡灌腸法操作簡單，也沒有痛苦，尤其整腸更是花小錢得大利益的健康法，我個人會建議常便祕的病人、癌症病人、肥胖病人與各種慢性病人敞開心房嘗試，用過的人就知道其益處，且身體立馬有輕鬆感，這樣子未來健康將容易與我們同在，何樂不為？

看診日記

我的門診來過一名牙醫系後進，因為外耳濕疹與乾癬而求診，此疾患已困擾他多年，無法治癒甚且反覆發作，日益加劇，我直接詢問他：「您想要好嗎？」答案當然是肯定的，我再問：「您要聽真話，還是聽場面話？」答案當然是聽真話。我最後又問：「所以，您願意完全相信我嗎？」答案當然也是OK。

我因而直接告訴他，這應該是重金屬中毒的表現症狀。果不其然，在高倍顯像顯微鏡乾血檢測下，立刻發現重金屬汙染表現；經頭髮檢測後，發現鉛、鎘、汞、錫均超標。

　　在排毒治療後，他發現自己的耳疾逐日消逝，如股市震盪走高一般愈來愈好，何況我對他的外耳用藥，僅僅使用硼酸滴劑與稀釋食用醋酸來清潔外耳皮膚，此外，他還發現自己的心情在治療前後大為轉變──變得客觀、冷靜、樂觀。對他而言，這不但是一個治療震撼，對他的未來選擇似乎也有些刺激，他告訴我，他想要走口腔外科挑戰自己。

　　我相信，他會選擇艱難的口腔外科而不選輕鬆賺錢的開業牙醫，必定與此經驗有關，十分期待一代名醫的誕生。

活在塑膠王國的自保祕訣

　　你知道嗎？臺灣婦女體內的塑化劑DEHP（屬於鄰苯二甲酸酯鹽類的一種）的濃度，是美國婦女的十二倍。陽明大學蔡美蓮教授發現，國人每天由食物中攝取的塑化劑總量高達每公斤體重33.4微克，是德國人的三倍，已逼近歐盟規定每人每天的塑化劑最大攝取值——每公斤體重37微克，且遠超過美國FDA規定的每公斤體重20微克；根據2007年成功大學李佳璋教授的研究，國內孕婦尿液中塑化劑相關代謝產物的含量，比先進國家孕婦的尿中塑化劑含量高八至二十倍。此外，臺灣河川的清潔劑代謝物——壬基苯酚（NP）濃度是美國的八十三倍；陳美蓮教授經調查還發現，市售生鮮食物98%皆含有壬基苯酚，我相信這就是全面塑膠包裝的關係。

　　雖然2015年國家衛生研究院的研究顯示，國人體內的塑化劑含量已降低至接近美加水平，但仍應持續努力改善。

你我皆是現代塑膠人

　　臺灣在2011年爆發塑化起雲劑事件，提醒我們深深反省。用這種方法賺錢實在是臺灣之恥，而且已經危害我們長達二十年。

　　臺灣是塑化王國，全民皆瘋塑膠製品，開發技術已幾乎到沒有任何做不出來的生活用品，雖然一個塑化劑摻入起雲劑的事件就能掀起軒然大波，但這只是問題的冰山一角，我們每個人每天購買與丟棄的塑化產品，其項目之多與包含之廣，是我們絕對無法想像的。開車騎車要燒燃油，輪胎也會磨損，光這兩樣就讓大家呼吸的空氣中增加了許多毒塑化合物；早、午、晚餐加宵夜，無

起雲劑事件

　　事件發生當時，我問了幾百個病人與朋友，只有寥寥個位數的人知道起雲劑，我也一樣不知道，就是這樣，出事時才會嚴重。正常的起雲劑是一種合法食品添加物，目的是幫助食物乳化，多用於果汁、飲料、果凍和優格產品，可讓飲料避免油水分離，讓原本沒料的東西看起來濃稠有料，而有毒的起雲劑飲料產品的塑化劑含量，只要喝一瓶就中毒了——塑化劑完全不能摻入食物中，它一進入人體就會嚴重干擾內分泌系統的功能。因為起雲劑事件，許多臺灣媽媽都急著帶自己的小男娃去醫院掛號看特別門診，並要求醫生檢查陰莖長度，真是一件令人傷心又難堪的全民公案。

　　然而，至今所有便利商店與大小賣場仍到處充斥著合法起雲劑食品與飲料，廠商只要能降低成本，管你有毒、無毒，能賺錢就是金雞母，摻塑化劑的起雲劑已經生產三十年了！當時，與我診所有長期產品往來的藥廠和生技公司，就有三家中標，雖然我訂的藥品與生技食品皆無問題，但是他們的商譽立馬令我感到質疑。

　　「若是把塑化劑吃下肚了，該怎麼辦？」好多病人問我這個問題，既然吃了，就只有趕快加強排毒。除了基本的多運動排汗外，多吃有機生菜與蔬果汁、多喝水與海菜湯，同時盡量不再吃喝加工食品與使用任何便宜的生活用品，因為何時會爆出另一件塑化劑黑心產品事件，誰也不知道。為了自保，不想有苦頭受，我到任何賣場與便利商店一律拒絕塑膠包裝食品，出門在外，飲水都盡量自行攜帶，喝完了寧可到飯店旅館或是超商加水，總之就是盡量減少接觸，至今也絕不喝任何運動飲料。

　　雖然塑化劑只需要幾天就可以排出體外，但別忘了，有顏色的塑膠產品還添加了鉛、鎘、錫、鋅化合物，進入體內後半衰期皆超過數十年之久。使用這些塑化劑產品，會不會是今天這麼多人重金屬中毒的原因？

論店內吃與外帶皆需用到塑膠杯、碗、筷、袋加吸管，加上你我每天用到的非完全天然肥皂、洗衣粉、各種乳液與各種噴劑製品，包括染髮定髮劑、殺蟲劑、油漆與清潔劑……，人人都是環境塑化劑汙染的加害者啊！

臺灣人的塑化毒是因為享受現代塑化製品的方便而來，當政者若不知道要限制塑膠使用範圍或是使用者加重課稅，升斗小民就會貪圖方便與廉價繼續買賣使用──一切皆有對價關係，環保替代材質的產品價格昂貴，除非是政策命令必須執行，否則難以改變現實與經濟效益。

絕大部分的我們都是加害者，絕不僅僅是受害者。不要再責怪別人沒天良公理，我們也要反省自己做了什麼對不起地球環境的事情。你開始拒用塑膠包裝的食物了嗎？請趕快自備購物袋，外食就自用不鏽鋼碗筷和湯匙，不要再偷懶嫌麻煩了。

目前人類早已離不開塑化生活，但能少用就少用，同時也必須清楚了解到底是什麼在危害我們？答案就是環境荷爾蒙與戴奧辛。

侵犯人類健康最廣泛的毒──環境荷爾蒙

一般人對環境荷爾蒙其實是不太清楚的，我相信這是侵犯人類健康最廣泛最普遍的毒，這就是臺灣塑膠王國的世紀塑膠毒，幾乎每個人都是二十四小時在接觸它，所以有必要深入了解並小心防範。荷爾蒙是英文hormone的音譯，是調控生命生長發育與內分泌的物質，「環境荷爾蒙」是指外來或人造的化學物質，藉由汙染到空氣、水、土壤、食物或任何其他途徑進入生物體，產生類似荷爾蒙的作用，對我們原有的內分泌系統產生干擾，進而影響人體的發育及生殖功能，甚至生病、致癌。

我們日常生活中已很習慣用到塑膠用品，如塑膠瓶、盒、袋、夾、殼、杯、盤、碗，或是聚脂纖維衣物、保麗龍與玩具等，到處都是塑膠製品，甚至是乳液、肥皂、護髮用品、指甲油、香水與除臭劑等，皆含有所謂的石化原料

圖33　常見的三大類環境荷爾蒙

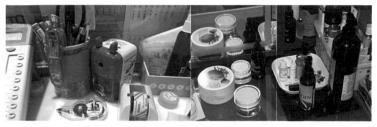

左圖為鄰苯二酸酯類來源，中間的圖為對羥基苯甲酸脂類來源，右圖則為酚類來源。

成分，而我們吃的膠囊也都有可能被黑心商人加入塑化成分，人人想要健康卻又常常無辜誤闖毒窟。

　　我們皆是現代塑膠人，大家似乎完全忘記以前的草繩、竹籃與無患子等天然材質物品，這真的很悲哀。不久以前，科學家以為只有特定的荷爾蒙才會引發某種受體產生特定的生理作用，認為荷爾蒙化學結構的限制僅能夠與特定受體結合，就像我們使用的鑰匙只能開自己家裡特定的門鎖一樣，環境荷爾蒙的結構雖然與體內荷爾蒙不一樣，卻十分類似，可以用魚目混珠的方式騙過「警衛」，進入不該進入的場所，以假亂真做不該做的事情，進而造成體內的犯罪問題。

環境荷爾蒙在哪裡？

　　環境荷爾蒙主要有三大類（圖33），不僅汙染環境，更危害人體健康。它們一旦進入體內，與荷爾蒙受體結合，便能模擬或阻擋正常荷爾蒙的反應，直接改變細胞信息傳遞程序與其他複雜機制，而不會被受體的結合限制。當汙染量超過一個人的忍受範圍，將會擾亂內分泌與生殖系統功能，變成疾病。許多醫學文獻指出，環境荷爾蒙與不孕症、乳癌、卵巢癌、子宮內膜異位、性早熟、陰莖發育不良、前列腺癌、睪丸癌和精蟲數量不足等有密切相關，大家要多加小心，盡量避免接觸與購買。

(1) 鄰苯二酸酯類（**Phthalates**）的來源

　　這就是塑膠製品中經常添加的塑化柔軟劑，在兒童玩具、修正液、螢光筆、文書文具、塑膠製品與食品容器、空氣清新劑，醫療產品如血袋、點滴管與針管、香水等都會用到。看到這裡，你會不會擔心小孩的塑膠玩具、家用塑膠用品這麼多，該怎麼辦？能拿去資源回收的就送去，也請不要再購買了，**千萬不要燒掉或隨意丟棄**，減少二次汙染總是好的。

(2)對羥基苯甲酸脂類（**Parabens**）的來源

　　常添加於個人衛生護理產品中，以抑制細菌與黴菌生長，如化妝品、乳液、乳霜、防曬霜、剃鬍泡與膏、洗髮精、潤絲精、髮膠、定型液與牙膏，看到這些，你要不要考慮改用天然材質的產品呢？任何人每天都要用到洗髮精與牙膏，所以至少選購標示完全不含任何人工殺菌成分或塑化劑的產品，才能自保平安，也避免讓自己使用後的廢水間接經由環境生物汙染，二度重回自己的懷抱。

　　我的家現在都完全使用手工肥皂、手工洗潔精，請大家到有機店多多詢問、多認識，也可以自己學著製作，既經濟又有成就感，增加技能也多了生活樂趣，對健康還很有幫助，摸蜆仔兼洗褲，一舉數得。

(3)酚類（**phenols**）的來源

　　常添加於塑膠製品或清潔劑中做為介面活性劑，也就是有機溶劑，最有名的就是壬基酚（它的外號就叫「假性荷爾蒙」），如塑膠原料、化妝品、指甲油與去除劑、膠水、油漆、清潔劑、洗衣粉、潤濕劑、乳化劑與殺蟲劑等都會使用到。建議如有替代產品可購買，如無患子系列、橘子精油系列、椰子油脂系列，請務必考慮改用──雖然市售化學清潔劑噴一下，擦一擦就乾淨，感覺很強效。再想想，用洗手乳洗手後沖水沖再久，香味都不會消失，你不會害怕嗎？洗泡泡澡當然好開心，卻同時會接觸過

量壬基酚，常常洗容易讓男生變女生、女性疾病一堆，最後就是致癌，你還要用嗎？

世紀之毒——戴奧辛

塑膠製品若遭到燃燒，最後就是產生戴奧辛。國際衛生組織的「戴奧辛容忍量」標準是每日每公斤體重4比克（一比克是一公克的兆分之一），只要超過一點點就會讓我們生病。

根據美國《化學與工程新聞》的報導，美國空氣中的戴奧辛有三分之一來自焚化爐，三分之一來自鄉間焚燒廢物，其他如醫院焚化廢棄物、銅鐵礦冶及水泥凝固等，都會產生戴奧辛。臺灣戴奧辛汙染來源除了私人廢五金廠與個人隨意燃燒垃圾外，其他最大的來源是工業的電弧爐煉鋼廠燃燒回收銅線造成，再來才是垃圾焚化廠，而且問題一定更嚴重，為什麼呢？

因為夜深風靜，常常塑煙四起，人人中毒，欲哭無淚，至今這仍是我最怕卻經常發生的噩夢。每當夜深人靜，高壓籠罩、風平浪靜之際，陣陣臭氣湧上鼻孔，有時是臭酸的屎尿味，最可怕的是像燒焦的窒息塑膠味，這就是戴奧辛的味道。我到中壢開業三十年，當初在中國經濟起飛前的中壢工業區，空氣汙染真是嚇死人，尤其是在晚上，各式驚人嗆辣塑膠味道充斥，甚至濃濃飄散到

圖34　全身長滿氯痤瘡（Chloracne）的病人

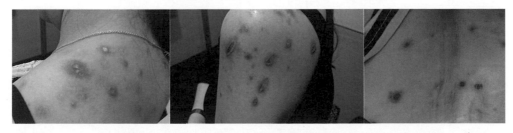

這位病人吃了超軟龜鹿二仙膠，短時間內長滿氯痤瘡，多次雷射除痘都無效。氯痤瘡正是多氯聯苯和戴奧辛中毒所造成的——服用沒有檢驗證明的草藥製品是有風險的。

中壢市區，晚間在鄉間更有自私自利者偷偷燃燒垃圾，他們都在毒害自己與鄰居而不自知，無奈無人關心、無人管理。

這一切皆是難以解決的痛啊！在這當中，以塑膠類——尤其是聚苯乙烯（PVC）——在焚化過程中產生的戴奧辛最顯著。PVC為含氯的碳氫化合物，更是廣大塑膠製品與電線包覆的主成分，請勿燒塑膠製品，尤其是電線電纜。大家都聞過燃燒塑膠的可怕味道，只要有一個人燒塑膠垃圾、一家工廠惡意排放廢氣、一個意外失火事件，如中壢泰豐輪胎與平鎮敬鵬失火焚燒事件，都會製造出大量戴奧辛，這可是嚴重致癌物，是人類環境安全的最可怕敵人。

在我看來，黑心起雲劑加塑化劑事件，問題絕不及戴奧辛嚴重，你走一下鄉下地方，常常可見無公德心住戶燃燒垃圾而不見任何人抗議與公權力取締。戴奧辛可是持久性有機汙染物，經年累月不壞、不爛，在體內與脂肪有強烈親和力，不易排出去，只會不斷持續累積。這不僅是塑膠而已，塑化毒吃入體內，大部分在兩、三天內就排出體外了，戴奧辛可是終極塑膠毒啊！半衰期長達數十年之久，遭受戴奧辛嚴重汙染的父母，幾乎都只生出女嬰，而且容易發生先天性畸形兒（尤其是無腦畸形兒），接觸過量還容易致癌。而所有這些毒流入大海後，最後很容易沉澱在北極海域，現在全球暖化、北極融冰，北極海藻類大量繁殖，造成食物鏈效應，蝦子變多、小魚變多，魚產就豐富了，大家有沒有發現海鮮店裡北極的貝類、鱈魚什麼的愈來愈多，而且價格不貴？

執政當局一定要禁止使用塑膠袋，改用可分解環保袋與購物袋，從減量使用塑膠製品到禁止與防範是最好的方法；個人則要做到少用塑膠製品，並且一定不要燃燒塑膠製品；工廠要做好環保與回收，不要永遠只是成本考量加利潤有多少，每個人頭上自有一片青天，更不要以為大地之母不知道，我最怕的是我們人類這些不知天高地厚的小孩子何時會遭受媽媽的嚴厲懲罰，我們的地球媽媽早就生氣了，全球暖化、天候異常，酷寒爆熱、暴雨乾旱接踵而至，2018年2月5日校稿時，正是全臺灣連續五天低於攝氏10度的凍番薯日，能不令人憂心嗎？只能祈求不要發生真正的大災難。

我們的生活環境到處充斥危險物品與環境汙染，唯一的解決方式就是知己知彼，知道它們存在哪裡，然後少接觸，盡量回歸自然、復古一點，自帶環保袋，隨身帶安全水瓶、杯、碗、筷，盡量用天然的產品。我知道目前實際狀況並不樂觀，因為自然環境的破壞，天然產品產量變少、價錢變貴難以負擔，人工物品便宜又大碗，可以滿足社會大眾需求，繼續使用似乎是經濟發展唯一之路，完全不用是不可能的。因此，我們只能提醒自己，使用後一定多洗手、空閒時多接觸自然無汙染的環境、每日補充抗氧化劑與肝臟營養素、多吃點五顏六色新鮮蔬果，以及多運動排毒了。

不可輕忽防腐劑、食用色素與黃麴毒素

    防腐劑就是添加在食物中，用來抑制或殺死微生物的生長，使食物得以長期儲存的化學物質，包裝食物幾乎都有防腐劑，方便食物與產品保鮮儲存及延長銷售期。至於色素，就是要讓消費者看到的產品鮮艷欲滴，媲美真實食物，願意掏腰包購買。在合法劑量內使用這些添加物，可以增加有效利用率與降低成本，是輕鬆供應食物與食品給人們的簡單方法，然而，這真的沒有問題嗎？當然有問題！尤其不法廠商常高劑量摻入添加物卻低劑量標示，讓毒素在人們不知情中進入體內，因此，購買完全不加防腐劑與色素加工的食品，才是唯一安身保命之道。

防腐劑的危機

    關於防腐劑，大家真的要小心，因為處處是陷阱，步步有危機！

- **雜貨店**：各式各樣乾燥食品（如：蜜餞、乾果、竹笙、筍乾、酸菜乾）都要小心，臘肉、香腸只要是非個別包裝的大桶儲存食品，就這樣擺在店鋪被客人摸來摸去，為了減少損失，就可能過量添加防腐劑。
- **廟宇的供品**：各式糕點用來供神佛，不可能盡快吃，需要更長時間保存好滋味，不添加一點防腐劑行嗎？供品一定也是乾乾甜甜者居多，除非被長輩要求有吃有保庇，我個人其實不敢吃供品。
- **菜市場的醬菜鋪**：不需要包裝、在市場攤開賣，老闆叫賣、顧客討價還價，口水亂噴，甚至機車夾道、煙槍經過，不加點防腐劑，買回去可能

還沒吃就酸臭掉，為了新鮮好吃，自然會多加一些防腐劑。因此，想要吃泡菜或醃蘿蔔、菜心、大頭菜等，盡量自己動手做，新鮮、乾淨、衛生，並盡快吃完，才是真道。

防腐劑有哪幾種？

(1)無機的防腐劑

(a)硼酸：常用於眼藥水、耳藥水、牙膏、殺菌劑、除臭劑、口腔清潔劑等。我擔任耳鼻喉科第一年住院醫生時，就有安排至藥局調劑室學習調劑的課程，其中就有調配硼酸耳外用藥水，因是外用，毒性較少，但口腔產品在使用上就要小心，盡量不要吞下，免得消毒殺菌了，卻又中毒了。

(b)亞硫酸鹽：主要用在乾燥水果、蔬菜與中藥的食品保鮮，如葡萄乾、筍乾、枸杞、金針花、紅棗等。

(c)二氧化硫：最常見於竹筷、竹籤，如果你是外食客，一定要避免經常使用免洗筷。醫生看診用的竹製壓舌板、小棉籤也要小心，能少用就少用，盡量用不鏽鋼材質且經高壓消毒的。

(d)亞硝酸鹽：最常用於香腸、臘肉、培根、火腿等，是用於肉類防腐及預防肉毒桿菌，少數蔬菜如胡蘿蔔、青江菜及菠菜本身就含有少量亞硝酸鹽成分。含亞硝酸鹽食物與含胺類食物一起吃，在胃中作用，會產生「亞硝胺」這個強力肝毒性致癌物質——含胺類食物主要是魚貝乾品、秋刀魚、鱈魚與起司等。

(e)甲醛：家具不可以含有劇毒甲醛，人盡皆知，但是它卻常見於修正液、打火機油、指甲油、清潔劑、漿糊，和各種黏膠與強力膠、漂白劑等——修正液的刺鼻味道就是鐵證。**世界衛生組織早已確定甲醛為致癌與致畸形的強烈毒素**，我們要小心防範這些生活用品，購買家具時低頭靠近聞一聞，若聞到刺鼻氣味，就一定不要買。

(2)有機的防腐劑

(a)苯甲酸及其鹽類：主要用於飲料與各種發酵產品，如豆腐乳、醬油、醋、酸菜、醃菜等。

(b)山梨酸及其鹽類與去水醋酸鈉：用在各種糕餅、麵包、饅頭與果凍布丁等等。2008年消基會就有針對以上防腐劑對人體的毒性做比較，發現山梨酸類的毒性最低，而去水醋酸鈉的毒性最強。山梨酸及其鉀鹽雖然成本較高，卻是常用防腐劑中毒性最低的，那是植物中所含的一種果糖成分，安全性相對較高。

(c)對羥基苯甲酸酯類：廣泛應用於個人護理產品，如保濕霜和身體乳液等護膚霜等。

行文至此，您我是不是皆有無奈之感，無處無毒，該如何是好？

防腐劑過量對人體的危害

首先主要是過敏、氣喘、流口水、嘔吐、噁心、頭暈、心悸、利尿等症狀，長期嚴重中毒，則容易致癌，害處難以道盡，總之少接觸就是了。最好、最安全的方法，就是除了真正天然、百分百發酵或乾燥食品之外，不吃任何儲存食品。

那麼，有沒有天然防腐劑呢？當然有，糖、鹽、辣椒、花椒、胡椒、洋蔥、蒜頭、薑等都能達到防腐的目的，能夠拉長食物保存期，也可以增加食物口感與營養。當然，別忘了要密封保存，避免空氣接觸到食品，存放於冰箱也是好方法，總而言之，就是不要用化學防腐劑，也不要購買含有化學防腐劑的食物。

食用色素的問題會不會更嚴重？

色素分人工色素與天然色素兩大類，使用量的安全標準各國不一。目前有

六種合法的食用色素，大部分是由煤焦油分離出來的苯胺染料製成，雖然合法，仍有副作用，所以還是要注意。過量攝取色素，會引起過敏、偏頭痛、內分泌失調、神經發育異常或學習障礙等症狀，例如紅色六號色素可能與氣喘及過動有明顯關係。

最好不吃加工食品，就算需要也盡量選用天然食材，同時看清楚成分內容，如有疑慮成分就不要買。

圖35　你要選擇哪一個食品？

●品名：　　　　　全天然鰹魚風味料●成分：鹽、乳糖、酵母抽出物、糖、鰹魚粉（※「酵母抽出物」為酵母菌種出之天然鮮味物質，可用於烹調以增添料理美味）●過敏原資訊：本產品含有牛奶及魚類製品●淨重：90公克

風味調味料（鰹魚顆粒）

食鹽、調味劑（L-麩酸鈉、5'-次黃嘌呤核苷磷酸二鈉(IMP)、5'-鳥嘌呤核苷磷酸二鈉(GMP)）、糖類（乳糖、砂糖）、風味原料（鰹魚粉末、鰹魚萃取物、昆布萃取物）、水解蛋白質

上圖是標示天然的產品，下圖是有加各種調味劑與風味的產品，我們應該選擇天然的產品，雖然分量較少、價錢較貴，但會是值得的。

不可不知道黃麴毒素

黃麴毒素到處存在，又非常危險，對肝腎的毒性非常大，易致癌。餵食發霉草料的乳牛所產的牛乳，也含有黃麴毒素，此外，任何乾品、堅果、穀類在食用前一定要先聞一聞，如果有臭油漬味，一定不要吃。赭麴毒素更要小心，聽完一位咖啡達人演講後，讓我大感震撼，原來劣質咖啡豆或未完好隔絕空氣的咖啡豆，幾乎都有發霉的問題，經重烘焙後一樣香濃好喝，沒有人會發現它早已遭赭麴毒素汙染，該怎麼辦呢？一定要選用新鮮、密封裝好且是有信譽廠商製造的優良產品。我有一位中醫摯友在二十多年前罹患口腔癌，他吃齋念佛素口佛心的，怎會罹癌？他認為自己得癌的主因，是因為自己吃素易餓，看診時常以花生米解飢，但一次吃得不多，常常有剩又捨不得丟棄，就留著之後

吃，花生是非常容易遭空氣中黃麴菌汙染的食物之一，只要不是新鮮剛收成的花生，就要小心遭受黃麴毒素汙染。這實在好沉重，而這樣一位有益眾生的良醫，最後也因此離開人世。

香酥花生好吃，令人難以抗拒，如果一定要吃，就盡快吃完，如需儲存，一定要放在冰箱裡密封冷藏，但我還是建議，能少吃就少吃。花生已是如此，就更不用說花生糖、花生粉，汙染風險更高。其他穀類堅果的情況雖然沒有那麼嚴重，但盡快吃完和放在乾燥環境裡儲存，仍是一定要遵守的原則。黃麴毒素是人人都接觸得到的劇毒，只有少接觸，才能讓肝臟有充足的能力解毒，切記，切記。

要記得遠離電磁波！

除了重金屬、塑膠、食品加工和保存不良而接觸到的毒，電磁波也是現代生活主要的毒來源之一，不可以輕忽。

我們無法用五感察覺到電磁波，但其能量和活性氧相同，會從生物分子奪走電子，造成氧化壓力，接觸量一高，就容易讓我們生病。最常見的高電磁波電器就是微波爐、手機、電磁爐、電暖爐和電毯。我拿電磁波測試儀到處檢查過後，發現到只要接近這些電器產品0.5至1公尺（一個手臂遠）的距離，電磁波就會瞬間飆高，愈接近愈高，尤其手機的Line免費電話，拿在耳邊使用最為恐怖，比正常打電話高非常多，我的個人經驗是，手機一直拿在手上會心悸、失眠、發麻。

此外，大家有沒有發現，冬天到火鍋店吃火鍋，整家店裡全是電磁爐，用餐完後頭老是昏昏脹脹的。我有一位病人甚至因為怕冷，整個冬季都蓋電毯，卻反覆發生心悸、頭昏，心跳一分鐘經常超過110下，自律神經檢測明顯偏向交感神經，四處求醫，連我都無法解決，直到有一次問診的時候，突然間聊到電磁波，她才驚覺地問是不是因為蓋電毯而出了問題。事情就是這麼神奇，當

她不再使用電毯，並且同時配合營養治療之後，症狀就迅速消失了。這也是為什麼住在高壓電塔旁、基地臺附近，容易昏昏沉沉、失眠、耳鳴、頭痛，甚至罹患癌症了。

　　現代人實在不可能完全避免電磁波，只能盡量減少電磁波的干擾，用電器品時距離1公尺以上較安全，使用手機通話時盡量開擴音或者戴上耳機，並且盡可能不要貼身攜帶使用。此外，請養成假日到沒有電磁波的原野大自然環境放鬆身心，讓自己不再被電磁波環抱。

我有中毒嗎？

根據我多年門診的經驗，體內毒素過多時容易有以下症狀：

(1)莫名容易疲倦，動不動就想休息，什麼事都沒有興趣。

(2)很容易有各種慢性皮膚病，如容易起疹子與搔癢，<u>尤其在關節轉折處</u>（即所謂異位性皮膚炎）；青春期時臉上、後背甚至胸前大量長滿粉刺，痛苦不堪，治療效果不好，反覆發作。

(3)情緒不佳，易有負面思考、悲觀想法，不快樂，愛鑽牛角尖，滿口各種理論而聽不進別人的意見，逢事就退縮，一切都是別人的錯，不合群且孤僻，愛生氣，難與人相處。

(4)常吃藥卻難痊癒，例如頭痛，天氣遽變與情緒波動時尤其容易發生，甚至演變成長期頭痛，無法上學與工作，經常服止痛藥又不得效果。

(5)食慾不佳、腹脹、噁心、嘔吐樣樣不缺，排便有惡臭，不是便祕就是拉肚子，胃腸老是不爭氣，經年累月的折磨你。

(6)呼吸有怪味，嘴巴有特殊金屬口臭，別人很難近距離接近。

(7)對許多化學物質甚至食物過敏，例如，吃一點藥就會起蕁麻疹、皮膚癢、身體立刻不舒服、頭暈、噁心與嘔吐等，只好常常看病治過敏。

(8)動不動就各種疼痛、感冒、感染，反覆發生難痊癒又求助無門。

(9)癌症病人絕大多數都有嚴重的重金屬汙染問題，我至今臨床看過的癌症病人通通都是重金屬嚴重汙染的病例。

有許多身體的問題皆是毒素上身造成的，就算去看醫生並拿藥服用，幾乎都效果不彰，令人百思不得其解。但當我告訴病人，這可能跟重金屬中毒有很大的關係時，驚人的身心靈阻礙就出現了，一臉不屑轉身就走的比例高達90%

以上，甚至做檢查、看到自己嚴重的中毒報告了，仍會拂袖而去，留下一臉茫然的我們。然而，病人只要能接受且成功排毒的，以上症狀幾乎都會完全消失，從此能安心與喜悅地過生活。我每天就是在努力尋找那剩下的10%有緣人，做正確的健康服務，讓他們輕鬆擁有健康，這才是醫者最高興的結果。

體內毒素過多會怎樣？

體內累積過多毒素，不外乎是環境汙染，再加上飲食不當而堆積腸道毒素、營養缺乏、代謝不良、水分攝取不足等，影響生理排毒功能，最後結果就是造成過多的環境毒素汙染及重金屬殘留體內，並產生自由基。當人體內的毒素積累過多，時間一長，就容易有一大堆病痛。

- 各種癌症，如甲狀腺癌、肝癌、乳癌、肺癌、直腸癌等。
- 各種慢性退化性疾病，如類風濕性關節炎、皮膚黏膜乾燥症、牛皮癬。
- 難纏的過敏病，如異位性皮膚炎、氣喘與難纏濕疹。
- 所有肝臟疾病，都會因為毒素效應呈現惡性循環，變得非常容易惡化。
- 小孩子的妥瑞症、過動症、亞斯伯格症、自閉症等，在我的看診經驗中，毫無例外，都有重金屬汙染的問題！
- 成人若容易衝動、暴力、憂鬱消沉、負面情緒、疑神疑鬼等。
- 經過人生漫長老化的過程後，各式各樣神經性退化症，如巴金森氏症、阿茲海默症等等，就這麼發生。

只有知道這是毒素病、知道如何自己排毒且肯堅持不斷排毒的人，才會知道什麼是快樂無毒的健康身體。可惜的是，絕大數人生病時都只會治療病痛，完全忽略排毒的重要性，臺灣大部分人體內的毒性元素偏高，除了常讓人得到各種病痛外，還常讓人憂鬱、煩惱、擔心、對人不信任、三心二意，這些大概都是毒素造成的總結影響，並會連帶造成醫病關係複雜不和諧，當然所有的正規對症治療效果必然不彰，所消耗的生命力與醫療資源更是驚人。

七大正確的防毒和排毒觀

根據我的臨床經驗，人只要生病了，幾乎都需要做排毒治療，如此對病體痊癒絕對有正面的效益。然而，我真心建議大家千萬不要等生病了才排毒，平時就需要有防毒與排毒觀念，而一個良好的平日排毒計畫，要具備乾淨的生活及飲食基本標準。

只喝純淨的水

常喝潔淨的水，別等到口渴才喝，口渴就是身體已缺水的生理表現，而身體缺水就會造成生理代謝的障礙。

每天至少喝1500至2500毫升（約八至十杯）的水，這並不包括日常生活中的食物水分、蔬果汁、茶水與湯。水要額外補充，才能充足供應生理代謝所需，並為我們帶走排泄物與毒素。

一定只吃新鮮食物＋多樣化選擇

(1)選用真正有機的蔬菜水果：注意產品包裝須有合格認證或確認栽種品質，專家建議每天攝取足量的蔬果，只有這樣，當中的酵素、纖維、水分、維生素、礦物質與蛋白質，才有足夠分量可供身體利用。研究顯示，使用化學肥生產的作物，營養素不到有機生產的一半，因此大家要盡量攝取有機蔬果，而且種類要多樣化，才能保證所有營養素都足夠，同時要保持活躍的肝膽腸胃動能，不僅營養素吸收率增加，毒素也容易排出，更不會輕易讓毒素囤積。然而，一般人較難全部都吃有機食物，這可說是一個不可能的任務，因此我建議，人人都應該注意腸道保健與補充益生菌，虛弱與生病患者甚至需要另外攝取營養補充品，這樣才能彌補食用化肥生產的農作物所造成的營養素不足症。

(2)購買新鮮與來源純淨商家供應的食用肉類：除非您因為某些（宗教或

172

特殊原因）而決定成為素食者，否則適當的肉食對增強抵抗力與排毒能力是有幫助的，但是要限量；目前最夯的生酮飲食，根據一日所需正確比例攝取含有大量的脂肪和適當蛋白質的肉類，絕對有正面效益，優質蛋、肉、魚（健康飼養、天然放牧是最佳選擇）有大量的必需胺基酸，包含穀胺酸、半胱胺酸和甘胺酸，是人類重要抗氧化物質穀胱甘肽（Glutathione）的主要原料，有助於排毒與解毒。根據營養學家的建議，每日食物中動物性蛋白質不要超過15%至30%，都可以接受。請記得絕對不要貪多，同時遵守多小魚、有家禽、減紅肉等大原則即可，千萬不要無紅肉不歡，否則物極必反，容易讓你迅速動脈硬化、心肌梗塞與中風，奪走你的健康與生命。一般來說，向有信用又熟識的商家購買、多了解飼養環境和飼料品質、盡量選擇新鮮（或至少是急速冷凍）和有無毒證明（無重金屬、塑化劑、農藥殘留，最棒的是有機認證）者，是選購肉品時可以參考的標準。

(3)不吃大型魚類，尤其是鯊魚、鮪魚、旗魚、金梭魚與鱈魚等：前四種魚是海洋大型獵食魚種，鱈魚則因為是北半球寒帶魚種，其盛產地皆是歐美主要工業國廢水排放洋流回流區域，重金屬汞含量都超標，不光如此，連戴奧辛、多氯聯苯與DDT含量也常過量，因此，**鱈魚雖然不大，身上的毒素卻很多**。因此，魚販一定要選擇有信譽的廠商，最重要的一點就是自己帶鼻子去買，要聞過、摸過，絕不要只是看起來不錯就買了。此外，千萬不要貪便宜，你買過外表亮麗但吃起來腥鹹、有藥水味的魚嗎？這種魚很便宜，通常是昨天賣剩的魚，如果是用大量的鹽保存也就算了，若是泡過什麼╳氧水或╳╳藍的藥水（尤其是便宜叫賣的流動魚販，最容易這樣處理），就會讓我們吃進不好吃又含毒的魚料理。

(4)除了天然草食放牧牛羊乳品外，**避免未標示來源的所有乳製品**：牛奶是人類主要的過敏原，多數人還有乳糖不耐症。光是這兩個重點，就

173

足以讓我們對牛奶的攝取限量，遑論其他。雖然正反兩極的網路資料充斥，但不可否認的是，牛奶的蛋白質營養素充足，所有的營養學家少有反對攝取的，選擇天然草食飼養的放牧原味乳品，尤其發酵過的產品，造成過敏的比例會大幅降低，如原味無糖優酪乳、起司，但要記得限量享受美味是基本原則。牛奶提煉的乳清蛋白，充滿人類生命所必需的胺基酸，更是排毒不可或缺的基本元素，只是好的產品非常昂貴，這也就是我不反對限量喝優酪乳的原因。

(5)盡量減少小麥與全麥食品：想讓身體保持正常排毒功能，就要減少麩質攝取，麩質就像「沉默的殺手」，在你察覺情況不妙時，早已對大腦與身體造成永久的損害。麩質是一種有黏性的蛋白質，這個黏性會使營養物質難以被分解、吸收，並殘留在消化道當中，造成腸胃道發炎。麩質由兩種蛋白質組成——麥穀蛋白（glutenin）和十二種麥膠蛋白（gliadin）——會引起過敏反應，刺激免疫系統引發一連串的發炎，還會引起大腦神經症狀。因此，減少麩質攝取能讓自己的健康少受到干擾，畢竟肝膽腸胃道的健康維持，是自我排毒最重要的一環。

不吃加工食品

不吃精緻糖的甜，如白糖、砂糖、方糖、果糖、糖果等，即使想吃或是一定會吃到，也要少量與偶爾而已；不吃假食物，確定是真食物才吃，這一點也不危言聳聽。如：假咖啡、假蜂蜜、假牛肉高湯、假柳丁汁、假糖、假干貝（鮑魚），一定要辨明白，確定是真的食物做的才吃。

所有反式脂肪，如氫化人造奶油、白油，這些皆是超壞脂肪，根本不能稱為食物，除了入口口感好以外，只是吃毒而已；不吃油炸與過度烹調的食品，因為任何食物經高溫與長時間烹煮後，不僅食物本身的營養會被破壞，也同時會變質或遭毒素汙染，加工愈複雜繁瑣，只會讓養分流失變質與增加自己吸收毒素的機會而已。

不抽菸、不吃檳榔、不貪酒杯與避免亂吃藥

(1)**不要抽菸**：抽菸的壞處罄竹難書，所吸入的黏稠高毒素菸焦油永存肺中，影響肺功能，最後還可能致癌。抽菸與不抽菸者都一樣怕死，但抽菸的人會安慰自己不會那麼倒楣，但我的門診經驗是，所有抽菸的癌症病人，除非已放棄治療，全部在罹癌後戒菸。雖然抽菸在世界歷史上曾留下好名，如十七世紀的壞死病，當時英國發現抽菸的人常能避免得病、度過疫情，如今發現是尼古丁促進副交感神經活性、降低發炎指數所致，但吸菸整體的壞處絕對多太多，不要再自欺欺人。

(2)**請不要嚼檳榔**：檳榔是中藥的一種，驅蟲利消化，拿來當口香糖嚼，有提神興奮之效，但若為了口感而加紅灰或白灰，雖然都是熟石灰，吃多了仍然易傷黏膜，何況我們無從得知石灰中是否摻雜奇怪的礦物質、有無毒性，甚至不小心買到生石灰，那就嚴重了。雖然許多專業廠商在檳榔裡加上各種香料藥材，號稱養生無毒，吸引顧客上門，但因此而變成口腔癌病人的仍有增無減，是不爭的事實。

(3)**請不要酗酒與豪飲**：酒精，一律都經肝臟解毒代謝後再由腎臟排出，若過量，必定會大大浪費自己的生命元素。我有許多朋友都發現到，一次不得已的聚餐豪飲就會敗掉以往所有的健康投資，氣色、精神、體力立即明顯衰退，完全划不來，而在恢復正常的過渡期中，我們還可以合理懷疑，原本應該有能力排出體外的毒素有可能因而積存在體內。經常酗酒、豪飲者容易有脂肪肝加啤酒肚，導致體內毒素的累積不僅僅有重金屬與塑化劑，還有所有代謝雜質，進而讓細胞發炎、血管硬化阻塞，最後不是肝硬化、肝癌，就是早一步傷腎、洗腎了，更要注意的是，還可能引發腦心血管急症，瞬間失去生命。

(4)**避免亂吃藥**：生病時大家都會吃藥，藥用對了才是藥，藥到病除，但是用錯了就是毒，不要一點點小毛病就要去看病拿藥，更不要亂吃成藥，細節於後面章節有詳述 P301 。

175

使用天然海鹽與岩鹽

利用其中豐富的必需礦物質來滿足人體需求，強化酵素酶類系統，幫助排毒。天然海鹽與岩鹽的口感很好，可以增加食物的風味，至於精鹽非常死鹹，就是一個鈉礦物質而已。不要吃精鹽，有助於減少鈉負擔，**多花一點錢選購好鹽，可部分取代綜合維生素的礦物質效果**，其實最後反而省下更多的錢！也在無形當中增加自己的身體健康。

不用塑膠製容器盛水與食物，外出自備不鏽鋼碗筷

尤其是熱食，我們實在太容易接觸到塑膠了，不論是熱的、冷的食物，不管酸甜苦辣鹹，除了高級餐廳，幾乎都是用塑膠碗、筷、碟、盤，外帶皆用塑膠袋裝，即使使用紙盒，也是塗上一層PE膠膜防水。因此，多注意小細節，盡量自備健康容器，多一份防範，少受一點疾病原罪。

一定要運動

保持經常運動的習慣，建議每週五天，至少每天快步走15至30分鐘才夠。我個人強烈建議，**運動最好在戶外進行**，這樣才能接觸到提供生命能源的陽光、新鮮空氣與大地能量，別忘了運動前要暖身、運動後要盡早洗熱水澡，讓身體放鬆、保持暢通循環，加速乳酸排出，自然能加速體內毒素的清除，最後一定記得做伸展操 P059 將全身體位歸正，不留下負擔，也幫助排毒。

從近年來的塑膠起雲劑事件、奶粉三聚氰胺事件、順丁烯二酸事件、化學醬油製程中鹽酸與脂肪反應成單氯丙二醇事件、大統與頂新假油事件，一路看下來，不難理解，這一切都是為了生產成本更加低廉、保存期更長久、外觀更美好、吃到的口感更棒。我只能說，這是人性圖利使然，縱然主管機關檢查更高標、嚴格，也不可能完全杜絕這類黑心事件，唯有自己盡量不接觸危險範圍內的人事物，隨時保持個人良好的排毒能力，才能安然度過各種毒危機。

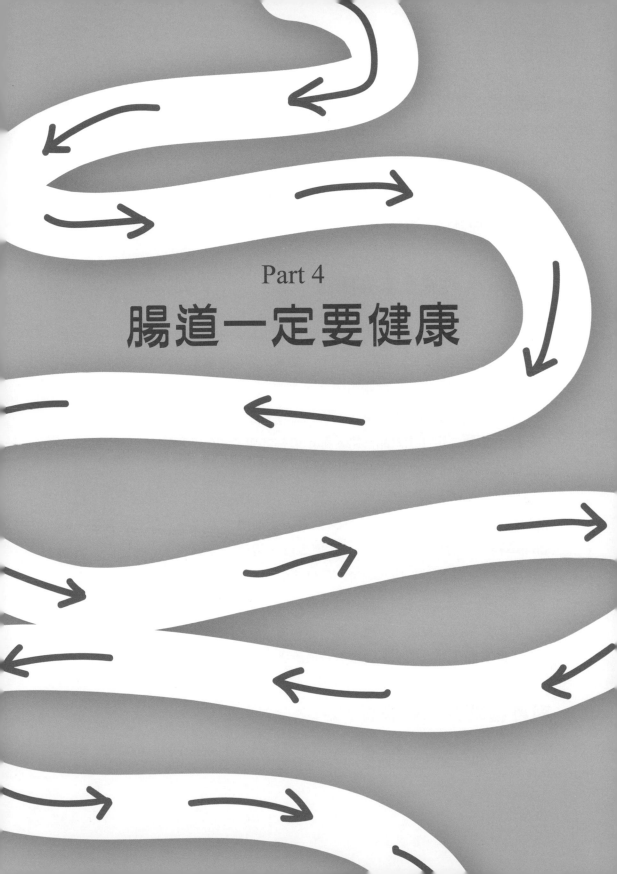

Part 4

腸道一定要健康

腸道是免疫的最前線

「萬病歸脾土，醫病先醫腸。」想要永享健康活力，就得先把腸胃顧好。

健康最大的威脅來自腸道

一般人在面對腸道保健時，就好似輕忽了巨大冰山的船員。冰山有九成都在海面下，浮出水面的只有十分之一（圖36）——也就是胃腸不舒服。此時，大部分人只顧著吃胃腸藥控制病情，不要痛、不會脹、有大便，那就好了，長期下來，這會讓你自陷健康風險。現代生活緊張、壓力大，人們又有許多不正常的飲食習慣，再加上食品汙染、都市叢林非自然的生活環境，使得各種疾病的冰山底層部位冒出水面，威脅生命。

事實已證明一切，2017年國民健康署公布最新國人十大癌症排行榜（統計至2014年），癌症發生人數（男女合計）依序為：大腸癌、肺癌、乳癌、肝癌、口腔癌（含口咽、下咽）、攝護腺癌、胃癌、皮膚癌、甲狀腺癌及食道癌，大腸癌高居榜首，成為威脅國民健康的頭號殺手，而第一、四、五、七、十名共五種，都是消化系統癌——健康最大的威脅，真的來自腸道。

在面對腸道保健時，千萬不要有「吃胃腸藥控制當下的不適就好」的僥倖心態，而忽略了真正造成不舒服的背後原因。

別再糟蹋自己的腸胃

腸道隨時都有可能出狀況，比方說集體食物中毒，這可能產生嚴重的腸胃

圖36　浮出表面的腸道問題往往只是冰山一角

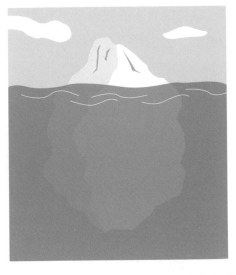

在面對腸道保健時，千萬不要有「吃胃腸藥控制當下的不適就好」，而忽略了真正的問題。

受損症狀，甚至危及生命。在吃下任何食物前，除了考慮是否乾淨、無毒、新鮮、衛生，還要注意是否適合自己的體質。營養學家更要求飲食習慣最好能早餐吃得好像皇帝、中餐吃得飽像庶民、晚餐吃得少像乞丐，但我認為這只是淪為口號，喊喊居多。大多數人平常早上趕著上班、上學，很難吃得像皇帝，都是一杯什麼的、一塊什麼的，隨便趕快吃一吃就算了；午餐也大多是一個便當或一份速食快餐；晚餐就不一樣了，放學、下班後才有時間好好吃一頓飯，所以大多數人都是以晚餐為主，不是嗎？所以，真正的重點是，多重視一點早餐與午餐，至少晚餐吃大餐的習慣要節制一點，宵夜最好避免或改為輕蔬、低熱量食材，以免剩餘營養全儲存成你的公斤數。

　　在多年臨床經驗的累積下，對於一般正常人該怎麼吃，我最贊成的好飲食內容比例（共十份）是一份穀物與根莖類澱粉質、一或兩份豆類、一份堅果、四份蔬菜、一份帶酸味的新鮮水果，加一份家禽或魚貝類，豬、牛、羊等紅肉則減少食用，也就是植物性食物要超過80%，除了宗教因素的茹素者外，基於

營養素平衡完整的考量，請不要拒絕動物性食材，但也不可太重視動物性食材，重點是食材要新鮮、感恩攝取不浪費資源、不過度烹煮，用冷壓萃取好油來料理，這是最基本的要求，也是對所有食材的尊重與感謝。

腸胃不健康的人要如何檢視自己呢？大都只能先怪自己糟蹋了自己的腸胃，因為你——

(1)不是吃太多就是吃太少

(2)不是吃太熱就是吃太冷

(3)不是吃太甜就是重口味

(4)不是偏食就是來者不拒

(5)不是沒吃就是暴飲暴食

千萬不要等到出大事時，才反省是不是自己的錯，那就為時已晚！做好腸胃保養是刻不容緩的要事，因為要擁有健康，就要時時保持消化系統的健康！

請老人家好好照顧自己的腸胃

我在門診中發現，老人營養最大的問題是吃得太清淡。許多老人家都有高血壓、高血脂、糖尿病、關節炎與慢性腸胃炎，所以怕膽固醇、血糖過高，也擔心吃太多會傷害腸胃，因此都刻意吃得清淡。

一般來說，我只會叮嚀老人家在感冒期間吃清淡些，但平常一定要吃得營養、溫暖，常補充溫暖水分，幾乎所有老人家都回我：「我從來不吃涼的，也吃得很清淡，肉很少吃（或茹素多年），一年四季都喝熱水。」這聽起來似乎很有道理，但要注意，老人動得少、需求少，雖然不需要吃太多，但仍需要所有的營養素，尤其老人家的腸胃吸收不比年輕人，代謝率也較差，清淡飲食雖然能讓膽固醇與血糖降低，但若因為清淡而忽略整體營養，長期下來會產生一連串的負面效應，如喉嚨乾燥、口水分泌少、眼睛乾澀、體力差、食慾不振、便祕或腹瀉、頭暈、皮膚乾皺、呼吸急促、心悸、胸口鬱悶、難入眠或失眠

等，這將令老人家的免疫力更差，生理代謝功能全面退化，並加速老化。如果此時不幸來一個感染症或突發的健康危機，不只會增加治療的困難度，甚至可能引發多重器官衰竭。

營養要好，首先要能吃，因此做好腸道保健很重要：

· **料理中加一點辛香酸味、可增加益生菌豐富的食物與保養品**：這能讓老人家開胃，有想吃的欲望。

· **要吃對食物**：食物盡量多樣化，有各種高纖食材、葷素平衡的好蛋白質及好油脂、五顏六色蔬果，新鮮有機，並盡量色香味俱全，可幫助長輩打開食匣子，讓營養輕鬆入肚，既增強體力、免疫力，又不會影響血糖、血壓和膽固醇。

· **飲食七分飽**：我們要增加的是營養，但別因此而增加腸胃負擔。

大部分老年病患都沒有特別吃營養補充品，即使有，多半也只是吃顆綜合維生素，頂多再加鈣片與維骨力。然而，老人最重要的保健品其實是腸胃保健品（益生菌與酵素）加比例完整又好的油脂。不只要吃，最好還要選擇兩種以上的產品，這樣才能保持良好的消化道功能——萬病歸脾土，醫病先醫腸。

2014年的某天下午，一位八十二歲的老人家提了一大袋幾乎沒有吃的慢性病連續處方箋藥物給我看，說她來找我看診一段時間後，主要就是改變食物品項，多一點蛋白質和油脂，一樣吃很多的青菜，但少一點五穀雜糧，結果慢慢就減少了藥物服用量，不到六個月，原本手上的六種慢性病處方藥大都沒再吃過，只剩一顆血壓藥繼續服用而已，血壓維持在一百四、五十至七、八十之間。他心中的一大疑惑是：我的健保處方只不過就是合利他命F（一種維生素B_1和B_2）、維生素B_{12}、維生素C、銀杏、益生菌與保肝藥，再加上平時要求多吃魚、雞和豬肉、一大堆生鮮溫性蔬果、適量五穀雜糧，效果卻比一堆藥好得多——人舒服多了，胸口不悶了，食慾恢復了，睡眠時間也變長了……，至今已持續三年，她兒子每次回診時都很感謝我。

從口腔到肛門的腸道保健大戰

　　消化系統的保健，是從口腔衛生開始，直到大腸、直腸、肛門。擁有健康腸道的人，第一個好處就是不易有口臭與體味——腸道健康，營養吸收好，毒素少就沒異味，精神、體力、耐力也一定好，做事容易完成，最後將容易成為一個成功、快樂的人。

　　我們血液裡的營養成分，是從你吃下的所有食物經消化後從腸子吸收來的，如果胃腸的狀態良好，食物可以好好消化、正常吸收並完整排泄廢棄物質，就不會殘留在腸道裡發臭發酵，製造問題，自然不會汙染到自己的血液，同時可製造乾淨又營養豐富的血液。健康的血液能將充足的養分與氧氣輸送至細胞，讓我們生氣蓬勃，這是維持生命健康的重要關鍵。

毒素多，從生化測量也看得出來

　　用高倍顯像顯微鏡檢測病人的血液，就可以明顯看到病人平日飲食習慣的端倪。

　　那些不亂吃、亂喝的族群，血液看起來很飽滿乾淨、很平均、很舒服，紅血球大致都不會黏稠串連，雜質、黑點少，膽固醇結晶也少——換句話說，就是乾淨、毒素少。這些病人大部分看起來都有精神、有笑容，能量儀檢測大部分顯示陰陽協調、體質平衡，以量子儀檢測通常也看不到嚴重問題，此外，都沒發現到與消化系統有關的疾病。

　　至於飲食百無禁忌的一群，就常常可以看到明顯大量的雜質汙染著血液，如紅血球串連、膽固醇結晶、腸漏塊、尿酸、黴菌類與血栓塊皆有（圖37），

能量儀與自律神經報告皆容易出現失衡報告，以量子儀檢測則常會顯示腸胃道發炎、營養素不均衡、癌化傾向、免疫失調與心血管疾病等問題。

可怕的是，這些人平時可能沒有任何嚴重症狀，胖了也不介意，若有高血壓、高血脂、痛風與糖尿病，只要吃藥能控制下來，對我的囑咐常是當成耳邊風。然而，這些人一旦遭到感染（最常見的就是冬季流行性感冒），就容易來得又猛又急，原本勉強維持的生理機能就容易受到威脅——大部分因重症感冒而住院的病人，經我的臨床檢測發現他們都是處於這樣的生理狀況。

人的生理機能好壞雖然生而不平等，但靠後天時時保持最佳狀態，就較能夠讓自己安然度過難關。愛吃甜食、燒烤紅肉與慢性病患者就是高危險群，最需要好好的照護，方法其實很簡單，就是選擇性飲食控制，只吃對健康有幫助的食物來保持腸道健康，因為你現在的消化系統狀況，都是長久以來將吃入口的食物消化、吸收、排泄而養成的。

圖37 錯誤飲食者的血液

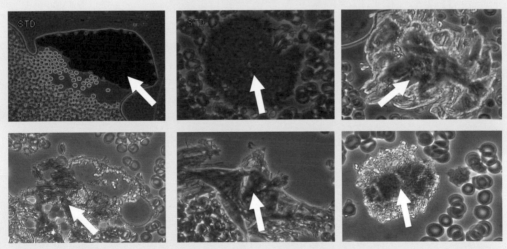

血液中如果存在許多大塊異物（如：血栓塊、血小板凝集塊、各種色彩膽固醇結晶等），幾乎皆是不忌口、常吃煎炸烤食物的結果；血液中，若血清特別多黑色小異物，都是腸道不健康所造成的；血液中雜質多，表示你的腸胃一定有許多需要改善的地方。

那麼，要擁有健康消化系統，該怎麼做呢？共有九個重要步驟。

Step1〉乾淨衛生是腸道健康的第一步 P184

Step2〉口腔衛生差就容易生病，有蛀牙、缺牙更嚴重 P185

Step3〉正確的飲食健康觀念 P189

Step4〉每天都要有良好的排泄 P222

Step5〉丹田保暖 P224

Step6〉適當的運動 P224

Step7〉補充益生菌 P225

Step8〉補充體內酵素 P229

Step9〉永遠記住曾經讓自己不舒服的食物與藥物 P230

Step 1 乾淨衛生是腸道健康的第一步

(1)常洗手：用髒手使用餐具、吃食物或直接拿食物，等於引菌入室。

(2)用有機清潔用品洗淨所有食材：以洗去髒汙、細菌，並減少吃進農藥等化學物質。

(3)安全的水源：

　　(a)不喝沒有過濾的自來水，以避免攝取到消毒水中的氯。

　　(b)淨水設備要定期更換，避免喝到更髒、更毒的水。

　　(c)洗澡用的蓮蓬頭加裝除氯設備，以避免皮膚長期傷害。

　　(d)若經濟許可，建議裝一臺大型淨水設備在屋頂水塔前，提前一步多加一層保護，讓沐浴、飲用等生活用水更安全。

(4)食材盡量只吃新鮮的真食物：外觀新鮮，飽滿有光澤，並保持食物原形的食材；可以的話，多選擇有機或至少有「安全培育管理」的食材，例如選有無毒認證、外觀有些蟲害瑕疵的等，至少能避免吃進太多有毒化學物質。

(5)平時一定要多吸收飲食安全相關知識：法令難以全面杜絕飲食安全的問題，所以消費者最好平時就知道如何判斷或避開危險。

Step 2 口腔衛生差就容易生病，有蛀牙、缺牙更嚴重

我在臨床上經常發現，一個人會生病，也常常來自於沒有（好好）刷牙，其實我可以更斬釘截鐵地說**根本就是直接關係**。我常常提醒病人：「你的嘴巴痛、嘴巴破、喉嚨乾、口臭，根本就是嘴巴髒所引起的。」

口腔衛生不好所造成的疾病很多，例如蛀牙、牙周病，其他如嘴破、口角炎和扁桃腺結石而造成喉嚨痛求診、口臭病等，源頭都是牙齒沒刷乾淨——在我的臨床經驗中，口臭病人都有各種牙周病、牙齦炎常相左右——雖然牙齒不好不一定會口臭，但口臭病人卻一定是這樣：沒有好好刷牙，經常暴飲暴食與甜食過量，滿嘴口腔壞菌不斷隨著口水與食物吞入胃腸道，導致胃腸孳生各種壞菌而發炎，進而讓食物消化不良，發爛、發臭，隨時湧出濃郁的不潔胃氣。

嘴巴有潰瘍，是口腔螺旋桿菌惹的禍

我在臨床使用15000倍高倍顯像顯微鏡觀測口腔正在潰瘍的牙縫汙垢時，發現有口腔螺旋桿菌（圖38 P186 ）的比例是99%——口腔有潰瘍，根本就是一口髒嘴加上甜與燥熱食品攝取偏多火上加油導致，反而不是缺乏維生素B群所引起，在臺灣很少人是真正營養不良的，沒好好刷牙才是真正原因，包括最近有兩位在大醫院被診斷為口腔和生殖器官反覆性潰瘍（Behcet's disease）的患者也是如此，因此，我嚴格要求他們**每天刷牙至少五次**後，很快就有了改善，再加上整體健康的維護和調整，如今這兩位患者的多年痼疾都痊癒了，連他們都驚訝把牙齒刷乾淨後竟然就解決了所謂的不治之症。

當一大堆口腔菌在嘴裡、舌面、牙縫間大量繁殖，嘴巴破、口臭、口腔疼痛只是**第一個症狀**，長期累積下來，輕則經常發生單側喉嚨卡卡的扁桃腺結

圖38　顯微鏡下的口腔螺旋桿菌

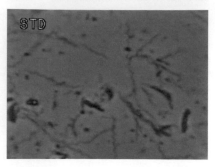

口腔螺旋桿菌的形狀嚇人，在顯微鏡下，就像蛇一般蠕動，它是牙周病的主因，是人類健康的大敵。

石，嚴重則扁桃腺化膿等，最後全身菌血亂竄，各種嚴重感染症皆可能發生。口腔壞菌很可能就是讓你生病的最後一根稻草，我常常會幫反覆發炎的病人做口腔扁桃腺細菌培養，最常見的是克雷伯氏肺炎桿菌，這與李平醫生《扁桃線如健康魔術師》中的數據一樣——書上提到克雷伯氏肺炎桿菌是中老年人心血管的主要無形殺手，容易造成心肌梗塞、中風等不幸。

　　同時，嘴巴髒還會影響呼吸道健康，如鼻竇炎、支氣管甚至肺炎，而隨著每次食物夾帶龐大細菌被吞入胃袋，自然也會增加腸胃發炎的風險，尤其是幽門螺旋桿菌，一不小心就容易受感染（慢性胃發炎，食物難消化而發臭、胃

雙面人菌——幽門螺旋桿菌

　　《科學人》說幽門螺旋桿菌可能是人體腸道共生菌相，似乎是「雙面人菌」。對身體健康的人來說，幽門螺旋桿菌的存在有控制食慾的功能，能避免人過胖；對腸胃經常發炎的病人來說，幽門螺旋桿菌除了容易造成腸胃潰瘍，也提高了胃癌風險，若吃藥清除幽門螺旋桿菌，除了要小心抗生素的副作用，又要注意治療後可能會因為容易飢餓而不斷進食，造成肥胖。

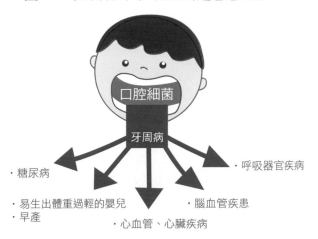

圖39　牙周病和很多健康問題息息相關

口腔細菌

牙周病

·糖尿病
·易生出體重過輕的嬰兒
·早產
·心血管、心臟疾病
·腦血管疾患
·呼吸器官疾病

脹，都會提供幽門桿菌繁殖的環境），除了導致胃不舒服，胃食道逆流與胃臭氣也會讓你的口臭更嚴重。

萬一牙齦嚴重發炎，造成口腔螺旋桿菌隨著血液流到全身，最嚴重可能引起心血管患者的血管內皮細胞功能喪失，導致血管硬化加劇，增加血管阻塞、感染、發炎等風險，尤其是中風與心肌梗塞——很多研究都發現，牙周病與糖尿病、高血壓、高血脂症呈現有意義的相關性（圖39），牙周病可能連帶導致毒素更具強烈的致癌性，也將造成罹癌風險。

除此之外，口腔與經絡的關係更是息息相關、環環相扣，牙齒盡量保存好，蛀牙要用安全材質補好，缺牙要記得植牙，以免影響十二經絡的健康。

圖40　上下排牙齒和經絡的關係

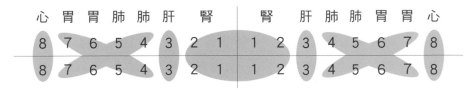

心	胃	胃	肺	肺	肝	腎		腎		肝	肺	肺	胃	胃	心
8	7	6	5	4	3	2	1	1	2	3	4	5	6	7	8
8	7	6	5	4	3	2	1	1	2	3	4	5	6	7	8

數字為上下排牙齒（含智齒）。其中上牙左右的第4、5顆和下牙左右的第6、7顆屬肺經；上牙左右第6、7顆和下牙左右第4、5顆屬胃經。

好好刷牙，預防好多病

牙要刷乾淨，牙面、齒縫與齒齦間一定要刷到，絕不可以貪快，無奈人們總是會找一堆藉口不好好刷牙：

(1)**因為牙齦腫痛**：這是我在門診最常聽到的藉口，很多人都會推說火氣大、嘴巴腫脹、牙齦腫，不敢好好刷牙。最令人傷心的是，幾乎都立刻要去找牙醫洗牙或是做牙周病治療，這根本是捨棄自己刷牙就可以完全治癒的免費方法。

(2)**因為忙碌**：太忙所以沒空好好刷牙，這個藉口最扯！

(3)**因為生病昏昏欲睡，沒力氣、沒心情刷**：慎重提醒大家，已經生病了，更要注意口腔的衛生乾淨，除非你不想快點痊癒。

買一支細毛牙刷，使用可以修護牙齦的無毒材質牙膏。口腔衛生做確實，絕對是腸胃健康的第一步。貝氏刷牙法是公認最有效、健康的刷牙方式，請上網搜尋並學習，有非常多篇教導如何正確上下轉動將刷毛尖端深入牙齦縫與齒間，以有效清除牙垢的方法。我長期在臨床看診中發現，會這樣刷牙的民眾至今一百人中不超過一人，這跟大家幾乎皆有牙周病絕對是相關聯的。

· **每天好好刷五次牙**：起床後、睡前，加上三餐飯後──是保持口腔健康最簡單的方法。飯後一定要刷牙，只有剔牙、漱口是不夠的，外出最好隨身攜帶一支牙刷，利用洗手槽就可以一面沖水洗牙刷、一面刷牙，最後用一口水用力漱口十幾下再吐掉，就大功告成了。

· **牙膏一定要選不含三氯沙的**：三氯沙是強力致癌物，最好要避免，可考慮用有機的牙膏產品，甚至可以自己做牙膏。話說回來，刷牙不一定每次都要用到牙膏，不斷用清水清洗牙刷並重複刷牙也行，不但安全又簡單，也避免牙膏塗在牙刷上快速刷幾下牙面，感覺清涼爽口好像有刷到牙就交差了事。我就經常發現，大多數人的外側齒面刷得還可以，內側牙面就納汙藏垢了。

· **牙線和沖牙機很重要**：牙線與沖牙機的使用，可以有效避免食物殘留在

牙縫間，是避免蛀牙的超級好幫手，尤其是沖牙機，有用過的人才能體會——吃東西後要完全不留食物殘渣是多麼困難的一件事，這同時也突顯出口腔保健的困難性。

漱油的重要性難以言喻

漱油，是近幾年來被推廣開來的古老自然口腔保健法，刷完牙之後，將10至15毫升的冷壓植物油含在嘴巴裡，漱口連續15分鐘以上，利用口水的消化酶做為乳化劑，將油乳化，使油分子變小——漱得愈久、分子愈小，可以黏住其細胞壁主要成分為油脂的口腔細菌，最後連油帶菌吐出口，達到乾淨、除菌的效果。

至於油的選擇，許多書都推薦椰子油，但我相信這與作者的時空背景有關，在臺灣，我最建議用苦茶油，這兩種油皆有天然殺菌的效果。當然，任何天然萃取食用植物油皆可使用，橄欖油、葵花油、花生油與各種健康冷壓油皆可，只要你覺得爽口、能讓你願意經常用油嗽口，都可以選用，否則一暴十寒，效益不大。

總之，口腔衛生一定要特別注意。隨時保持口齒清新，除了早晚細心刷牙，吃完東西後，也要記得喝白開水將殘餘食物清離口腔，有需要時要用牙線剔除牙縫殘留食物；若舌苔很厚，可以用背面有特別凸面設計的牙刷輕輕刷掉，並常常漱口以保持衛生；此外，隨時注意飲食衛生，不要吃太飽、喝太多，避免消化不良而引發腸胃脹氣、發酵、發臭，逆流回口腔，影響口腔衛生，很多人會看病掛號，把它當胃食道逆流治療，其實這是不會痊癒的，唉！

Step 3 正確的飲食健康觀念

每個人每天都必須吃東西攝取營養，方能維持正常生理運作，除了要注意是否攝取到足夠的營養素，還有一些重點跟我們的腸道健康很有關係。

七分飽

　　稍微少吃一點，能讓腸胃生理機能有彈性的休息空間，雖然口慾與飢餓感很難制服，但只要能從一些小改變開始做起，慢慢就能養成不過度的飲食分量，例如一日三餐改選擇低烹調、易消化的食物，晚餐後不再攝取高熱量的燒烤肉類與蛋糕、麵包，若容易飢餓，也可以從少量多餐開始改變，再逐步減少總飲食量。睡前的宵夜盡量減少或避免高熱量食物是最需要注意的，這能避免增加腸胃負擔，並可延長腸道排空時間——腸道能常常休息，才能消化更多的美食。我個人建議三餐要定時，一切遵循七分飽：早餐吃的營養很聰明，午餐吃的適量有智慧，晚餐吃的安閒健康最開心——總之，永遠不要吃太飽，尤其睡前不能飽，七分飽，健康好。

- 早餐一定要吃，而且一定要有營養：不要隨便兩口麵包或餅乾三明治配一杯含糖飲料，也要避免急躁趕時間而引起自律神經失衡，進而導致腸胃緊張，加上只吃到澱粉食物，容易脹氣、消化不良，造成胃酸過高過低或胃潰瘍。請每天稍微早起15分鐘，讓自己有足夠時間吃早餐，以好好吸收營養。雖然有專家建議早餐要吃得像皇帝，但我個人是反對的，每個人剛睡醒時，代謝率仍低，也沒有滿滿的食慾，一下子就吃豐盛的早餐，要如何消化？何況大多數人根本沒時間可以慢慢享受，若想要簡單快速就吃到營養、高能量的早餐，不妨考慮防彈咖啡（Bulletproof Coffee）的理念，這是由戴夫‧阿斯普雷（Dave Asprey）在2009年發明的，「防彈」是比喻一杯黑咖啡加一至二茶匙的中鏈三酸甘油脂（MCTs或有機椰子油）、一至二茶匙無鹽的牧草飼育奶油飲用後，所帶來的高功率身體狀態。我們可用這個觀念來準備所謂的能量營養早餐，例如將咖啡改成澱粉含量較低的杏仁粉、黑豆、黃豆（漿）粉或是最夯的代用咖啡粉——蒲公英根粉，可加一顆蛋與一些蔬果平衡健康又營養。

- 午餐可多一點蛋白質和澱粉：因為上午工作，有體力上的消耗，可稍微

吃多一點來補充能量，尤其需要選擇攝取一點蛋白質與澱粉（執行生酮飲食者可用各種冷壓油加酸醋醬拌蔬菜代替澱粉類食物）。許多上班族的午休時間短，只能以速食等高熱量食品果腹，甚至還有不吃的，容易造就許多腸胃問題。午餐是需要重視和補充的，外食族請盡量找附近標榜健康或有機的餐廳，或自己帶便當，泡杯健康茶、醋、酵素加酸味水果也很不錯，但要避免加熱後會變軟變黃的蔬菜種類，以免影響食慾。

- **晚餐要享受**：有很多專家建議晚上要吃得像乞丐，我覺得這實在不合情理，下班後是一天最放鬆的時候，也最有時間享受，大家不妨安心享受七分飽健康法，犒賞一天的辛勞，但不適宜大魚大肉、吃大餐；如有宴席，最好也要給自己兩個小時以上的時間消化，再上床睡覺，較能降低腸胃機能的壓力。

- **若要吃宵夜，一定要盡早吃**：很多人晚上要上班，忙碌了一整個晚上，一定會有飢餓感，此時若為了健康而堅持不吃宵夜，有時可能會適得其反，容易消耗元氣。下班後洗個澡，盡早吃簡單的低熱量、低升糖指數的好消化料理，可讓腸胃飽足又能補充營養素。

2017年的諾貝爾生物與醫學獎得主傑弗里・C・霍爾（Jeffrey C. Hall）、麥可・羅斯巴什（Michael Rosbash）和麥可・W・揚（Michael W. Young），窺探了生物時鐘的祕密，發現它與地球自轉一年四季、一天二十四小時同步相連的。人們只要遵守規律的生活節律，順應四季變化，就容易享受真正的健康。我們的《黃帝內經》早已明文詳述這健康真理。

配合體質，多吃當季盛產的相生食物

春夏秋冬，生長收藏各有所屬，一個季節會出產什麼，皆是上天注定。多選購當令食材，並配合體質虛實飲食，一定是較容易擁有健康的人。

至於最不適宜的飲食情形，就如冬天吃西瓜、吃剉冰、喝啤酒等，夏天在冷氣房吃麻辣火鍋、吃薑母鴨、喝烈酒等，這都非常容易讓人生病。

春、夏有各式瓜類蔬果，含大量水分，隨著炎日逼近，可以逐漸增加這類食材的比例，既平衡五行又消暑，秋、冬有根莖類（含大量澱粉）、各種堅果類（含大量油脂和蛋白質）開始收成，適當的選擇食用，讓身體儲存能量好過冬，冬季寒冷時人們常會進補，若沒有節制，就容易導致陽火上升，因此酌量攝取蘿蔔、白菜和柑橘類加以平衡，也是好事一樁。

總而言之，多多順天而食，讓身體與大自然融合在一起，自然氣血通暢、精神飽滿、健康自在。

少碰精製澱粉

東方人要改善腸道，第一點就是放棄白米，它除了是高升糖指數的澱粉，也是營養素很貧乏的食物。古代有錢的老爺、夫人、少爺與小姐大多體弱多病，無病也會呻吟，但家丁、長工、佣人、農民與一般市井小民等卻多半身強體健、任勞任怨，就是因為有錢人吃的是白米、甜點、大魚大肉，而下人都是吃糙米、雜糧、野菜、青菜，這就是問題的癥結點——白米沒有營養，只有熱量，但糙米雜糧卻是多了很多微量營養素、蛋白質、油脂與纖維質。

第二點就是盡量少碰白麵粉，純用麵粉製作的麵包、蛋糕、餅乾、麵條、饅頭，雖然容易填飽肚子，卻非是追求健康者需要的食物，何況還有升糖指數高和小麥麩質易過敏、難消化的問題。糯米黏性高，同樣不易消化，大衛・博瑪特（David Perlmutter）醫生在《無麩質飲食，讓你不生病》中，便提出麩質過敏是當今人類健康的最大威脅之一，麩質同時也跟腦部病變、失智、運動失調、癲癇症、頭痛有許多明顯的關係。也就是說，所有彈牙、會黏牙的澱粉食物，主要如麵包、漢堡、甜甜圈、饅頭、包子、麻糬、糯米等，都是高麩質含量，與反式脂肪、增加產品口感的精製糖一樣，會讓身體惹上一堆麻煩。

蛋白質要足量，但要限量

蛋白質是人體僅次於水的第二多結構成分，所有身體結構皆需要蛋白質，

蛋白質不足夠，人的外形一定是削瘦骨感。人體蛋白質由二十二種主要胺基酸組成，其中有八種必須透過飲食攝取，是人體必需胺基酸，是最重要的宏量營養素，所有人類皆需足量攝取。人體絕大多數的細胞分子都需要蛋白質來修復與重建，蛋白質攝取足夠，人才會看起來有肉——有肌肉、有彈性，也才有力量與精神。

雖然攝取足量的蛋白質非常重要，但也要注意比例原則。

一般而言，**動物性蛋白質食物超過30%以上的飲食容易出問題**，肉類消化過程複雜，會耗費大量能量與時間，若吃太多，容易消化不良，引起異常發酵，若因此而讓壞菌當道，會影響好菌在腸道內的生存空間，讓腸道變得不健康，使你容易腹脹、打嗝又有異味，放屁多半是奇臭無比，此時，腸黏膜一定早已受損，營養吸收不良且容易腹瀉，長期下來反而會引起腸蠕動困難與便祕。根據我的經驗，腸躁症與潰瘍性結腸炎的大多數病例，都是這樣吃來的，而且有極高比率的病例都對「少吃肉」的醫囑自律不良，頂多就是頭幾天、頭幾個月忌口；能堅持健康粗食觀念與調理的病人，多數會有明顯的改善，但若後來腸胃症狀又復發，幾乎全都是因為把「少吃肉」拋到腦後，以為已有一段期間沒有胃腸症狀，就自認已經痊癒，而恢復大魚大肉的生活。

人類並不需要這麼多動物性食物，尤其是被人類圈養的雞、鴨、豬、牛、羊等，都被餵食了來源經常出問題的人工飼料，因此常常營養素不均、飽和脂肪酸太高，也有殘留毒素——與遠古時代狩獵而來的肉食品質差得太多了。魚呢？人工飼養的魚類也有同樣的問題。此外，因河川、海洋被汙染，愈大尾的魚重金屬毒素的問題愈嚴重，尤其是又貴又稀少的黑鮪魚，更是絕對不能吃，放牠自由還可維持海洋生態平衡。體型較小的自然生長魚類，因為低重金屬汙染，加上有高含量的EPA與DHA，是人體必需的重要健康元素來源，需適量經常食用。然而就算如此，蛋白質（尤其是肉類蛋白質）最好不要攝取過量，**尤其當你年過四十，更需要節制肉食**。

日本的新谷弘實教授認為，動物性蛋白質來源要小於15%，並因為絕大多

數的乳製品都是經由圈養的乳牛施打泌乳激素以增加產量，加上各種汙染問題不斷，所以不建議多攝取乳製品。他曾在一次演講中提到，自己一年只有在年夜飯吃一次紅肉（豬肉），家禽肉每個月也只吃一次，平時大部分是食用魚貝類蛋白質。大多數人可能很難做到這點，但每天做到不攝取超過15%動物性蛋白質食物，應該不難。我個人一直在確實實踐新谷弘實教授的飲食健康法，心得是腸道健康變得容易保持，食慾與排泄正常，而且精神好和氣色佳。

　　話說回來，一個人一天僅需要攝取100公克左右的蛋白質，雖然100公克新鮮肉類不等於100公克蛋白質，但多吃幾口也可能吃過量。一定要多多留意喔！即使正在執行生酮飲食，也建議蛋白質無論葷素皆要限量，以避免可能出現的糖質新生作用——肝臟透過分解蛋白質來創造葡萄糖——吃太多的蛋白質，將無法達到酮體代謝的狀態。

甜食一定要忌口

　　我踏入完整醫療領域後，在課堂中發問的第一個問題，就是在營養學認證課程問一位德國教授：「我們可以吃蜂蜜嗎？」得到的回答是：「蜂蜜就是糖，而糖是毒。」他以自己在德國的研究報告指出，許多過敏病人即使過敏原檢查結果顯示對蜂蜜不會過敏，但吃了蜂蜜後卻常常讓過敏狀況加重，直到從飲食中拿掉蜂蜜後才終於緩解，因此，即使蜂蜜含有許多營養微量元素，但蜜蜂到處吸蜜，可能沾染各種物質，也無從檢查、分析不同蜂蜜含有的各種不同可能致敏物質，如果你有過敏或腸胃問題，任何甜食——包括蜂蜜——都是不建議的。

　　困難的是，大腦認為甜很好吃，任何人看到都會心情愉快並加減吞口水，但糖真的是多吃無益，甜一入口，便會立即讓口腔養一堆壞細菌，不僅如此，大多數人甜食吃多了，肚子會脹氣——糖（攝取過量且因人而異）在胃裡會發酵，養肥了一堆壞菌，造成異常發酵，再冒一大堆臭氣泡（好菌多屬厭氧菌，在腸胃正常發酵下不會起泡、脹氣）。多餘的糖會幫著壞菌破壞腸道黏膜，傷

害營養吸收與腸蠕動的運作，結果反而讓腸內食糜與壞東西因腸黏膜受損而滲入血液中，造成腸漏症，最後不是便祕，就是拉肚子，營養吸收自然變差，又連帶使食慾變差，形成惡性循環，影響健康。

　　糖可以在體內轉化成脂肪，吃甜食或大量澱粉食物都會發胖，不論果糖、葡萄糖與蔗糖等，都能轉化成三酸甘油脂，也就俗稱的中性脂肪。研究顯示，當我們攝取葡萄糖時，肝臟會依身體需求決定究竟是要將糖變成肝醣儲存起來，還是將糖轉換成能量供身體使用，抑或將糖變成三酸甘油脂。攝取果糖尤其需要注意，因為它會跳過肝臟管制途徑，直接進入下游的新陳代謝，相對容易合成三酸甘油脂——更快形成體脂肪。

小孩子愛吃糖是天性，我們的眼睛一看到甜食，會自然傳送訊息到大腦，引起吞嚥反射——因為澱粉、醣類從很久之前開始就是人類的食物之一。只不過，遠古時代以捕獵為主，沒有那麼多甜食，僅偶爾有機會吃到少量水果與蜂蜜，不至於構成問題，而今日甜食的取得太方便，甚至可以無限量供應，問題就大多了。

糖不可以多吃，尤其是高升糖指數的高澱粉類碳水化合物。自人類進入農耕生活後，對澱粉碳水化合物的依賴性（對葡萄糖的依賴性）愈來愈高，我也是從小就過著三餐都是白米、饅頭、麵條、水果的生活，因此學習整合醫學的前九年，所有的健康方法都做了，就是沒有減少澱粉類食物，直到三年多前開始聽到、看到國內外學者都發現，原來澱粉是讓人類發炎最重要的原因，我才開始減少澱粉的總攝取量，但是深植我心的澱粉飲食習慣持續掙扎，三餐仍有攝取少量澱粉，直到2017年7月參加陳立川博士的生酮飲食演講與體驗，並參考了三本生酮飲食著作以後，才真正刻意減少所有澱粉的攝取，十個月的心得就是，其實現代人很難避免澱粉的攝取，但是要做到減少攝取絕對可以執行。減少澱粉就是減少醣類的攝取，可減少人體發炎反應與肥胖的發生，臨床上有這麼好的結果，當然要推廣給大家——雖然我們不能抹滅碳水化合物對人類的營養貢獻，但是做一些調整來讓自己更健康，非常有必要。

醣類有很多種：好的碳水化合物（如纖維質和多醣體）需要天天攝取（但要限量），纖維質被益生菌消化後，可以產生維生素B群，並促進益生菌繁殖，多醣體可以增強人類的免疫力；不好的醣類（白澱粉、葡萄糖、果糖）在體內會造成血液葡萄糖快速升高、降低，必須藉由胰島素的分泌來調節，如果吃了太多太久，容易轉換成脂肪堆積和導致胰島素阻抗，並繼續引發一系列的健康惡化連鎖反應。

喝暖

腸道溫暖，腸道的血液循環自然好，一切消化程序便會按照計畫走下去，

而喝冰水、吃冰冰的東西，甚至吃冰與冰淇淋是絕對不好的，**胃黏膜接觸冰冷食物，血管收縮、血流量降低，會讓消化能力降低，進而延長食物停留在胃中的時間，食物將容易異常發酵、腐敗，產生脹氣。**少量、偶一為之，可能影響不大，但如果你是愛吃也常吃，腸胃機能長期下來怎麼會好？所以養生專家一定勸人要喝溫水、吃熱食。

　　所以不管天氣有多熱，絕對不要大口喝冰水，即使要喝，也要先含在口腔裡溫一下冰水再吞下去，同樣能消暑、降溫。同理也適用於吃任何冰品，但仍請不要常吃，因為除了溫度低以外，還有大腸桿菌與食品安全衛生的問題。

吃溫

　　要選擇溫性食物，如深色蔬果等，少吃寒性食品，如西瓜、哈蜜瓜、冬瓜、大黃瓜、水梨、柑橘類、青草茶、苦茶與啤酒等——溫性食物可以增強體

力、抵抗力，至於寒食僅能偶而為之，除了大熱天可以平衡一下燥熱，平時最好盡量避免。從門診當中，我發現其實大部分人生病時體質都是寒（氣虛、陽虛、陰虛、痰濕）的，請大家照照鏡子：如有黑眼圈，寒；臉色青青或蒼白，寒；臉色紅潤但舌頭表面腫白，還是寒，是陽虛現象，一般正常人生病時看起來都會像這樣子。尤其感冒屬外感風寒有火，舌面通常皆是淡淡腫腫的，僅少數病屬燥熱體質與熱性疾病（如扁桃腺化膿發炎、腸病毒、傳染性單核球增多症與急性感染症），外表看起來脹紅充血、口乾喉痛、舌燥苔紅。罹患這類疾病時，雖然可以在治療期間吃一些清淡、涼性食物來調整暫時的疾病熱症外，平時也不建議多食寒性食物。

如何自我判定體質的虛、實、寒、熱？

一個人的體質，是行住坐臥一切總合所展現出來的，而一個健康的體質，必定陰陽協調，屬不寒不熱的能量狀況。如果無法保持中庸，這樣的不平衡終會讓身體付出代價，過熱、太寒都是不正常，不可輕忽，而最能影響平衡的，就是平常吃的食物是否正確。

多年來，我主要是用大方向的陰陽虛實寒熱來解釋一個人的體質，雖然中醫把人的體質細分為九種——氣虛、陽虛、陰虛、痰濕、濕熱、血瘀、氣鬱、過敏和正常，也離不開這陰陽虛實寒熱的大框框。

我用2017年最新發明的體質感應儀去檢測體質，幾個月下來，竟然沒有一個檢測者是正常體質，而且絕大多數都是複方體質，也就是顯示兩、三個體質以上，在分析上也倍感複雜，但依照以下的自我判斷方法整合為陰陽虛實寒熱等二分法就很簡單了。

儀器報告用字除了氣、陽、熱、血四個溫暖字眼以外，前八大體質都是加上虛陰濕瘀鬱等字眼，就是告訴我們屬於虛的體質比較多，真正的健康非常少，跟我在實際臨床上觀察到的現象一模一樣。

圖41　九大體質圖

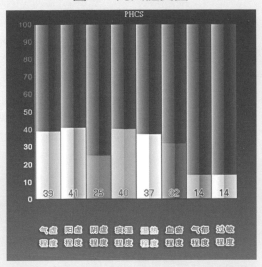

數值高於30即異常，大部分的人皆是複雜體質。

- **一個人的體質為什麼會熱燥陽實？**因為平常飲食愛吃甜、煎、乾、炸、烤、辛香料與紅肉等高熱量食物，水喝太少，蔬果雜糧也攝取不足，加上經常進補及熬夜，主要是年輕人居多。

- **一個人的體質為什麼會虛寒痰濕瘀鬱？**因為平常飲食愛吃冰的冷的寒的與甜的食物，長期工作疲累、緊張、過度消耗，再加上營養攝取偏差（現代人因為主食多半攝取澱粉質與加工食物，加上食材許多是人工養殖與經過基因改良，導致慢性營養素不足及不均衡）。幾乎所有的中、老年人皆是如此，好像沒有例外的，包括我在內，一忙就陽虛了，能不小心嗎？

三十七年的臨床醫療生涯中，我發現大部分病人體質都偏虛（有陰虛、有陽虛）且帶濕氣，這可能是現代社會生活忙碌，不論大人、小孩，精神、體力皆過度耗損，再加上少運動、飲食不正確與保健不足所致，真正燥與熱體質的病人其實很少見，而且都是短期的急性症狀。

我個人也屬虛熱體質是陽虛生火，學習整合自然醫學以前一直深受其害，

尤其是在季節交替、忽冷忽熱的流感盛行季節，容易頭痛、全身煩躁無力、食慾不振，動不動就失眠一、兩天，滿臉痤瘡、眼神暗沉、情緒低落，幸而在危急存亡的緊要關頭，有緣接觸整合醫學，讓我找到正確方向能恢復元氣，重新擁有健康、樂活的生命，但因為工作忙碌不斷消耗，我的體質依然容易偏屬虛熱，需要持續的照顧。原因自然是醫療工作繁重，不僅有原來耳鼻喉科老本行，還增加了整合醫學檢測門診，2016年年底《咳嗽警報》出版後，久咳不癒者慕名而來的病人明顯增多，多少造成體力上更多負擔；此外，為了不斷充實一切自然整合醫學的新知，假日休診時仍需要上課，休閒時間自然變少。雖然生活步調的緊湊會增加身心負擔，但至今我仍能快樂勝任，就是因為我很小心身體的變化，並以正確的方法養生與修復，將疾病生成原因全面預防，這同時也是我願意全心投入自然整合醫學的最重要原因。

　　大部分人雖然體質屬虛，卻有很多人感覺到自己很燥熱而拚命吃涼、袪火，因為方向不對，虛生火，這樣做根本就是倒行逆施，當然結果是沒效的。這一切皆因吃而造成，平時甜、煎、乾、炸、烤與紅肉、乳製品吃太多，加上選擇冰冷、寒性飲食強迫平衡，而生活作息不規律，又不知道要休息，點點滴滴累積起來，自然容易讓身體愈來愈虛。而且，我還常在門診中發現一個問題，一般人喜歡進補，而且是不擇時日進補，碰巧寒流來，吃對了倒還有幫助，要是吃錯時機，對健康其實很不好，何況大部分人都虛不受補，健康危機自然潛伏在你身上。接下來，就跟大家分享簡單的體質自我判斷，以便利用飲食、生活習慣來保持平衡、維持健康：

方法1　看臉色

　　一般來說，脹紅的臉屬熱實，蒼白屬虛寒，但當中仍有各式各樣的變化，使判定變得不太容易，然而，注意幾個基本大方向是最重要的，請仔細照鏡子，看臉色好不好：紅潤或蒼白？是否額頭發青？有沒有黑眼圈？這些實在很重要，身為西醫，更應該注意這一點，望、聞、問、切絕不只是中醫的專利。

如果一時難以分辨，把一下脈象是很好的方法，可以分辨陰陽虛實表裡：陽證一定是脈象清楚有力，臉色有光澤、有精神；陰症脈象感覺起來微弱不清楚，臉色暗淡無光；實熱症則輕按重按皆明顯，臉色紅潤油膩；虛寒重按方有些脈象，臉色蒼白暗沉。此外，表症輕按有脈象，重按則弱，臉色不一，常帶一點黑眼圈；裡症輕按無脈象，要重按才有，人看起來沒精神，甚至會印堂發黑。這些標準組合起來，就產生了許多變化，不同的病情，各有不同變化，很可惜，我那中醫外祖父過世太早，無緣習得把脈妙法。然而，我們自己可以用食、中、無名三指，輕按自己另一隻手腕大拇指邊的橈動脈脈搏，了解一下自己大方向的脈象，再看看臉色確認是否相符，就可以簡單判斷了。

方法2　看舌頭

二十九年前，我仍在馬偕醫院當主治醫師，一位陳姓總醫師非常重視病人的舌頭狀況，時常與我討論、講解許多病因理論與舌頭的關係，我們還一起買了一本舌診與疾病圖譜，這個經驗對後來我到中壢開業後診斷病情時助益良多，我真的非常感激他！小時候，我觀察外祖父看病人時，除了把脈，他一定會請病人張開嘴巴、伸出舌頭，當時我不懂為什麼，但自己開業後就發現到，單憑局部器官看病很容易誤診，進而容易思考方向錯誤、開錯藥，誤人健康。把舌診放入診斷清單中，只需幾秒鐘就能知道病人的虛實寒熱，即使病情不明顯，給藥也有大是大非方向，不易出錯，且常有意想不到的驚喜發生。

一般來說，苔白屬寒，苔厚黃屬熱，黏膜顏色淡屬虛，黏膜顏色紅屬實，你可以檢視一下大致的狀態來判斷，配合調整飲食與生活方式，一定能趨吉避凶，減少病痛纏身。

方法3　看尿色

沒病沒痛時，若尿色通常淡淡的、量多，大多是寒，反之，色濃就屬熱。這是個參考，其實水少喝一點，尿就會濃，顏色會變黃，量自然變少，自然就

「熱」了，也就口渴了，水多喝一點，就會恢復正常。平時檢查自己的尿液、尿量與顏色，有異常就趕快調整生活飲食與飲水量，如不能恢復，就需要至醫院做尿液檢查，以了解真正的問題所在。

方法4　看大便

所謂理想的大便，除了排出順暢外，大便會像黃金香蕉般軟硬適中，載浮載沉（會稍微浮在水面是重點，顏色黃金不黃金並非絕對必要），遇水攪動就會溶化，不會臭氣熏天，甚至還有一點草香味。排便是人生一大享受，每天擁有最好的排泄物，代表著腸胃健康。

從一般的醫學角度來說，三天一次至一天三次的排便頻率都屬正常，但大便囤積在腸內兩、三天，會有多少細菌生活在其中？真不知道腸道淋巴系統要耗費多少能量才能維持健康！因此，一個人最好每天還是能排便一次到二次。

便稀溏屬虛，便硬屬實，顏色淡白屬寒，暗黃屬熱，如果有惡臭味就一定有問題，表示腸道內含物有異常發酵、腸黏膜發炎的現象，排便若帶血或黏鼻涕狀分泌物，需要立即從飲食上改善，不僅要減量，還要少肉、少甜、高纖維、高益生菌、高酵素飲食，直到恢復正常排泄。

當然，永遠保持這樣的飲食習慣，才算真正的健康，但若改善飲食幾日仍不能改善，就必須至醫院檢測、治療，避免拖延病情——2017年，大腸癌已九度蟬聯國人癌症排行榜冠軍了。

每個人早上排便，都要檢查是否有黃金香蕉大便，長期保持完美大便雖然困難，卻是人人都應努力的目標。有好大便，才不會讓腸胃損傷。平時要有正確健康的平衡飲食，多穀、多纖維、多溫暖、少糖分、少肉、少冰冷，加上正確好油脂攝取比例，心靈常保平和穩定，以免影響自律神經平衡而干擾腸道，此外，每天適量運動會增加腸蠕動與水分營養吸收，順時鐘按摩肚子也能幫助腸道蠕動與排便。

然而，隨著年齡漸長，腸道機能會慢慢漸差，要維持腸胃健康，更需要每

天補充富含益生菌的食品，如味噌、有機醬油、豆腐乳等發酵食物。我比較不建議發酵乳製品，因為華人90%有乳糖不耐症，牛乳又是最主要的食物過敏原，同時市售產品都有糖過量、加起雲劑和各種不知名添加物等問題，需要小心一些。

健康的人可靜可動，體力充沛，能吃又好睡，但若動一下就喘、感到體力不勝負荷，臉色暗沉蒼白，睡眠品質降低，甚至有老之將至之感，那就是身體變差、變虛了，請找出虛弱的原因，加以調整。多年來，透過病人接受預防醫學檢測儀器得到的報告，我發現造成體力虛弱最常見的原因有三：

其一，腸胃機能變差而導致營養素不足所造成。這個問題較簡單，只要指導正確飲食、吃有機且多樣化食物，但一定要少澱粉、多好油、適量蛋白質，多吃腸道保健料理（我最鍾愛味噌料理），大部分是可以迅速恢復的。

其二，重金屬過量、汙染。這個問題在前面的章節已詳細說明，請減少或避免攝取可能有重金屬汙染的食物、禁用塑膠包裝或罐頭儲存的食品，不吃不明來源的藥材等，平時則記得多食用生菜、蔬果汁、香菜類與各種潔淨海帶、紫菜類等，持之以恆，必有成績。

其三，慢性黴漿菌感染。我在《咳嗽警報》有詳細說明，微小的黴漿菌常寄居在病人紅血球內生存，只要有發現大量紅血球受到黴漿菌感染破壞，必然會影響紅血球攜氧能力，平時沒運動時可能看不出來，只覺得生活有點累，沒事會清喉嚨、乾咳幾聲，一旦有體力消耗（如運動、勞動或感冒時），很快就會因為健康紅血球不足、攜氧降低，造成缺氧而容易喘氣，這也正是大部分感冒病人一直咳嗽的主因。虛弱病人一般都有檢測到黴漿菌感染的問題，要改善這個狀況其實不難，主攻腸道讓機能恢復正常，血液自然乾淨、雜質少，免疫功能自然好，黴漿菌也會消失殆盡。此外，還要正確控管飲食，並注重環境清潔，如此下來，不需一星期，你的體力就會迅速恢復，不再感到虛弱無力。

反之，若是你平時體力超好、臉色紅潤，不需要太多睡眠，也能隨時保持高昂的心情，應是屬實的體質。雖然這表面上看起來很好，活力無限，精神飽滿，但長期下來也要小心生命蠟燭燃燒得太快，尤其要特別注意肝臟的健康，最好常常檢查。此外，這種人在年過四十後容易有血壓偏高的現象——這種情形在接受自律神經檢測、體質感應儀檢測與能量檢測時會明顯呈現出來，其報告通常會出現嚴重的交感神經偏向、陽能量指數過高。

體質屬實者，可以多利用緩慢腹式深呼吸法來做平衡，每天找一個安靜、能放鬆的地方，花15至30分鐘靜坐、放鬆、冥想，此外，也可以多聽自己喜愛的祥和心靈音樂。食物方面，勿接觸含咖啡因成分的飲料，如茶葉、咖啡、可樂等，也不要吃太多肉食與飲酒——這類病人在飲食上通常就有這些偏好。如果狀況沒有改善，才需要看整合醫學醫生，用天然草藥與生物科技產品調整恢復正常。

注意，每個人一生在生理健康的消耗與補充上，總質量方面大致是公平的，沒有人可以例外，一定不要等閒視之。平時酒色財氣退一步、少一點、讓一點，都會讓我們健康多一點。

方法6 看身材

首先分辨瘦胖壯弱，大致上，瘦的人偏屬虛症居多，壯碩的人屬實居多，虛弱瘦骨嶙峋當然是虛症，胖是虛而不實，仍偏屬虛居多——那些運動員、軍人或練武者，壯碩又擁有精實肌肉，大多是最健康的人。你會瘦，大概是因為消化道吸收機能較差或食量較少導致，自然體力會較差、有點虛寒現象。你會胖，幾乎都是能吃加少運動的整體結果，營養熱量高，新陳代謝與腸道蠕動又不好，容易表現出潮紅與容易流汗的虛熱現象。

一個擁有全面健康的人一定是好臉色、動靜自如、允文允武、不胖不瘦的身材，一輩子維持好身材是一個高難度考驗，必須要有全盤健康知識與堅持執行的決心，才能為自己創造長壽健康的願景。

能睡固然重要，好睡更重要——陰陽協調才會好睡，睡不好甚至失眠的病人幾乎都屬長期陰虛的體質，臉色不僅難看，情緒又低落。要怎麼恢復呢？我個人檢查發現，失眠病人的身心靈需同時調理，才能達到治癒的目的。

首先要建立醫病信任，失眠是一個長期身心俱疲的整體問題，非三、兩天能解決，至少要三至六個月逐漸恢復；醫病信任，醫生才有機會了解病人的心理癥結，從內心深處根本解決。飲食方面完全以溫暖食物為主——幾乎所有病人的檢查結果，都有陽能量非常低，營養素多數處於非常缺乏的情況。此外，病人的脊椎也常因為長期鬱悶而明顯駝背或側彎。

由於上述原因，要徹底改善失眠，需從心境上、營養素補充與脊椎調整做起，若僅願意處理失眠生理症狀，即便是服用天然生技產品，效果也大都不好。其他生活方面的調整，例如多接觸好山、好水與陽光，多聽聽輕鬆悅耳的音樂，多走路運動，做體操與拉筋骨，經濟能力許可的，我甚至會要他們請假去度假村「關起來」，手機不要開、不要上網，晚上十一點前上床睡覺，可搭配一些幫助睡眠的營養補充品與花精或精油產品。若能連續十四天完全不吃安眠藥，時間一到就安然入眠至天明，那你就從失眠畢業了！

一個健康的人陰陽虛實寒熱適中，平時一定是笑臉迎人、較容易有好心情，遇事處變不驚，擁有控制情緒的能力；相反的，如果總是臭臉迎人，負面想法很多，則屬負能量太多了。負能量屬陰，時間久了，自然容易讓身體變差、變虛弱。當然，平日工作太忙、太累，也會影響情緒，導致心情低落，進而影響健康；然而，平日情緒水平過於高昂興奮，也不是好現象。自我要求高又求快速，身體常處於神經繃緊狀態，會導致交感神經過於興奮，引發自律神經偏向交感神經失調——能量偏向實熱，若年紀大了，很容易引發心血管疾病併發症。

因此，請每天都要騰出一個空檔時間，在安靜的地方獨處，閉目養神，完全放鬆，什麼都不想，讓紛擾思緒逐漸恢復平靜，覺得有達到空（至少比較清爽）的境界與安寧和平即可，此時心境清澈如水，對一切事物看法自然冷靜客觀，自然容易正確做出判斷。

如之前提過的，情緒管控不佳，也可能是毒素造成的——愛生氣、叛逆傾向與易出現動粗行為，有可能是重金屬血鉛濃度過高導致（當初連我都對這種結論感到震撼，遑論病人家屬，但一張張檢查報告就明明白白地擺在眼前），這種情形有時就不是心理輔導或吃藥可以治療的。我大都會建議愛生氣的大人與小孩一定要接受重金屬檢測，若確認是重金屬毒素所導致，就要第一優先治療重金屬問題，效果絕對可期。

我相信一定有些犯罪者之所以犯罪，背後真正的原因是重金屬擾亂中樞神經系統，這一點不知道能否在哪一天受到高官政要、醫界大老的重視，撥一筆經費做完整檢測統計，相信報告結論可期，同時用行政程序免費執行治療，否則關再久、心理輔導再久，放出來仍是繼續犯案。雖然成年人的神經系統已完全定形不能改變，但至少清除重金屬後，受重金屬干擾的神經傳導酵素系統可以恢復機能——我的病人家屬常會告訴我，他的心情好多了，因為家裡平靜、祥和多了，他們一家人又看得見希望了。

看診日記

最近有一個小病人年僅三歲多，每次感冒來看診時的哭號聲及反抗程度都無與倫比，我和其父母根本就受不了。於是我特別騰出時間解釋，試著請父母了解做重金屬檢測的重要性，沒想到他們竟然願意接受。果然，小朋友體內的重金屬明顯超過正常值。

在小病人接受螯合重金屬治療後，僅僅兩個星期就看到驚人的變化：孩子的母親發現，原本脾氣超暴躁的他開始會與人溝通；幼稚園

老師則發現他的學習專注力提高，也有互動……，如今，一直很害怕去接小孩的媽媽，突然非常期待小孩子快點下課呢！

　　這就是我診所臨床上經常會出現的溫馨故事，但先決條件是父母要先敞開心扉、相信醫生並完全配合，不要自己自作聰明而混亂治療效果——這是我在臨床上會遇到的阻撓狀況，每次看父母帶著小孩子頭也不回地走出診間，都讓我心痛不已。

方法9　看生日

　　春耕、夏耘、秋收、冬藏是大自然定律，中國古老智慧早已清楚了解到一年之間的四季變化與二十四節氣之分，並依此可以準確反應植物與天候的相關變化，指導農事，順天而行。

　　人類與任何生命包括動植物皆一樣，必須與大自然合而為一，順應四時，讓所有的臟腑活動及氣血運行，都與二十四節氣同步運行，順著氣候陰陽消長而不斷變化適應。

　　學理上，五行（木、火、土、金、水）配合四季節氣，就是：春屬木、夏屬火、長夏屬土、秋屬金、冬屬水；相應於人類五臟六腑則是：木肝膽、火心小腸、土脾胃、金肺大腸、水腎膀胱，各生出喜、怒、思、憂、恐五種情緒（五志），與酸、苦、甘、辛、鹹五種味道（五味）。

　　五行既可相生也會相剋，相當好記，一定要清楚木生火、火生土、土生金、金生水、水生木是相生，但金剋木、木剋土、土剋水、水剋火、火剋金是相剋。與自己屬性相生食物要經常甚至刻意攝取，與自己相剋屬性食物則避免，或只當作食療短期調節過熱過寒體質使用，相生不一定永遠是好的，相剋不一定永遠是敵人，深入了解自己的屬性，並於日常生活食衣住行中實踐，絕對能為自己的健康大幅加分，也就是說，自己的體質五行屬性，其實不需靠別人，是可以自己判斷的。

判斷自己的五行屬性三大重點

對照自己對常吃食物的相關反應	確定食物的屬性	參考自己的農曆出生季節
喜歡又常吃的食物，身體若是健康的，代表正確相生；若是多病，代表錯誤相剋，再從食物的屬性回推，大約可以知道自己五行所屬。 舉例來說：如平時愛吃寒性蔬果，如你仍然身強體健，表示你五行應屬大火或木性為主；變得體弱氣虛，表示你五行應屬微火或水性為主。	詳查這些食物屬性，以多數人看法為準則，再配合相生相剋原理即可了解。 例如：你是冬天生，可能屬水性為多，但若身體情況很差，飲食上習慣生冷寒性食物，只要飲食增加屬木火等溫補食物，去掉冰冷食物，減少水性和屬金食物，自然能迅速改善健康。	春天出生的大概是木多水旺；夏天出生的大概是火多缺水；秋天出生的大概是金多土旺；冬天出生的大概是水多缺火。 農曆生辰反映個人與大自然四季五行的整體總結，內藏玄機，發人深省。 例如：你是冬季出生，體質大致屬水，因為木能生火，所以多攝取屬性是木火的食物，自然能生火，保住「火苗」不滅，就能健康。除此之外，你要小心水剋火，平時如果攝取太多水性食物，反將火熄滅，元氣變弱，臉色差、沒精神。 這並不是說相剋食物完全不能夠吃，但是絕對不要多吃。

方法10　看氣候

全球溫暖化的今天，氣候瞬息萬變，我們的身心需要配合天候而隨時調整。切記，虛與實證體質在感受上是完全相反的，舉例而言：早上下大雨需要穿薄外套，中午大太陽又汗流浹背，晚上寒流到氣溫遽降變成嚴冬，在這樣早午晚溫差非常大的氣候裡，健康的人有非常好的適應力，但是虛弱體質的人就不一樣了，早上下雨可能就著涼打噴嚏，中午悶到就跟著腹脹沒食慾，晚上一寒冷可能就真的感冒發燒了。

因此，虛弱的你，早上要多吃溫暖、喝溫水，少進食水性食物（如瓜類、柑橘類等），中午熱就減少平日三成飲食量，並且盡量不沾甜食，仍要喝溫水，飲食以清淡溫性為主，晚間氣溫降低後，再稍微補充午間飲食之不足。

若是熱實體質的人，早上下雨反而覺得很舒服，中午太陽一曬大受影響，面紅耳赤、頭痛發作了，晚上再一寒冷，血管收縮可能血壓就會衝高，若是中老年人就更危險了，此時，自覺燥熱的你要記住──任何時候皆要避免吃甜、煎、乾、炸、烤與麻辣食物，中午最好僅吃生菜沙拉與水性為主的果菜汁，多攝取能抗發炎的高Omega-3食材，並隨時補充清涼水分，晚上確定身體無恙後才能恢復平常的飲食。

　　這種溫差大的天氣最可怕，無論什麼體質，飲食與體力的消耗都需要有所限制，自然能輕鬆度過，避免健康遭到威脅。

虛症的人	實症的人
・碰到溫暖回溫天氣，感到很舒服，在寒冬裡容易怕冷。 ・下雨天或寒冷天氣裡，喝熱湯感覺到很舒服。 ・氣溫遽升降，容易拉肚子、消化不良，繼而引發各種病症。 ・寒冷季節裡，容易著涼感冒。	・碰到涼爽的下雨天，感到很舒服，冬季較不怕冷。 ・大熱天裡喝清涼飲料等食物，感覺到很舒服。 ・氣溫遽升降，容易導致身體發炎化膿。 ・夏季時容易口乾舌燥。

　　綜合以上幾點，就可以知道一個人的能量狀態屬於虛實寒熱哪一種，能了解自己的體質狀況，並依此調整生活，直到自己保持陰陽平衡，這中庸之道就是最高指導原則。我在學習自然整合醫學過程中發現一個事實：會談到五行生剋的醫界老師，都是充滿自信的治病高手。

　　有些人覺得自己上火了，不斷喝青草茶與吃西瓜，卻仍然無法改善，針對這種情況，我發現一個現象：這些人雖然口乾舌燥，但舌面表面仍有點白，其實是「假上火」，是長期飲食大補大寒不均衡所引起的，遇到這種情形，吃藥大都無效，一定要拒絕大補食物與寒涼冰品，只吃清淡烹調、生鮮食物與溫水，尤其要做到一天一碗味噌魚湯、一杯純胡蘿蔔汁（可加蘋果或檸檬汁）或其他中性蔬果汁，另加一碗深色生菜沙拉，多吃抗氧化、抗發炎的食物，少吃

一點容易發炎的澱粉與甜食，平衡熱量攝取——只要有做到，通常不到一個星期就會看到明顯改善。此外，我的處方只開一些益生菌、酵素與保肝藥，並告訴病人，若有改善就不需要回診——把正確的飲食變成日常習慣，才是真正的良藥。

吃的藝術是每個人的必修課，因為人要吃三餐，體質又各有所異，所需食物屬性便不同，所以我們必須對食物的寒熱屬性、自己體質的虛實有充分認識，否則將造成許多不必要的病痛，甚至危及生命。

臺灣冬季的薑母鴨、燒酒雞熱補文化就是最好的代表，這些食補並不是不能吃，但吃的時機很重要，使用大量老薑母、麻油、米酒的料理，午時提前攝取以提升陽氣，用得好能補充元氣，舉例來說：產婦身體缺血、最虛弱的時候，坐月子時適量吃麻油雞就很適合；一般人在天氣濕冷時酌量進食，能讓身體溫暖，不受寒流影響而感冒，但經常吃或不擇時日、天氣與季節地想吃就吃，可就不建議了。

雖然大多數人體質屬虛，冬天吃補自然天經地義，只是要根據體質適當吃溫補才行。然而，因飲食多肉與甜、煎、乾、炸、烤而有肝火上升現象時，補太多了，反而更加虛熱，就像火包冰一樣，容易發生問題，尤其在燥熱天候又選擇晚餐或宵夜陽消陰長時吃，更是危險。

溫暖的食物對人類健康有最大的幫助，中醫早有說明：「上藥」最能延年益壽，而且一定是甘甘溫溫的，可以長期服用的，「中藥」帶一點五味雜陳，具有許多治病療效；「下藥」幾乎以苦寒為主，用以瀉下、排毒、去膿瘡。因此，平時無病、無痛時，要多吃溫性、中性、溫暖食物（多屬上藥與中藥範圍）來維持健康，只有身體失衡變躁熱或虛寒時，才有需要暫時改變一下攝取食物的屬性種類，做為調整用。

食物的熱與寒屬性早有區別，但對一般人來說可能會覺得太複雜，不過有幾個方法能讓我們輕鬆分辨，加上利用烹調互補、調整、改善，大致上問題就不大，別忘了要根據當天自我體質判斷來選擇適合的食物哦！

看顏色的深與淺

顏色愈深，大致上屬溫、暖色系者，如黑、紅、紫、棕、黃與深綠色等皆屬較溫暖性食物，而深紅比淺紅顏色食物來得溫暖。顏色愈淡、大致上屬寒冷色系（尤其白色系列）者為寒涼性食物，淡淡的顏色食物大部分皆屬之。

一般最常見的對比就是：紅肉紅龍果與白肉紅龍果；胡蘿蔔與白蘿蔔；紫山藥與白山藥；紫米、糙米與白米；黑芝麻與白芝麻；黑糖與白糖；紅豆與綠豆；黑豆與黃豆；紅酒與白酒……等，例子不勝枚舉。我個人在門診經驗中也發現，生病的病人很少是熱實病症，絕大多數都是虛症主軸——即使在夏天也一樣，感冒、咳嗽、腸胃炎與眩暈、耳鳴等種種虛症，仍比各種熱病如扁桃腺炎、腸病毒與各種疔癤癰感染症等多很多，因此多挑選溫暖食物，是大部分病人時時需要注意的分內事。

方法2 **看含水量多寡**

大致上，水分愈少愈溫暖，含水分愈多愈寒冷，同樣是瓜，絲瓜比黃瓜、冬瓜溫暖，至於西瓜，幾乎是水分，自然屬寒，同一種食物乾燥後或醃製脫水後都會轉變成比較溫暖的屬性，如蘿蔔乾與蘿蔔，大家都知道蘿蔔涼寒，可是老蘿蔔乾卻可以燉排骨補補身體。所以喜歡吃大白菜又怕吃太多的人，不妨吃韓國泡菜或酸白菜。

方法3 **看生產地的緯度與氣候**

同一蔬果，寒帶生產的一般比熱帶生產的溫暖，乾旱地區的作物也比潮濕地區的作物溫暖，同時也比較有營養，這大致上與種植時間與成熟時間長短有關係。

舉例來說：同一種蔬菜，在高山種植會長得比較大，顏色濃郁，纖維也比較多，種植的時間也長，營養自然豐富，口感也比較好，像是大家耳熟能詳的高麗菜與南瓜，高山種植的高麗菜又大又重，吃起來甘甜爽口，高山南瓜也比

平地種植的鬆軟好吃，纖維、澱粉質與礦物質維生素含量皆高出許多。反之，平地種植的常常水水的、淡而無味。

方法4　看有無辛香味

辛香屬溫甚至屬熱，用於食物調味用居多，適當使用有提氣、活血、通血脈、健胃、宣散、化瘀等功效，因可以發汗祛寒，**預防感冒或剛受寒傷風之際煮一碗薑湯或生薑蔥花湯，可以增加體溫，促進血液循環與發汗、祛外感風寒**，只要不過量且注意盡量早上或午時前食用，好處很多，對流鼻水、頭痛、畏寒、腹痛、腹瀉都有幫助。

辣椒與薑，不論內服或外用，都可以通筋骨、治療肌肉關節腫痛發炎，有些則對清除體內毒素（尤其是重金屬）有絕對重要性，如芫荽、蒜頭、洋蔥等最為出色。

其他香料如咖哩、胡椒，因抗氧化值非常高，常吃有清除自由基之效，對於保持健康、延年益壽很有幫助。

方法5　看甜度

太甜的食物通常有比較極端的屬性，荔枝、龍眼、榴槤、波羅蜜等甜度高、水分少，屬熱性食物，甘蔗甜但水分多，屬寒性食物。一般來說，溫暖食物不會太甜，皆屬中庸之道，也是一般食物最多的味道——甘而不甜膩。食物的甜度幾乎來自於內含的糖分，但糖分攝取過量容易發酵發脹，影響食物的消化與吸收，因此一般都建議減少攝取，而且盡量在飯後兩小時以後再吃，以防止增加腸胃負擔——甜點與水果在飯後立刻吃，是不好的，許多學者建議飯前吃，就是因為如果在已經滿是食物的胃腸裡，再加糖進去攪拌，不僅容易進行發酵作用，更容易因異常發酵引起腹脹、消化不良，容易導致慢性胃發炎與胃酸逆流。

因此，**不只要少吃甜食，還要擇時而吃**。

方法6　看有無苦味

一般而言，苦就是寒，如苦瓜、黃連與蓮子心，僅咖啡一族屬溫可強心，是例外，但也絕不能多喝，以免心臟興奮過度、失眠。一般常見的青草茶，常常是很苦寒的，都有清涼、退肝火之效，每到夏天就到處可見。只不過，除夏季或特殊熱症疾病外，其實不宜經常服用，也不適合長期當保健品服用，當自覺心火、肝火恢復正常（如不會煩悶、心悸、頭脹、口乾）就要調整停用。

在實際門診經驗中，許多中老年人夏天來求診時，主訴經常口乾舌燥、嘴破與喉嚨乾，他們有不少人一不舒服就喝杯苦茶退火，可是喝多了又腦眼昏花、沒體力，不喝又覺得火氣大，進退兩難。其實問題很簡單，是營養不良加天氣太熱的虛火現象，只要少吃甜、煎、乾、炸、烤的食物，以及紅肉與酒，不熬夜，多喝鮮魚湯、多吃青菜、多喝果菜汁，只選擇平和中性的食材，就能改善火旺。青草茶本來就不宜常喝，這些病人遠遠看似乎都很強壯，近看就發現他們眼圈暗沉，正是苦不宜多吃的鐵證，只要改多吃甘、平、清口味的新鮮營養真食物，禁吃辛辣、油膩、重口味，通常都能看到改善。切記要避免苦味傷心，否則最終將影響心血管健康。

方法7　看食物的溫度是否太冰涼

冰冷一定屬寒，即使是溫性食物，只要是冰冰的下肚，少量影響不大，若分量大仍容易增加身體負擔。腸胃要消化食物時，需要充足的血液供應，冰的食物會讓胃腸冰冷，血管馬上收縮，先是消化延遲、異常發酵，引發一連串失衡生理狀態，甚至於造成發炎，中醫講的虛熱，就是這個道理。愛吃冰的人要節制，再怎麼樣，也要克制口腔太多冰冰涼涼的享受。想要退火，只要少吃肉食、減少高熱量的澱粉甜食、多吃生菜與果菜汁，加上七分飽，然後多喝水，其實就可以達成目的。常聽病人說什麼我們家體質天生火氣大，才要吃冰、要喝青草茶退火，但仔細一問就知道：小朋友幾乎都以牛奶、肉類與澱粉為主食，總是肉、奶加白飯，蔬菜都只有吃兩、三口，或是吃吐司、三明治、漢

堡，中間再來個餅乾、糖果、巧克力；大人則多半是太多肉食加過度烹調、蔬果量不足，再加上生活不正常所導致，跟遺傳實在搭不上關係。

　　以上這幾個簡單的食物屬性判斷方法，總合一起用，大概八九不離十，簡單來說，冷冷的、水水的、白白的與甜甜的，大都屬寒。多知道食物的屬性，就能根據身體的狀況，利用適當食物對應，以調整失衡、不適的身體回歸正常，減少疾病停留的時間。最簡單的例子就是感冒，從中醫來講，感冒就是風寒有火，表虛裡熱為主，需要溫暖行氣食物調理，且禁吃寒性食物，正在急性發作期還要注意不要吃太飽或進補，刻意減少食物攝取量，水分足夠即可，多讓腸胃休息，讓免疫系統可以集中所有力量於對抗感冒侵襲──此時若吃太得營養甚至燥熱補品，並不合適。感冒時胃口會不好，是大腦下指令保護腸胃的方法，所以飲食方面多喝熱水、多一點熱湯，口味清淡為主，放一點鹽、放一點蔥花、香菜提氣味，就是最好的做法。至於婆婆或媽媽的愛心肉肉、飯飯、甜點與牛奶製品，最好要等病情穩定、有欲望進食時再供應即可，這樣一來，較能輕鬆度過感冒，也較不容易併發難纏的中耳炎、肺炎甚至腦膜炎。

食物的五行

　　五行食物常有多重屬性，加上烹調方法和屬性彼此協同關係難有定論，我個人多年整理心得大致如下，僅提供參考大方向。

・木屬性

(1)**酸味屬木，入肝膽**：現代人三餐過量不正常，生活不規律又熬夜，肝臟負荷太大，平常適當吃點酸的健康食品養肝來調理有其必要的，如常見的醋、檸檬、橄欖、金桔、酸梅、山楂等，能強化肝功能，排毒、去脂、讓精神氣力變好，但千萬不可過量，否則反而傷肝，例如每日滿滿一杯隨身杯的切塊檸檬就太過了，養肝不成卻先傷了胃腸。

(2)**青色屬木**：如大芥菜、芹菜、深綠色葉菜類、豆苗皆是，蔬菜平和，多吃對腸胃蠕動、吸收有幫助，但腸胃不健康的人則要注意，許多葉菜類的纖維粗，較難消化，反而容易造成腸胃蠕動不良的現象。

(3)**豬肉屬水帶木**：溫和適合大部分人食用，毋需多吃，避免營養過剩。

(4)**根莖類常屬木**：如蓮藕、牛蒡與蘆筍等等，纖維多，正常人吃可通腸利便。人參亦屬木——屬大木，建議用老人參，可以在體質虛弱時或病癒休養期適量的服用，老參雖然溫養五行、適合任何體質，價格卻比較昂貴。

(5)**春天屬木旺**：天候潮濕，乍暖還寒，吃過酸易傷肝、抽筋，要限量吃酸性食物。

(6)**吃木屬性食物會舒服的人，代表你喜歡木元素**：建議留長髮，穿綠色襪子、偏綠色調的衣服，多親近森林、原野、綠色大地。

· **火屬性**

(1)**苦味屬火，入心與小腸**：苦味食物與中藥一般皆屬寒涼，可清心火、去煩熱，是夏季飲食大宗，但不建議經常食用，尤其虛寒體質或生病期間，更是禁忌，需中醫診斷處方，勿自作主張。除了口乾舌燥、面紅耳赤、嘴爛生瘡等心火旺病症等極少數外，請不要多吃，平時能不能吃苦味食物，觀察自己的排泄物就可以知道。便硬、尿黃，表示偏熱，還可以吃；大便稀軟、尿色淡，就一定要避免——尤其是苦茶、青草茶，不要貪吃自找麻煩。

(2)**紅色屬火**：紅色通常代表溫暖與熱量，寒性體質氣色差的人可多吃紅色食物滋養，常見的紅色食物有紅豆、紅棗、胡蘿蔔、紅辣椒與紫米等，「五紅食物」更是缺火者的最愛——紅皮葡萄（巨峰葡萄）、紅辣椒、紅番茄、紅皮洋蔥和紅蘋果。

(3)**牛肉屬火**：內含能量高，但多吃火氣太大，容易煩躁，建議限量攝取

即可，除了運動員需耗大量體能又需要拼勁可以有效消化能量外，不建議當主食肉類。

(4)**果類常帶火屬性，是樹的結晶**：紅系列水果像火一樣在樹上跳躍，如龍眼、荔枝、榴槤、紅毛丹與山竹等。

(5)**夏屬火旺**：夏季炎熱高溫、陽光熾烈，自然火旺，食物盡量清淡清烹調，多攝取水元素較高的蔬果食物，可以平衡暑氣。

(6)**吃火元素的食物會特別舒服，代表你喜歡火元素**：請多接近陽光、多做戶外運動，穿紅色系和暖色系衣服、鞋襪，避免陰暗潮濕的環境。

·土屬性

(1)**甘味屬土，入脾胃**：如眾多澱粉穀類與含糖類食物，適合大部分人食用，可以提供熱量、營養，有助於補益身體，是每天都會需要吃到的食物屬性。請盡量食用食物的原始面貌，如糙米、全麥、五穀雜糧等，只要非精製且不要烹煮成大甜、寒涼的料理，都對溫補脾胃有幫助。屬土的食物是後天之本，能夠生化成各種營養素，滋養人體各臟腑、器官、組織、細胞，重要性絕對不容忽視——萬病歸脾土，醫病先醫腸。

(2)**黃色屬土**：大地為生命之母，接近大自然的人較健康，脾、胃在人體中亦是如此，經常食用的黃色食物有香蕉、玉米、黃豆、南瓜、菱角、甘薯、芋頭等。

(3)**豬肚屬土**：可緩和與調節情緒，適合心情煩躁時適量攝取。

(4)**根類多半屬土**：根類藏身土中，易使人穩定心不妄動。

(5)**四立（立春、夏、秋、冬）前後屬土**：尤其農曆六月，也可以指夏秋季節交換前的最後十八天，補充土元素健脾開胃，只要適量不超過就可以。土養四方，貴在養生，適當補充土元素，方能開心迎接季節的交換。

(6)**大部分人攝取（澱粉類）土元素的食物都會感到舒服**：這是正常現象，但不要過量攝取變成「飯桶」，以免影響身材、傷害健康。

· 金屬性

(1)**辛味屬金，入肺與大腸**：能祛寒行氣、疏通經絡、發汗宣散，增強新陳代謝、抗炎、抗感冒，適量食用有助發汗、祛寒、行氣、提升體溫，而且辛香食材（如蔥、薑、蒜與辣椒）皆是高抗氧化食物，又有豐富含硫胺基酸與礦物質，對於排毒與清除自由基有非常好的功效。

(2)**白色屬金**：顏色白白的食物性偏平、微涼，潤肺祛痰且促進腸胃蠕動，常見的有白蘿蔔、山藥、茭白筍、薏仁、百合、白豆芽、白木耳等，主要都是用於平衡虛熱體質。

(3)**雞肉屬金**：可凝聚情緒，攝取太多易緊張——食物營養要適量平衡與多樣化，最安全健康。

(4)**種子堅果部分歸屬金**：含大量的能量和各種健康油脂、礦物質，可以凝聚力量，是植物延續生命之源，能有效補充營養，建議經常適量食用但少用烘培的方式，避免上火。

(5)**秋天屬金**：辛味入肺與大腸，在秋天較乾燥，偶有秋老虎時，不需要吃太辣，避免傷肺與大腸，讓隨之而來的冬季容易感冒。

(6)**平常吃金元素的食物會很舒服，代表你喜歡金元素**：建議短髮，多穿白色、淡色系列的衣服鞋襪，配戴金飾，多使用精油做芳香療浴，保持環境通風流暢。

· 水屬性

(1)**鹹味屬水，入腎與膀胱**：如醬油、鹽、鹽醃製物等，不可多吃，有機天然產品可以補充鈉又有各種營養素，有助於健康，重口味者或是使用化學醬油與精緻鹽，更要注意攝取量，多吃易傷腎。

(2)黑色屬水：一般具有固腎強骨的功效，幫助腎臟、膀胱與生殖系統機能，鞏固水元素，常用的食材有黑豆、香菇、黑芝麻、黑棗、海帶、烏梅、黑木耳等。

(3)魚肉屬水：EPA與DHA能供應大腦能量，同時降低發炎指數，加上魚肉的蛋白質容易消化，兩者相加使人聰明，不妨常來一碗味噌魚湯，補充營養，降低發炎指數。

(4)淡色、含水量高的水果蔬菜類多帶有水屬性：常見的綠色植物雖以屬木為主，但皆帶多量水屬性，多吃有益健康，可幫助腸胃吸收。但要注意，含大量水屬性的寒冷食物，如白蘿蔔、大白菜、冬瓜、西瓜、香瓜等，對於長期身體虛弱、體能衰退、氣虛、腎虛者，僅能少量攝取，但在炎熱天候和燥熱者體質調整時攝取，則有助於五行平衡。

(5)冬天屬水：在天寒地凍的天氣裡，來杯熱熱的黑芝麻糊是不錯的選擇，但應不加糖、不過量，而且最好是肚子餓時空腹喝，吃飽時絕對禁止。若已明顯喉嚨乾燥，請多喝溫水與蔬果汁，勿多吃這些雖有水屬性但比較燥的食物，以免固腎不得反傷腎。

(6)**福為水——百福臨門即水多，多喝潔淨的水分，尤其是溫熱水和含有溫性食材的水分，沐浴潔淨身體，多接近山川湖泊、溪邊活水源頭處，對任何人皆有益健康**：維持健康的水元素非常重要，隨時保持活絡流暢如行雲流水，不要澎湃洶湧，也不要靜靜如一塘死水，擁有好水活水，方能自由自在健康活力。

以上是一般食物與季節屬性歸類，但許多食物可能因為酸甜帶苦、根莖葉一起吃等原因而含不同屬性——五味子甚至兼有五味，五種屬性皆有，基本上這類食物影響不大，別偏食、吃過頭即可。

食物屬性需與本身體質及需求量相配合，即需個人量身訂作，一旦吃了某種食物而覺得很疲憊、虛弱氣色差、口乾舌燥、易怒緊張、心悸胸悶等，甚至

生病需要找醫師，就表示這幾天選擇的食物吃錯了或吃太多，要趕快改變食物菜單的五行屬性。

想知道自己的體質屬性，可根據農曆月分先初步了解，更重要的是傾聽身體的聲音。

舉例來說，你可以一段時間全用單一種屬性食物，例如每日除了五穀飯類，專吃水性為主的魚類與各種木帶水性葉菜類食物，若氣色變好，表示你偏火熱體質，以後不妨稍稍多吃偏水性的食物，保健康之餘，更可避免高血壓等心血管疾病上身——自己食用後的反應是最好的答案。

根據自己的屬性與食物食用後的經驗，每個人都能大致明白自己身體特別喜好的食物群。絕對不要小看這個小動作，更不要小看陰陽五行的養生概念，一個小蝦米對的動作搞不好也可以戰勝疾病大鯨魚，多一點注意、多一點、小心多一點幫助。

出生季節與五行飲食養生

季節	農曆月份	當旺元素	調和元素	多補充相應的蔬果
春	1.2.3	木旺	以金火調和	多食白色及紅色蔬果
夏	4.5.6	火旺	以金水調和	多吃白色蔬果、瓜菜類
秋	7.8.9	金旺	以水木調和	多食綠、黑色蔬果
冬	10.11.12	水旺	以木火調和	多食綠、紅色蔬果

當然，所有性質的食物，只要依據個人體質適當攝取，都可以為健康正加分，比方說，如果你每天就是睡不飽、頭昏胸悶、躁熱或有點便祕，那表示目前你的狀況可能太熱實，應該先把生活飲食中比較屬熱性的食物去除，試試多吃一些清淡解熱的涼性高纖維質食物，如果做法正確，不用兩、三天就會有感覺。記住，就算正確也不是往後就盡情如此，需根據當時身體狀況做適時的調整，畢竟人的健康會有變化與消長。相對的，如果你每天無精打采、有氣無

219

力、大便稀軟、臉色蒼白又常感冒，那就可能是太虛寒了，應該停止食用寒性食物、甜食甜點、冰冷飲料和冰品，改喝溫熱開水與溫補食物，此外要記得虛不受補，可不能燉個十全大補湯或其他太補的料理補身體，反而會把自己推向更極端、危險的失衡狀態。

攝取好油，避免攝取壞油

天然有機第一道冷壓萃取才是好油，一般攝取原則在比例上是：飽和脂肪酸、單元不飽和脂肪酸（Omega-9）、多元不飽和脂肪酸（Omega-6、Omega-3）各一份平均攝取（但若執行生酮飲食，則多元不飽和脂肪酸不超過10%，除非生病發炎需要多點Omega-3來增加抗發炎反應），尤其生酮飲食的油脂攝取要超過60%，假設一個人體重70公斤，一天需要2000大卡，就要有1200大卡來自於脂肪（約133毫升的油脂），但仍要注意總量——若油脂攝取長期超過一個人的需要量，即使是Omega-9、Omega 3等好油脂也不太好，更何況是壞油（所有過度烹煮、高溫酸化和氫化反式脂肪）。

其實，就算是宣稱完全不加反式脂肪與人工添加物的烘焙坊，即使用的是橄欖油，大多也加入過量的糖分與油脂，讓原本吃起來口感粗糙的穀物麵包變得香醇可口，因此，除非DIY或店家誠實標明熱量、成分，否則多少都會增加腸道的負擔。

暫且不論是否使用第一道冷壓的油脂，在超過攝氏170至200度的高溫烘培下，除了椰子油、牛油、豬油、奶油，沒有不會酸化的，再加上小麥麩質的問題——幾乎所有高溫烘焙食品對人類都有或多或少的負面影響。

高纖

想要排便正常，**每天至少得攝取30公克的膳食纖維**，其中包括水溶性纖維與不溶性纖維。

水溶性纖維指的是蔬菜中的果膠、蒟蒻，和蘆薈中的甘露聚醣、海藻昆布

中的海藻酸和褐藻多醣等，會融於水中，變成膠體狀。至於不溶性纖維，則存在於五穀雜糧、豆類的纖維質，以及各種蔬果中的木質素等，本身不溶於水，但會吸附大量水分。

這兩種纖維素都能促進腸道益菌增殖，而在腸道內則能吸附水分、增加大便體積，促進腸蠕動與排便，幫助排除膽固醇與各種毒素。纖維吃得夠不夠，得先自問蔬菜、水果、五穀雜糧是不是吃太少，甚至沒吃到，再看看有沒有便祕，如果答案是「有」，趕快吃一盤高纖生菜沙拉加一杯鮮榨蔬果汁，若能再來一碗味噌紫菜鮮魚肚（因為魚油可增加腸蠕動）湯，那就很完美啦！重點是每天都要做到，其實大部分人幾乎都處於纖維質量攝取不足的狀況，因此，回診時抱怨照醫囑做了兩、三天都沒有效，是很正常的，請長期堅持下去，必有效果。

只喝潔淨好水

水分對人類生命的重要性僅次於空氣，人體水分約是體重的70%。人不吃東西，很少撐過七天以上（雖說極限是超過一個月，但是未曾親眼看過），而一個人假使滴水不進，最多只能撐三天，如果是在炎夏，恐怕一、兩天就「掰掰」了。

你知道嗎？人只要感覺口渴，其實代表身體已損失1%至2%的水分了，此時一定要趕快喝水。成人每天所需水分，大約可用體重乘以25到30倍做為每日需求量，約為每天2000至2500毫升或八大杯以上，而且不包括其他食物中所含的水分。

從早喝茶喝到晚的人，要不要再喝水？當然要，茶水內含的茶鹼是利尿劑，喝茶（尤其是濃茶）可能因過度利尿而脫水，除了小心不要一次喝太多茶，更要記得補充純水分，也就是喝茶以後記得要再喝白開水。如果你喜愛運動、工作勞動經常大量流汗，或是長期處於冷氣房中，大都需要補充更多的水分，最好是有電解質的水分，目前市面上有一些電解質發泡錠，十分好用

方便，但一定要限量，只在運動後或是發燒時一次一錠（兌500毫升的水）即可，不可多用，避免增加鈉負擔。

至於想確認到底需要補充多少水分，可用尿液顏色來判定，顏色變深表示需再多喝水，以補充身體多失去的水分。

水在人體內的功能非常多、非常重要，主要是幫助消化、排泄廢物、潤滑關節、調節體溫、維持細胞機能與淋巴和血液循環等，幾乎一切生理代謝都需要水，因此時時為身體細胞補充潔淨的好水很重要。那麼，好水的標準是什麼呢？以下是我建議的淨水必要條件：

(1)有合格的輻射檢測報告

(2)有合格的無毒檢測報告

(3)含氧量愈高愈好

(4)水分子要愈小愈好

(5)水分子一定要排列整齊

(6)最重要的一點就是：如果有能量，一定要是高正能量，且最好一定要有陰陽能量平衡報告。

結論就是，人每天大約要喝八杯水，千萬不要口渴了才喝，起床後要喝水，飯後要喝水，睡前要喝水，喝茶後要喝水，還要記得一定只喝各種純淨好水，如純水、蒸餾水、海洋深層水、電解水、礦泉水、能量水、訊息密碼水和富氫水（水素水）。

唯一需注意的就是，純水和蒸餾水沒有任何礦物質，不能當作長期唯一的水源，以避免生理微量元素的缺乏而危害健康。

Step 4 每天都要有良好的排泄

每天檢查排便狀況是非常重要的工作（圖42），仔細詢問病人的排便情況對我而言是例行公事。

圖42　每天要檢查糞便的健康狀況

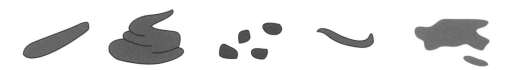

好大便	爛大便	硬羊咩咩便	細大便	血大便
健康腸道	吃太多	水分纖維質少	腸胃虛寒	腸道潰爛出血
好吃好拉	消化不良	蠕動不良	消化差	易有息肉癌症

　　一個人早上起床後如果想要有好的排泄，時間充裕是最重要的事，千萬不要只為自己留下10分鐘準備出門，這樣你根本不會有時間上廁所，只能帶著便便出門。

　　所以，請至少給自己30分鐘的時間準備，這樣你就有時間在放鬆的心情下，先喝一杯300至500毫升的溫水以刺激腸胃蠕動，大部分人會自然在5分鐘內完成排泄。

　　請你問自己以下的問題：

　‧肚子常常脹脹的、悶悶的，常排臭便或常排臭屁嗎？

　‧每天能上兩次廁所嗎？

　‧每天能不能生產「黃金香蕉」便？

　‧排便是亂七八糟一坨臭氣薰天屎或羊咩咩便？

　‧常「裡急後重」（有便意，覺得大便呼之欲出卻上不出來）難便便嗎？

如果答案有問題就表示——

‧腸內環境不好，過多壞菌在裡面，造成腸道蠕動異常，消化不良、營養
　吸收不好。

‧需增加益生菌、纖維質、酵素來整頓腸內的環境，不吃白澱粉改成糙米
　高纖，並且記得減量、多攝取溫性蔬果、少甜少肉與增加正確油脂攝取
　的飲食方式，才能從根本解決。

Step 5 丹田保暖

身體一定要保暖，尤其是肚子最重要，**丹田在肚臍下三吋，是元氣聚集之處**，非常重要，不可有所損傷。因此，老一輩的長者皆知道穿衣服時上衣要紮好，肚子不能露出來。

保護自己的元氣，其實就是保護中心體溫，同時保護腸胃溫暖。尤其是小孩子，睡覺時盡量選擇上下連身的衣服，可避免肚子沒有蓋好棉被、衣服沒穿好而露出肚臍，否則一不小心，隔天早上醒來就容易打噴嚏、鼻塞、流鼻水，甚至讓腸胃因為著涼而溫度降低、血流降低，進而蠕動減緩，結果就是沒食慾、脹氣，甚至是肚子痛或拉肚子了。任何人都一樣，除非特別狀況，**沒事不要露出肚臍眼**，女性的性感露臍裝其實對腸胃健康非常不好。道家煉丹，得道者氣定神閒、仙風道骨，練的絕對是自己丹田的金丹，而不是吃鉛汞煉製的丹藥，打坐時必定意守丹田，凝聚自己的正氣——無論跟誰學習何種功法，掌面皆經常照向著丹田或雙掌抱著丹田護氣。

Step 6 適當的運動

腸道要健康，運動也很重要，適量運動時不僅是身體的肌肉在動，腸道也同時在動，無論你是走路、跑步、爬山、爬樓梯、做體操和騎腳踏車，腸道蠕動量都會增加，自然會帶動腸道健康。要注意的是，運動會消耗大量的水分，腸道勢必會增加水分的吸收，自然容易改善稀軟排泄與虛弱體質的問題。不厭其煩地提醒大家，運動要適量，過量反而會使乳酸堆積、自由基產生太多，連帶免疫力跟著下降，傷身、傷腸胃。

幫助腸道蠕動最好的運動，我會建議大家做無形無招健康操（如太極拳般無招式），隨著心裡面想做的動作，徐徐吐納，挺腰收腹提拉伸展、彎腰、上下左右轉動、移動步伐，注意要慢、穩，三、五分鐘就非常有效。

按摩肚子也可以增加腸道的蠕動，對於便祕的病人有很大的幫助。我們也可以用雙手手掌做杓狀，繞著肚臍用順時鐘方向連續拍打兩分鐘，想到就做一次，可以帶動腸道蠕動，對於消除腹部脂肪也不錯——對於工作需要久坐的現代人，是一個不錯的腸道保健法。

此外，還有一個很受歡迎的312經絡鍛鍊法，只需按壓三主穴（合谷、內關、足三里），再來做腹式呼吸，最後雙腿做最大下蹲，各做幾分鐘，量力而為即可，如此能激活人體十二經絡，不僅對腸道好，對全身健康更好，非常值得推薦。

Step 7 補充益生菌

讓腸道好菌保持優勢，是維持腸道健康最重要的課題。

益生菌就是對生命健康有益的菌，能夠與人體消化、吸收、代謝系統合作，製造五千種以上的體內酵素與各種維生素等，可以分解化學或致癌物質等各種毒素，並且抑制腸道壞菌與各種致病菌的增殖，讓我們得以享受健康人生，不易受感染之苦。

此外，現代醫療中非常需要注意的藥害問題，更是要靠益生菌的幫忙才能夠重建腸道正常益菌叢，進而修復腸道黏膜的健康，回復原有的正常免疫力，遠離各種過敏、氣喘與腸胃疾病，甚至是讓國人聞之色變的冠軍癌症——大腸癌——不再與你有緣。

說益生菌是腸道守護神絕不為過，想要達到這個目的，就是要靠殖菌、滅菌與養菌三個方法。

殖菌法

我們都知道腸胃不好要多攝取益生菌，因而市面上出現各式各樣的益生菌種產品。

口服益生菌每十小時要補充一次

口服益生菌產品幾乎皆屬外來菌，中天生技總裁路董事長孔明在演講時強調實驗室模擬腸道研究成果指出：就算口服益生活菌在胃酸的嚴峻考驗下存活下來，十小時後，腸道裡就幾乎找不到了，研究人員再努力尋找，也只能找到原有腸道原生益生菌。

這也就是說，在吃口服益生菌保健養胃腸或治療過敏期間，十個小時之內要再吃一顆才能保持療效，只是大部分人很難做到足夠菌量的持續攝取，容易出現成效不彰的現象。

此外，許多病人習慣要求益生菌要像一般西藥服用後立刻看到效果，因而吃幾天沒感覺就認為產品沒有效，這其實是大錯特錯的。

把益生菌吃進肚子裡就叫做「殖菌」，**重點是如何安全地讓益生菌通過胃酸**，此外，市售益生菌最大的問題就是常常過甜，例如有名的養樂多是有專利的代田益生菌，方便廉價，人人買得起，缺點就是為了口感而加太多的糖，我個人不會選購，但如果真要食用，建議加入果菜汁稀釋喝，量多足夠全家分，甜度也降低，還可以從蔬果汁增加營養素的攝取。

請特別注意，成年人的腸道益生菌會逐年遞減，因此我會強烈建議成年人每天「至少」服用一次各種含有腸道益生菌的食品和生技產品（但最好是十小時補充一次），以確保腸道益生菌保持優勢狀態。

另外還有一種殖菌法是肛門殖菌法，這是將健康小孩子（大人也可以）的正常大便植入肛門內，讓健康強壯的益生菌改變患者的腸菌相，恢復健康，效果非常好，報章常有報導。我會建議同一家庭成員執行，效果明顯，家長常常讚不絕口呢！只是要把別人的大便塞到自己的肛門裡內，大部分人都比較難以接受。

滅菌法

這是第二個令我驚豔的腸道與免疫力保健法——

這個方法是利用生理抗原抗體反應原理,將腸道壞菌種分離出來,找出重要特有基因片段並加以製作成疫苗,打入母雞體內,生產出對抗此腸道壞菌特有基因片段抗體,由於生理特性,母雞產下的蛋黃當中含有大量的腸道壞菌抗體——叫做免疫蛋黃體——可以加以純化、濃縮乾燥,為我們腸道健康把關。腸道壞菌會被人體吃下的量身訂做免疫蛋黃體抓住,立即失去活性而被帶出體外,如此可迅速清除掉讓腸道生病的壞菌(如大腸桿菌、葡萄球菌與幽門桿菌等產氣菌),肚子自然就不再脹痛。好菌的敵人消失了,

好菌自然會迅速繁殖,腸道黏膜也不再受到破壞並得以修復,讓腸道機能在短時間恢復正常——唯一的缺點就是要花較多錢購買,因而較不是本書重點,但也值得推薦給大家。

養菌法

這是我最推薦的方法:透過攝取各種對腸道益生菌有助益的食物,達到腸道益生菌自然繁殖增加的效果。

我推薦一個簡單又便宜的方法,那就是——常喝味噌湯。請到超市買一盒有機味噌,需要的話,可以買一本味噌料理書參考,讓自己每天多吃一些味噌料理或多喝點味噌湯。**雖然煮過的味噌是死菌,但是大量益生菌的屍體與發酵營養素卻是腸道活菌的最佳食物**,你的腸道益生菌將會迅速繁殖並快速挹注消化代謝能力。

日本人的平均壽命排全世界的前面,跟兩個重要因素有關,其一就是味噌,其二就是吃魚,吃味噌能有效增加腸胃健康,吃魚則可攝取EPA與DHA,大量補充一般人日常飲食缺乏Omega-3多元不飽和脂肪酸的營養失衡現象,有效降低發炎指數、膽固醇,並減少動脈硬化等。有胃腸問題時(對以下食材過敏者例外),請每天喝兩次滿滿一大碗味噌湯,可以放海帶、紫菜、蔥花與香

味噌湯、優酪乳，哪一個比較好？

我自然是站在味噌這邊，畢竟鹹的比甜的問題更小。

味噌湯可以說就是鹹的優酪乳，所有成分皆已發酵分解為小分子化，容易吸收，不容易有過敏反應，雖然因為煮過而讓益菌成了死菌，但內含的營養卻可直接變成腸道益生菌的食物，是迅速養活菌最便宜、簡單的方法。有網路瘋傳喝味噌湯會導致鹽分攝取過量，但我計算過，一碗味噌湯頂多一公克半的鹽分，絕對不會到八公克這麼高——只要自己煮，不要買現成的味噌湯，一定不會發生鹽分超標的問題。

優酪乳即使無糖，雖有發酵但不完全，且市售產品幾乎都摻入砂糖、乳化劑與香料以增加口感，熱量高又不容易吸收，更容易有過敏反應，雖有活菌，但不是腸道原生菌種，進入體內十小時後，腸道內就幾乎找不到了，這表示外來菌雖好，卻無法在腸內繁殖，因此需早晚補充以維持效果。記得一定要選無加糖的，純鮮乳原味優格才是好的，最好是自己做，買一臺優格機，喝完就做，既方便又健康多了。

菜，有改善後再加魚肚一起煮湯，補充Omega-3多元不飽和脂肪酸，降低身體的發炎現象，記得皆以七分飽溫暖為主，很快就能感受到有所改善。

同樣的道理，大家也可以善用有機醬油、有機豆腐乳與醃紫蘇酸梅調味，再搭配有機醋、有機酵素和補充各種高纖食品，就是天天幫腸胃養菌的健康飲食法。

這是我個人認為最棒的腸道健康法之一。雖然早有專業發酵公司成功生產的人類腸道原生益菌生成液上市，這項成功在體外完全培養發酵的生物科技絕對值得慶賀（其實這是我學習整合醫學後第一個被感動的專利生技食品，它讓我多年的胃腸緩瀉痼疾痊癒了），雖因其成品成分複雜，有效成分難以分析，

很好用的紫蘇酸梅

從小就可以看到外婆或媽媽會自己做紫蘇酸梅,肚子痛時來一顆,效果超好,對食慾不振、消化不良,更是有效。雖然紫蘇酸梅嚐起來很酸,卻是強鹼性質的健康食物,化津、止嘔、消脹,真的很好用。它的功用非常多,我每年都會自己製作自產的有機紫蘇酸梅,一般在三月底、四月初都買得到酸梅,建議自己上網搜尋製作方法DIY,既簡單又廉價。

但這樣的產品仍讓我在整治各種疑難雜症上輕易達到療效,是腸胃治療的建議首選名單。

比較遺憾的是,這種益生菌生成液產品非常昂貴,絕非一般薪水階級能夠負擔。這就是我為什麼寧可要力推味噌湯、有機醬油、有機豆腐乳醋與酵素等平價養菌法背後的真正原因。

Step 8 補充體內酵素

隨著年齡增長,不只腸道益生菌日益減少,幾千種體內酵素也會因益生菌減少、自然老化與飲食不正常等多重關係而日益減少。人體一切生理代謝皆需要酵素的運作,因此酵素也稱為觸酶,是一切生命活動的基礎,光是消化系統就有(唾液、胰)澱粉酶、麥芽糖酶、乳糖酶、蔗糖水解酶、(舌、胃、腸)脂解酶、(胃、胰、腸)蛋白酶、胰胜肽酶、胰凝乳蛋白酶原、胺肽酶、二肽酶、脂蛋白脂解酶與一大堆膽固醇生合成酶等這麼多。

雖然我們不必了解所有的酵素,卻應該要知道攝取和擁有充足的酵素為自己所用的方法。

(1)生食:多吃未加熱的生鮮食物(如有機蔬菜、新鮮水果與少量生魚片

貝類等），當中通常含有豐富天然的酵素。酵素遇熱會破壞活性，因此，能新鮮生食的食物請盡量生食。

(2)**發酵食品**：味噌、有機醬油、有機豆腐乳、有機醋、啤酒酵母粉、糙米發酵製品、各種酵素產品。雖然有時需經過烹調，但仍能成為增加酵素產量的益生菌營養，是增加酵素量的絕妙方法。

(3)**補充維生素與微量生理礦物質元素**：酵素代謝過程需要各種營養素與微量元素，建議大家不妨每天刻意補充一顆已螯合微量元素的綜合維生素產品，有螯合的產品雖然比較昂貴，但既安全又容易吸收，絕對很值得。

(4)**減少紅肉與甜食的攝取**：攝取太多的話（尤其是超過一個人總需要量）不僅會導致肥胖，還容易造成腸道異常發酵，進而使壞菌當家，這種腸道環境容易提供各種毒素與發炎物質，而非營養素與酵素。

(5)**正常作息**：不熬夜，不暴飲暴食，不過度運動與勞動，就不會消耗額外的酵素酶，讓身體機能分工合作各司其職，否則服用再多的酵素補充製品與營養品，還是會有疏漏之處。

Step 9 永遠記住曾經讓自己不舒服的食物與藥物

每個人的體質不同，對食物的反應自然有別，對別人有幫助的食物可能你吃了就會引發不良反應，輕則只是噁心、腹脹、軟便，重則可以引起劇烈腸胃症狀，甚至造成全身過敏性反應，危及生命。

然而，若不仔細分析，我們可能永遠不會知道哪些食物對自己是加分、哪些是減分，尤其食物引起的不舒服症狀，有時會在一、兩天以後才發生，如此就更難知道問題所在了。建議有過這些痛苦經驗的人，如果又重複發生，一定要記起來，不要再碰、不要再吃了。

不適合我們的食物會讓人罹患各種病痛，既莫名又難纏，**預防整合醫學在這方面最夯的檢測，非急慢性食物過敏性檢測莫屬**，無奈的是，檢查費用昂

貴。然而，對找不到生病原因、治療又沒有成效的病人來說，是有必要做這一項檢測的。

舉例來說：有一位病人的白血球指數長年在3100上下，她非常擔心自己有免疫方面的問題，但至各大小醫療院所檢測、治療皆無法痊癒（包括我的整合治療在內）。令人驚訝的是，就在做完急慢性食物過敏性檢測後的兩個月後，抽血結果便發現白血球指數上升到3890，而她做的就只是忌吃那些有過敏反應的食物，氣色、體力，就這麼自然的恢復了！

同理推論，你必須建立「三餐吃的食物可能就是讓自己生病的原因」的觀念，平時注意任何讓自己不舒服的食物並牢牢放在心上。一般最常見的就是牛奶，不同於歐系人種，大部分亞洲人都有乳糖不耐症，同時，牛奶也是許多健康統計上第一名的食物過敏原。很多人一喝乳製品就容易脹氣、腹瀉，雖然可以經由訓練改善忍受性，甚至還有人利用牛乳來改善便祕，但這樣做可能讓你因為乳糖不耐症而使腸道異常發酵，甚至發炎，一點也不好，若再加上對牛奶過敏，問題將會更嚴重的。

你知道讓我們不舒服的十大慢性食物過敏原是什麼嗎？許多統計中，不動如山的前三名就是牛奶、蛋與小麥，再來大約就是黃豆、玉米、花生、甲殼類（蝦、貝、螃蟹）、鳳梨、酵母與葡萄柚等，雖然臺灣凌越生技的過敏原排名統計有一點點變動，仍脫不開這些項目。

雖然花錢做檢測最迅速、正確，但是其實靠自己詳加記錄也可以達到同樣的目的：

會讓我們不舒服的食物與生活，就是個人的過敏原和禁忌，只要你的身體一有狀況，要馬上想一想這兩天的食物清單，分析一下屬性，有時可能與自己的體質有關。

舉例來說：寒性食物每吃後兩天內必腹瀉就算；有時是因為過敏導致，如一吃花生就氣喘，一吃鳳梨、奇異果就起蕁麻疹，或是一吃地瓜、南瓜就脹氣或肚子痛也算在內；呼吸或接觸到什麼特殊的物質、灰塵，甚至味道，最好記

錄下時間、地點，隨時查閱，不用多久，你自己的食物禁忌表就出來了，剛開始執行時會有點困難，但絕對有價值！

　　此外，也可同時記錄一些你吃了或接觸以後非常舒服的食物與周遭一切，可以在自己的健康有狀況時多加以善用，對病體的恢復會大有幫助的，每個人的體質不同，有益而無百害，何樂不為？

Part 5

身體一定不發炎

發炎的身體容易生病

一定有人會有「為什麼我常常會生病？」這個疑問，覺得自己的健康比周遭朋友差，其實，我也有過同樣的感覺。

從有記憶以來，我就發現自己常會小感冒，雖然不嚴重，但內心總有一點陰影；上了大學後，常有機會吃到很多魚，說也奇怪，那一段時期是自己最少生病的時光。後來，自己從醫院出來自行開業，可能因為運動量不足又整天看診而工作過勞，再次變得常常感冒生病。長期以來，這種情況持續不斷惡化，內心更是惶恐不安，直到開始學習自然醫學、整體醫療，將問題一樣一樣找出來，才有了大幅度的改善。然而，似乎仍有哪裡不足夠，喉嚨就是會乾、肚子就是有點脹，臉上就是容易長痘子……，直到開始每天認真補充足量的高品質Omega-3多元不飽和脂肪酸，不到三天，就明顯發現那些一點點不舒服開始消失無蹤，一切問題都好像解了開來。

追根究柢，人體任何不健康的狀況，就是要從根本營養素改善起，才會有最堅強深遠的效果。人體是由水、礦物質、碳水化合物、胺基酸與脂肪酸以無數種排列組合而成，任何一種營養素長期攝取過量或不足，尤其是以白澱粉如飯麵為主食等，加上使用廉價化學製程油脂來烹調，幾乎都缺乏Omega-3多元不飽和脂肪酸食材，這樣的飲食習慣者容易衍生出各種問題。

因此，我看診時必將降低人體發炎指數放入每一個病人（一個人會生病，基本上就可以說有身體發炎問題）的衛教清單中，讓他們忍受我不斷的耳提面命，時時注意並做到降低自己發炎指數的四個步驟。

無炎一身輕，在我的門診中，有非常高比例的病人（上述的飲食習慣者）其實只是長期慢性發炎，經累積而引發一些稀奇古怪的症狀，他們到處看醫

生，什麼藥都吃過了，就是不會好。為什麼？接下來，我就是要告訴大家，身體細胞發炎指數不要升高，就不容易生病發炎；給發炎的身體一點時間休養生息，自然能輕鬆擁有健康。

什麼是炎症反應呢？

簡單來講，就是指發炎——各種輕重急慢性紅腫熱痛，甚至可以衍生至任何的身體不舒服。

根據病理學，炎症（inflammation）是有機體對各種致炎刺激物引起的損害，所發生的一種以防禦為主的複雜過程，是極為重要的基本病理過程。**凡具有血管系統的活體組織，皆可對局部損傷產生炎症反應**——身體各個器官、各種組織皆可發生炎症，一般常見者如鼻竇炎、扁桃腺炎、中耳炎、肺炎、痔瘡、毛囊炎、腳底筋膜炎、闌尾炎、肝膽炎、泌尿道炎、腦膜炎及各種外傷感染蜂窩組織炎等。至於嚴重複雜的長期慢性炎症，則會造成各種慢性疾病，甚至包括所有心血管疾病、關節炎、所有自體免疫病與癌症等。

一個人的生命歷程，除了面對大自然嚴峻的環境變化，尚需承受工業化汙染的生活環境，隨時皆有可能遭受感染而生病，發生炎症反應。自我保護的最好方法，就是平日就讓自己的身體細胞保持健康，以免發炎腫脹，這樣一來，便能避免任何不可抗拒的病痛上身時火上加油，造成身體發生炎症反應，傷害太大。

只是，慢性發炎狀態的症狀不明顯，致病的根源也不容易發現，更不易治療，接下來我要跟大家分享的重點，就是為了讓大家及早發現、及早預防，不要等到真正紅腫熱痛而身心受苦，危害整體健康時才來了解，那就太晚了。

在自然預防醫學領域裡，廣義的發炎包括喉嚨乾痛、頭痛與任何痛、身體僵硬、關節炎、心血管疾病、腹脹腹瀉便祕等腸胃炎症、過敏與任何自體免疫病（即所謂的免疫不全疾病），甚至各種癌症等。而一般人對於發炎的刻板印

象，就是會有紅、腫、熱、痛等症狀，需要趕快吃抗生素甚至打消炎針，可是這些都是身體已經受不了、必須立刻處理的急性感染狀況；就廣義而言，所有過敏病症、上述許多慢性病症與各種目前難解之自體免疫病（如紅斑性狼瘡、僵直性脊椎炎，甚至終極發炎——癌症），都是一種慢性發炎疾病。甚至於只要任何身體不舒服，都是一種超過個人調節平衡的發炎反應。

　　只要知道原因，擁有讓自己時時保持低發炎健康狀態的知識，並徹底體認到大部分的發炎皆是由平時生活飲食所造成的結果，就會發現要福壽安康樂活其實很簡單。發炎指數高的人，一旦發炎，不僅不容易痊癒，甚至可能留下永久的問題。受到感染時，這些人的發炎會比正常人嚴重，例如得了流行性感冒，一般人發燒兩、三天，有些倦怠、流鼻水，一星期左右自然痊癒，但發炎指數高的人就可能發高燒到攝氏39～40度，而且很難退燒，也會嚴重流鼻涕、咳嗽與細菌性二次感染，歹戲拖棚當然就容易併發肺炎，甚至腦膜炎。這也就是說，重症患者若能刻意降低炎症狀況，對病情將有很大幫助，若只是一味退燒、消炎、止咳與鎮咳，不過是讓肝腎負擔更大而已，最後就………而已。

　　腸病毒就是一個最常見、最好的例子，我個人發現，所有發高燒又不吃不喝的腸病毒小病童，幾乎皆是牛奶、糖果、餅乾與各種速食的愛好者，一般醫院診所為了鼓勵發燒小孩多喝水，以及改善因疼痛造成厭食的狀況，反而鼓勵吃冰冷又容易上火的布丁、果凍與冰淇淋——許多細心的父母就告訴我他們的痛苦經驗，雖然布丁、冰淇淋比較容易入口，但之後小孩反而更容易高燒不退，弄得整晚沒睡，只能塞屁股栓劑退燒，或是住院打退燒針、冰敷處理。

　　餵食討小孩歡心的高熱量、高油脂的冰甜食物，會對原本就屬「熱病」的腸病毒孩子的腸胃帶來很大的負擔。這些食物好入口卻難消化，加上生病時消化系統能力降低，水分與營養素吸收率不足，只會加重病情，不但不符合陰陽五行原則（難怪好多中醫對此頗有微詞，因為就是火上加油而已，但又無可奈何），而且這些都是會增加發炎指數的東西！

　　我一般都會要求病人攝取清涼水分，吃點清淡、不甜、不酸、不鹹的生鮮

蔬果好吞嚥的（半）流質飲食，不必擔心小孩營養不良，此時胃腸會因此得到休息，水分和礦物質又有充分補充，燒很快就退了，小孩子會自動喊肚子餓。要記住的是，康復後一定要注意日常的飲食保健，如果仍按著孩子的飲食喜好或貪圖方便而供應高熱量與躁熱飲食，腸病毒流行時若再受到感染，可能又會嚴重發炎、發燒。

癌症是終極發炎

癌症的發生，其實是經年累月的問題累積造成的，絕大多數的癌症在發病前都找得到蛛絲馬跡，沒有五年、十年的耗損，是無法讓我們的免疫系統舉雙手投降的。

沒有發炎的身體，是健康的標準，也是結果，例如一個人平常沒有任何不舒服和病痛，生活、飲食、活動力、情緒一切正常，就是一個健康的人，然而，很多人看起來外表和生活、飲食都還正常，就是這裡有一點痛或那裡有一點不舒服，但因為不至於影響生活作息，所以被長期輕忽，等到哪一天，突然發現自己得了癌症，才來哭天喊地：「為什麼？平常我很正常啊！只是肚子有點脹脹的！前一陣子我去檢查，也沒有發現什麼異狀，怎麼會一下子就得到肝癌呢？」

一般而言，這樣的人平常忙著上班應酬（操勞過度，身體已經發炎）；可能因此飲食過量，有長期消化系統的慢性發炎；可能有一點晚睡、睡眠不足或睡眠品質不好（晚上沒有充分的休息會造成慢性發炎）；平常沒有運動的習慣，稍微發福，肚子微凸（肥胖就是發炎）……，一旦突然間得到流行性感冒（急性感染發炎），原本有這麼多慢性發炎現象的病患，就有可能併發鼻竇炎、支氣管炎、肺炎（會讓人住院的大發炎）……。長期下來，某一天突然嚴重腹痛、腹脹而到醫院掛急診時，在超音波或電腦斷層檢查後，發現肝臟有腫瘤（所有發炎的總和）……，這難道是意外嗎？當然不是！然而，我門診的病

人中，鮮少平常是無病無痛的，可是很多人就這麼拖著、輕忽著，即使要求他們做點保養身體的事，也都不願意——十二年整合醫學的經驗告訴我，沒有發炎就沒有癌症，只有平常不要讓各種發炎如影隨形，自然健康長壽。

自從離開醫院自行開業後，危害生命的重大疾病就與我無關了，直到十二年前開始學習整合醫學，才又開始調理手術、化療、放療三大療法後的癌症病人生命健康的修護挑戰生涯。在一點一滴的學習當中，也一點一滴累積成功的經驗——原來讓身體不發炎才是治療癌症最重要的工作。

想要身體不發炎，就先從排毒開始

想要不發炎，當然要先清除所有的代謝干擾源，譬如重金屬、塑化劑等所有毒素；關心自己的五臟六腑機能；利用健康的飲食習慣全面補充營養素；能夠運動的就盡量適量運動，強迫身體流汗，增加體溫也增強免疫力；適當利用三溫暖、泡湯、泡澡、蒸氣浴，都可以幫助流汗；絕不吃寒性的食物，也不吃燥熱辛辣的發炎食物，不碰甜食；多喝溫水，多親近芳香性的物質，例如多吃香菜類的食物；接觸各種純正芳香精油；有足夠的休閒與旅遊……。真是說也說不完，有太多太多需要注意了。

在這個學習的過程中，我感恩並特別提到陳立川博士辛苦建立的醫牙聯盟，這是大家非常容易忽略的假牙毒素問題，這兩、三年來，除了前段所述的內容要做到以外，我絕對要求所有癌症病人到牙醫診所檢查牙齒。

為什麼呢？

想要戰勝癌症，病人口腔內的汞牙、蛀牙與根管齒槽空洞一定要先處理乾淨，尤其以汞牙為第一優先。我會要求病人到有安全除汞設備的牙醫診所做安全除汞治療。有合作除汞的癌症病人，若再加上重金屬螯合治療、抗氧化營養療程，其癌症通常會像一陣風就這麼過去，不留下一點痕跡；不願意接受牙科治療的病人，則病情非常難控制，動輒失敗收場。

238

根管牙到底能不能留？

蛀牙不可悲，可悲的是蛀牙不處理，請找一個細心又擁有好手藝的牙醫師，願意幫病人用高安全生物相容性牙材，提供安全看診的環境（例如：安全除汞設備、顯微鏡根管治療、3D定位植牙等）。

雖然有很多學者認為根管牙不可以留、植牙不好，但是先進的科技已經改善了大部分問題，建議大家可以尋找一個受過最新科技訓練的牙醫師。雖然有前輩反對，但我個人比較傾向每一顆蛀牙都要保住或補滿，牙齒與經絡的健康息息相關，缺牙會造成身體經絡不順暢，絕對比影響外觀與咀嚼嚴重多了。

牙周病、蛀牙、齒槽空穴、牙膿瘍等，皆是有嚴重的細菌感染，尤其牙周螺旋桿菌甚至屍毒菌等就更令人毛骨悚然，是未來可能致命的細菌。雖然看牙醫有點恐怖，又花費不貲，這只能怪自己從小不好好刷牙，不保持良好的口腔衛生習慣，然而，這絕對是可以亡羊補牢的。用安全材質補牙、真正完善的根管治療，可以解決齒槽空穴問題；缺牙的話，最好一定要植牙，你會發現自信心、體力、精神、專注力甚至連脾氣，都會變得比較好 一尤其是老年人，全新再擁有一口好牙後，通常會變得比較健康快樂。

我的發炎指數太高了嗎？

　　雖然在臨床上可以簡單用CRP來判定人體是否發炎，但此時建議病人做自律神經檢測（Heart Rate Variation）才最有意義。

　　CRP就是C—反應蛋白，一種由肝臟分泌的特殊蛋白，因為對肺炎球菌的C多醣體會有反應，所以叫做C—反應蛋白。

　　在各種急性發炎與感染時，C—反應蛋白會迅速上升，所以檢驗CRP可用來監測各種發炎狀況；只不過，CRP升高只是提醒你有問題，卻無法得知哪裡有問題以及是什麼疾病。但無論如何，檢測CRP對於懷疑有無感染來說，臨床上的確是必要的檢查。

　　要提醒大家的是，要有明顯發炎才會出現CRP異常的報告，然而，一些沒有明顯痛苦的許多非典型徵兆也是發炎，例如：口乾舌燥、喉嚨卡卡的、腹脹、食慾不振、皮膚粗癢、頭痛等皆是，檢測CRP是一定不會有異常報告的。在臨床上，醫師會一起檢查紅血球數量、比例和ESR（紅血球沉降速率），但目標都是急性感染，而不是偵測慢性發炎對身體的影響。

　　事實上，自律神經系統才是控制發炎與消炎過程的老大，發炎是因為身體受到外物入侵或受傷時發生，要靠交感神經察覺並引發一連串之反應，以便消滅入侵者。

　　直到這幾年，我們才發現：消炎是入侵者被消滅之後，副交感神經開始進行身體滅火的復原工作，當發炎消失，身體自然就痊癒了。因此，當自律神經整體功能變差，尤其是副交感神經活性過低的時候，便容易引發慢性發炎現象，一個人如果不想發炎、生病，最重要的就是要維持自律神經良好與平衡的功能。

發炎與癌症

2011年的諾貝爾醫學獎家由拉爾夫‧史坦曼（Ralph Steinman）、朱爾斯‧霍夫曼（Jules Hoffmann）、布魯斯‧A‧比尤特勒（Bruce A. Beutler）三位教授共同獲得，得獎原因之一就是發現癌症與發炎的證據。人體內細胞核轉錄因子NF—κB、腫瘤抑制蛋白P53失去平衡而導致發炎，此發炎最後導致癌症發生——也就是說，癌症就是一個失去控制的發炎反應。

早在很久以前，我們便知道腫瘤附近都會出現發炎現象，但腫瘤和周邊發炎現象的相互關係卻到近十多年來才清楚明白。自律神經系統控制著發炎與消炎的過程，因而影響著腫瘤的生成與擴展。

正常發炎機轉是這樣的：身體受到外物入侵或受傷時，交感神經的感受功能會察覺到並通知巨噬細胞，使其分泌大量的發炎細胞激素（Pro-inflammatory cytokines），並發起一連串之反應，以便消滅入侵者。然而，當交感神經失去其功能時，便無法察覺到身體已被外物入侵，因此巨噬細胞不會收到通知，也就不會分泌發炎細胞激素，這將導致身體嚴重受損，甚至死亡。

正常的消炎機轉則是這樣的：當入侵者被消滅後，副交感神經中的迷走神經便開始進行身體滅火的復原工作——此現象是近幾年才被發現。此時，迷走神經會分泌出一種叫乙醯膽鹼（Acetylcholine）的神經傳導因子。這些因子會抑制巨噬細胞，使其不再產生發炎細胞激素，進而停止一切的反應，使發炎消失，身體也就痊癒了。當迷走神經失去了功能，身體自動滅火功能不彰，有時發炎細胞激素會分泌過度，產生細胞激素風暴（Cytokine Storm），身體之運作會被淹沒，人也蒙受其害。SARS及各種流行性感冒的生命危害，便是細胞激素風暴所引起的。

結論就是，自律神經功能與一個人是否容易發炎有直接關係，只要擁有良好的自律神經平衡功能，就不容易生病，生病了也容易自癒。

如何判斷一個人的發炎指數？

看門診時，根據病人各種發炎的主訴症狀，其實就可以用臨床經驗判斷病人的發炎指數是不是太高了，若有急性感染症狀，當然是高了，但是有一些慢性又不明顯的症狀，要如何讓病人相信自己已經發炎指數太高了呢？

我目前是用三個方法來幫助診斷：

＊用超高倍顯像顯微鏡的乾血檢測，來看自由基的存在與否。

＊用HRV自律神經檢測。

＊從2017年年底，我開始加入好用的體質感應儀檢測病人的六邪（熱、暑、燥、寒、風、濕）——中醫的上火原因。中醫這方面區分的很詳細，可有更多的準則來評估發炎問題和治療建議。

乾血檢測自由基的方式非常簡單，只要點一滴血在載玻片上面，等一分鐘血液乾燥後，放在顯微鏡下面檢查。正常的血液會呈現紅色填滿表現，這樣的人體力和健康狀態必然都相當不錯，但如果有出現白色斑點，就是殘餘的自由基表現，代表一個人的氧化壓力太大，沒辦法平衡，以至於沒辦法迅速清除自由基。一個人體內的自由基愈多，代表抗氧化能力不好，至於自由基最大的問題，就是會跟身體內的其他毒素（尤其是重金屬）連結，造成一連串自由基連鎖反應，不斷衍生各種發炎。因此，只要在乾血檢測中看到有自由基，必定會告訴病人要盡早清除，以免後患無窮。

至於HRV自律神經檢測，如果發現是交感神經過於興奮，除了代表病人陽氣盛、情緒高昂外，還代表發炎指數偏高，如果是副交感神經指數偏高，通常代表的是腸胃機能過於興奮、腸胃發炎的現象。

體質感應儀只要花一分鐘就可以得到讓人生病發炎的六邪報告，中醫似乎就是用火（虛、實）來解釋。實火有熱、暑、燥三種：熱邪之急為火，其性炎上，表現高熱、煩渴、面目紅赤、流鼻血、便血、頭痛嘴破，而熱極生風，容易昏眩與四肢抽搐；酷夏是暑熱之極致，暑邪侵犯高熱、口渴、心煩、大汗淋

漓，氣容易隨著津液流失，出現氣虛、高燒、昏倒的中暑熱衰竭現象；秋天燥氣最盛，燥邪侵犯容易造成脫水、口唇乾燥、舌乾少津和大便乾結等。虛火有寒、風、濕三種：寒邪傷陽，讓人惡寒、發熱、四肢冰冷、腹痛嘔吐，寒性凝滯，氣血不順，寒性收引，手腳僵硬；風邪是六邪之首，為百病之長，輕揚開泄，易頭痛、鼻塞、流鼻水和咳嗽，善行數變，容易起疹、昏倒，風性主動，易頭暈、目眩、抽搐；濕邪重濁，容易頭沉重、四肢痠痛，濕性黏滯，容易濕疹、風濕痛、大便黏膩，濕性趨下，易小便濁、腹瀉和婦女白帶。根據這些報告可以馬上提醒病人該怎麼調理。

我可以根據以上三種檢查做正確的判斷與處置，但是有沒有自我測量發炎指數是否超標的方法呢？當然有！舉例來說，天氣突然變乾燥無風或突然變冷，你就容易喉嚨乾燥、刺痛或頭痛，也容易感冒或感染，那麼你可能就是發炎體質。其他還有幾個方法，也有助於你做自我判斷。

自我判斷發炎指數是不是太高的方法如下：

(1)常常喉嚨乾乾的。

(2)一吃到燥熱食物就很容易上火、口乾舌燥。

(3)常常便祕、拉肚子、腹脹與食慾不振。

(4)皮膚過敏，容易癢、痛、出疹子。

(5)早上容易關節僵硬與肩頸僵硬，吃到寒性食物後會明顯發生。

(6)經常感冒、咳嗽、流鼻涕。

(7)常常動不動就頭痛與胸悶。

(8)吃藥與食物容易過敏。

(9)情緒不穩，容易激動或沮喪，疑神疑鬼，甚至淺眠、多夢、失眠。

簡單的說，**如果你動不動就不舒服，而且別人都不會，只有你會，那你多半有發炎問題**。但在這種情況下，即使檢測CRP，大部分仍不會顯示異常，因為CRP在急性發炎或嚴重症狀時才會明顯升高——不過，因為有以上的症狀時，人是不舒服的，就算CRP數據正常，也請不要認定自己沒有問題，有太多

亞健康狀態是不會有CRP的異常報告出現的，得藉助各種預防醫學的檢測方法來確定。想要趕快降低身體的發炎指數，方法其實不難——就是避免接觸毒、排毒、強健腸胃與改變飲食配方，少攝取燃燒快速的高糖、澱粉食物，多吃能幫助排毒的青菜、香菜、海菜、蔬果汁，多吃味噌料理和許多發酵產品以增加腸胃機能，增加Omega-3脂肪酸的攝取，三者合一達成降低發炎的結果。

不發炎四原則

　　身體一旦處於發炎狀況，首先細胞會腫脹，血管壁會腫脹，器官會腫脹，血液與淋巴循環皆受到障礙，各種生理反應都會受到損害，這時就要小心，因為這表示你即將生病了——病魔的特點是會到處煽風點火、見縫插針。

　　我自畢業後行醫，至今已近三十七年，看盡許多疾病與醫療的事實真相。疾病是否發生與潛藏的慢性發炎有直接及間接關係，許多病人——不，幾乎是所有易感染體質的病人——只要能成功降低發炎狀況，就會突然間消失在診間，彷彿變魔術似的，得好一段時間後才會不小心有一點微恙而再度進入診間。看到他們因為減少病痛次數而開心的模樣，以及對我的信任，真是當醫生最快樂的事，這也是我堅持不斷求知、將許多不知道變為知道，同時不斷尋找各種不花錢健康法的最大動力。

　　自己要降低發炎指數，有四個大原則：

(1)盡量不吃甜、煎、乾、炸、烤的所有食品，與紅肉、乳品等，各種會讓人發炎的烹調料理與食物：因為沒有過多的甜和澱粉的快速熱量補充，就不容易造成胰島素疲乏，最後血糖失控，全身發炎。可以適量攝取新鮮、放養的低烹調紅肉和鮮奶油、乳酪，做為更穩定的替代能源。執行生酮飲食或高脂肪低澱粉飲食者，在診間檢測證明，減少澱粉、增加好油脂攝取，是讓人更健康的有效方法，我的個人經驗也告訴我，這對身體健康真的有幫助。

(2)補充可降發炎指數的**Omega-3**多元不飽和脂肪酸：魚、蝦的油脂EPA、DHA就是Omega-3；植物性來源主要是亞麻仁油、紫蘇籽油、鼠尾草油、星星果（印加果）油、海藻油等。

(3)時時攝取各種高抗氧化食物：顏色鮮艷的生鮮蔬菜可盡量生吃，如生菜沙拉、水果與果菜汁，尤其是紅紅、紫紫、黑黑的顏色最好，例如各種莓類水果、紫黑葡萄、胡蘿蔔、紅蘋果。山竹果汁、藍莓汁或紅蘿蔔汁是我心目中最有效果的抗氧化果汁前三名。當你口乾舌燥、頭痛、喉嚨痛，甚至發燒、全身無力時，大量攝取高抗氧化食材是可以立即產生效果的真正好方法。除此之外，也可以喝點含有豐富抗氧化物——兒茶素——的紅茶、綠茶，既可以補充水分，也攝取一些胺基酸、兒茶素與微量元素。

(4)發炎時要減少吃碳水化合物：飯吃七分飽，利用多喝水、喝湯填飽肚子。碳水化合物攝取太多是造成發炎的主因之一，尤其是精製碳水化合物——三白食物絕對不能吃。1972年美國心臟科阿金醫生（Robert Atkins）提倡阿金健康減肥飲食法，認為碳水化合物是肥胖的元凶，建議只吃脂肪和蛋白質，完全斷糖、斷澱粉，僅吃一些低升糖指數的蔬菜，將碳水化合物的食物總攝取量降到低於5％。然而，這樣的概念對主流營養醫學的衝擊太大，常遭到質疑肉吃多了會傷腎、會造成酮酸中毒等妖魔化的指控，完全不仔細分析阿金飲食的總熱量攝取並沒有增加，蛋白質和脂肪也不是無限上綱的亂吃。今天最夯的生酮飲食，即是阿金飲食的再進化，近幾年，提倡生酮飲食的翻譯書在臺灣暢銷，如《救命療法生酮飲食》、《椰子油生酮飲食法》、《生酮治病飲食全書》等。

多利用新的檢測方法來監測體內酮體的數值和該吃什麼等可以健康的關聯性，有檢測、有數據，才能確保平安，欲實踐生酮飲食的讀者要特別注意喔！

看診日記

　　這兩年來，原本深信主流營養醫學的我，在能量醫學學會理事長陳立川博士的強力推薦下，保守的階段性接受生酮飲食法：

　　第一階段，先開始減少（五穀雜糧和麵粉）澱粉的攝取，從每餐一碗改成半碗，每餐多吃一點蛋白質（肉、豆腐和蛋），每天額外攝取20毫升的有機壓榨油脂（主要是紫蘇油、亞麻仁油和魚油膠囊）；至於蔬果，我原本就大量吃，但水果盡量挑有酸味的吃，沒有限制，這樣子執行了大概一年多，雖然發現健康有進步，但整體來說並無明顯改善，雖然瘦瘦的，小腹還是凸的。

　　看著市面上一本又一本的生酮飲食書出版，每看幾頁，心就揪幾次，深植腦海的營養觀念真的錯了嗎？五千年來中華民族吃澱粉錯了嗎？但由於自己的身體真的有需要改善的空間，所以我雖然對生酮飲食抱持著觀望的態度，卻也沒有完全拒絕。

　　第二階段是2016年年底校對《咳嗽警報》的書稿時，在柿子文化總編輯的推薦下開始攝取生酮飲食中最重要的椰子油。起初，每天利用椰子油煎個蛋，同時澱粉量減少到每餐兩口飯，水果沒有限制，只是選擇更不甜的吃，執行了大約半年，對健康仍沒有什麼加分。然而，在臺灣的自然有機圈裡，生酮飲食沸沸揚揚，我因而開始認真詳讀早已購買的生酮飲食書籍，這正才發現——原來我的每日碳水化合物攝取量並沒有小於50公克以下，而最佳建議更是要少於20公克以下，並且還要將所減少的能量，全改成攝取脂肪性食物和蔬菜。

　　第三階段，我開始認真執行，但做起來真的有一點困難——苦於不知如何料理適合東方人的美味生酮食品以開心執行，直到2017年7月9日參加陳立川博士主辦的生酮飲食體驗，學習如何準備生酮菜單，使用更多健康的高脂肪食材，並讓料理更豐厚美味，才進一步讓

我更樂意執行美味快樂的生酮飲食法，短短一個月，身邊所有人都看到我有明顯的變化。首先，臉色、氣色變好了，皮膚的膚質從乾巴巴到滋潤，連病人都說我變年輕了；此外，我的運動成績大幅提升，跑步、騎腳踏車都更有耐力了，打網球時對手發現我神勇無比，與前一個月判若兩人，運動期間容易血糖降低、需要補充碳水化合物的情形完全消失了，直到截稿前依然如此。

甚至連體重都減少了3公斤，腰圍從87.5降到80.5公分，也就是我的小鮪魚肚不見了。這樣的結果，夠不夠打動你的心去執行生酮飲食，讓自己健康有活力、不發炎呢？

道理其實非常簡單，但要做到則需要決心和毅力，因為容易發炎的食物重口味、好吃又到處都是，具有令人難以抗拒的吸引力。關於這一點，我有一個心得口訣：「需吃溫暖不能寒冷，少炸好鹽多汁不乾，多吃肥魚吃點豬雞，要吃蔬果可酸少甜。」不妨當作一個標準來遵循，就可以輕鬆做到。

抗發炎飲食三祕訣

以上便是我開業多年的心得，也是我最常要求發炎病人自我照顧與注意的重點。至於一般人喜愛的青草茶、苦茶只能解燃眉之急，無法改變身體發炎的事實。若要具體一點的做法，大致上來說，每天若能做到以下三件事，戰勝病魔就比較輕鬆了。

每天抗發炎1〉吃一大碗味噌鮮魚湯

材料很簡單，香菜、蔥花、紫菜、海帶、豆腐、油脂多的鮮魚（如虱目魚肚、鱒鮭魚等）等。燒一鍋水，加味噌一大湯匙（其鹽量不會超過8公克）與

適量紫菜煮沸，再加入豆腐與魚肉，三至五分鐘後起鍋，灑上香菜或蔥花，全家大小即可盡情享用。

辛香菜加海菜可以活血行氣、補充胺基酸與礦物質，還兼有清除重金屬毒素的效果；味噌是胺基酸、維生素與益生菌大本營，煮熟後食用，便是腸道原生益生菌最佳培養液；魚油中的EPA、DHA都屬Omega-3……。每天喝一碗味噌鮮魚湯，是最簡單、方便的健胃整腸和降低發炎指數方法。

每天抗發炎2〉每天喝一大杯中性純鮮榨果菜汁

材料可選擇胡蘿蔔為主，加紅（青）蘋果、紅（紫、黑、青）葡萄、芭樂、奇異果、番茄等，柑橘類中最建議檸檬，最好是連皮帶肉都攝取到，有酸味的柳丁也很好，口乾舌燥的時候可以加一點芹菜、小黃瓜與青苦瓜。蘋果建議用酸酸的青蘋果──太甜的水果只能當作配料，很多水果的甜度超過12％，一杯果汁可能就有超過20公克的糖，這反而是反效果；藍莓、櫻桃當然很好，只是過於昂貴，不太符合實用性。

要注意的是，所有市售水果、蔬菜，除非是真正有機栽植，幾乎皆有農藥汙染，須仔細洗淨再食用，尤其是進口蘋果與蜜桃類，還會噴蠟保鮮，可用一個大碗裝一點熱水清洗三、四次，可有效融蠟與清洗殘留農藥，增加食用安全，這樣才能將可抗氧化的果皮一起榨汁享用（我個人除了有機產品外，果皮不會用）。至於蔬果汁的每日成人建議飲用量，個人認為需要達到300毫升以上。這些中性蔬果汁要以室溫、新鮮喝下，不需經咀嚼、分泌大量口水，因此可避免分泌大量胃酸，對胃腸的刺激小，舒服、養生又抗氧化──抗氧化就能抗發炎。

至於有在執行生酮飲食的人，假若想要喝果菜汁，請選擇酸性或不甜的食材，例如多放點檸檬、番茄、百香果等；此外，也可以加一些有特殊風味的椰奶、南瓜籽油，而且最好是在大量消耗體力的運動前後飲用，才不會破壞酮代謝狀態。

每天抗發炎3〉每天吃一盤生菜沙拉

挑選紅、黃、紫、綠等顏色鮮艷為主的蔬菜，重要的是沾醬千萬不要用千島醬——常用化學生產的沙拉油製造，我比較建議酸醋醬（最好用鮮榨油脂自行調和），可以自己調喜愛的口味，再加一些喜愛的果泥與優格，還可以增添口感和食慾，避免掉一些生菜的澀青草味。生吃才能補充各種抗氧化劑與天然酵素成分，藉以達到清除自由基、抗氧化與增加正常生理運轉的目的。

一個人會常常發炎生病，就是生活、飲食、起居有幾個或很多習慣出問題，改變與否完全看自己。高發炎指數的食物都比較甜、酥脆、香，譬如早餐喝牛奶和酸奶、煎蛋和水煮蛋、甜豆漿和清豆漿，在口感上就有很大的差別；又譬如牛肉、豬肉和魚肉等食材，用紅燒、煎、炸與水煮相比，也有口感上的差異——前者雖然美味誘人，可是就比較上火也會導致身體發炎指數增加。

此外，蛋糕、麵包、餅乾，甚至燒餅、饅頭，都有很大的問題，要好吃又要成本低，最簡單的方法就是使用糖與油脂，甚至用反式脂肪（如白油、酥油、氫化人造奶油等），但大量攝取這些食物，只會讓體質變得更容易發炎。現代社會中的外食族多，在選擇食物時一定考慮少糖與澱粉、少精鹽、少壞油、少炸、少煎、少烤，拒絕反式脂肪並避免使用塑膠包裝，最後乾脆不吃吧！才能保護自己少發炎。

再提醒一次，如果您的火氣大、頭有點脹痛、身體有點熱又便祕，只想靠喝青草茶或椰子水（只能稍微緩解不適），而不修正錯誤的飲食、不減少碳水化合物食物量、不增加Omega-3油脂的攝取……，發炎狀態仍會持續下去，就算看醫生用症狀療法解決了燃眉之急，短期副作用也許不大，但根本原因未解，容易陷入發炎然後看病吃藥的慢性惡性循環中——**這反而會製造更多問題**，例如大部分的藥物不是傷肝、傷腎就是傷腸胃，最後全身臟器皆可能因此而發炎，並依個人耐受力而逐一發病，使身體受苦。

任何疾病治療均需要整體觀，需要全面分析病患健康狀況與檢查結果。我在臨床上看到最多的發炎情形，就是病人常常喉嚨有痰，感覺乾乾卡卡、有點

痛，從耳鼻喉科醫生的角度診斷，大概就是喉頭炎加鼻涕倒流，然後開些止鼻涕和消炎、消腫的處方，但是這不只讓病人不易痊癒，反而會因此使腸胃更不舒服，接著轉去看胃腸科醫生，診斷結果大部分皆是胃食道逆流或慢性胃炎，於是病人又被當慢性胃腸病人看待，開始吃胃乳片加上抑制腸蠕動的製劑，更有人三個月就得做一次胃鏡檢測……。這些醫生的診斷都沒錯，只是病人吃消炎止痛藥，繼續傷肝膽腸胃，而胃腸科再讓病人吃胃藥以治療先前藥物的副作用——這樣的惡性循環只會削弱人體的抵抗力、免疫力，只有找出發炎問題的原由，並根據問題來改善生活飲食結構，才能真正重拾健康。

油與發炎

　　油，就是脂肪。坊間一切有關健康生活的資訊，幾乎都著重在有沒有每天一顆綜合維生素？有沒有補充一天所需的礦物質？關節不好有沒有吃葡萄糖胺？每天有喝高鈣蛋白奶粉補充營養和鈣質嗎？然而，有一樣重要營養素一不小心就會匱乏，卻不太被重視——那就是只要一段時間沒有吃足新鮮的魚，會讓你這裡不舒服、那裡痛，四處求醫服藥而不得其解。當年即使自己身為醫生，每天都在指導病患應該如何如何的我都不太知道——原來是常常吃點Omega-3的油就可以解決這個問題了。

以前連當醫生的我都不了解油

　　十多年前，我連自己都照顧不好，身體三不五時出問題，一下子被病人傳染感冒，一下子長痘子假青春，一下子又腸胃消化不好拉肚子……，身體不好，心情當然不好。我試遍所有已知的補充品，但仍有疏漏之處，雖然健康有所改善，卻仍然繼續感染與發炎，只是症狀輕一點，彷彿就欠那臨門一腳，直到了解每一個人皆需補充Omega-3多元不飽和脂肪酸的重要性後，才真正完全找出自己為什麼不夠健康的原因。

　　Omega-3多元不飽和脂肪酸是必需脂肪酸，必須透過食物攝取，因為人類生理無法自行合成——所有不飽和脂肪酸皆是如此。因此，補充好油是很重要的，在都市生活的人幾乎都缺乏Omega-3多元不飽和脂肪酸，如果沒有從飲食攝取足夠的量，人就容易因細胞組織發炎而產生各種症狀。我們可以藉由大量天天喝魚湯（一定要挑選新鮮無毒，尤其是有認證的中小型魚類）以攝取魚

油，來補充這個營養素；至於植物的來源，除了亞麻仁油、紫蘇籽油、核桃、鼠尾草籽、星星果油（印加果油），其他植物性食物所含的Omega-3多元不飽和脂肪酸很少，甚至沒有。要注意的是，植物Omega-3必須在體內轉換成DHA和EPA，才能有效幫助我們，只是這個轉化率相當低（健康狀態不佳的人轉化率更低）──DHA只有4～9％，EPA約8％～20％，因此要攝取到足夠的植物Omega-3必須相當大量才行。常用食用油中，除了褒貶不一的芥花油，其餘大都缺乏Omega-3多元不飽和脂肪酸。

　　一般人對我們所能吃到的油都不太了解，剛開始的我也是如此，直到得知真相後，才了解自己對食用油的知識如此貧乏，也才驚覺到我如此注重健康、為保健身體付出這麼多，還比不上別人的真正主因之一，竟然是吃錯了油脂比例──了解食用油的知識實在太重要了！買對油，吃對油，健康就先拿到一半了，所以我們一定要知道什麼油是好的、哪些是要少攝取的油脂。

　　首先，常有病人問我：「醫生，我每天都有吃魚啊！我每天也有喝紫蘇油、亞麻仁油啊！我都有聽你的話啊！為什麼我還是一直生病？你的方法有沒有問題？」魚油含有高量的EPA、DHA，兩、三顆就很有效，但亞麻仁油每天要吃到15到20毫升以上，才能轉化成足夠生理需求的Omega-3。

　　如果想要靠吃一、兩顆魚油膠囊或是喝20毫升的Omega-3，主食仍然是米飯麵食，或是喜愛甜、煎、乾、炸、烤食物與紅肉，而且也沒有再吃點魚，這樣的Omega-3攝取量怎能奢望有何明顯的效果？

　　油的攝取與發炎有直接關係，而我們必須攝取的多元不飽和脂肪酸中的Omega-3與Omega-6，其功用、好處與為什麼會發炎的問題到底是什麼？

什麼是Omega-3？

　　多元不飽和脂肪酸Omega-3是細胞膜的健康成分之一，細胞膜含愈多的Omega-3，生理機能就愈好。

最佳的Omega-6與Omega-3攝取比例

攝取魚類，是因為魚的油脂中含有高量EPA與DHA——都是Omega-3脂肪酸，代謝後會產生降低發炎指數的物質——Interleukin-II，可降低身體炎症反應，可是在一般人的日常生活飲食中，Omega-3脂肪酸攝取太少，反而是Omega-6攝取太多（Omega-6也是人類必需攝取的不飽和脂肪酸之一）。Omega-3和Omega-6都是必需脂肪酸，但攝取太多不好、太少也不行，剛剛好才是好。

那麼，到底多少才是正確的攝取量？

脂肪酸可分成飽和脂肪酸、單元不飽和脂肪酸及多元不飽和脂肪酸等三類。除了生酮飲食因為刻意減少澱粉攝取而要增加油脂的攝取量達到60%以上之外，如果你堅持一般澱粉飲食的話，每日油脂攝取不能超過總攝取熱量的30%，例如一個人體重66.7公斤，每天建議需要熱量是1公斤30大卡，總共2000大卡，而來自油脂攝取的熱量不能超過30%，於是2000乘以0.3再除以9（1公克油脂的熱量為9大卡）便是67——你一天最多僅能吃67公克的脂肪。

脂肪中，飽和脂肪酸不建議超過總熱量的10%，單元不飽和脂肪酸約占10%至12%，多元不飽和脂肪酸約占熱量8%至10%，也就是說三者的最佳攝取比例大約是1：1：1，結果就是各約22公克左右。其中，無論是單元或多元不飽和脂肪酸，皆必須透過食物攝取補充。而多元不飽和脂肪酸又分為Omega-6與Omega-3，世界衛生組織建議兩者最好能達到6：1（Omega-6比Omega-3）之內，最佳比例是1：1，就是每天各攝取11公克。

可惜的是，國人的多元不飽和脂肪酸攝取皆以Omega- 6為主，魚類脂肪平均攝取不足，亞麻仁油與紫蘇籽油也鮮少攝取，造成Omega-6比Omega-3可能達到12：1，甚至更高的不平衡狀態，造成第二型前列腺素（PGE2）*增加，白血球會進入組織細胞啟動發炎反應，讓你的身體開始不舒服，這裡腫、那裡痛的問題於是多了，長期下來，演變成慢性發炎的機會就增加了。

只要自己的身體突然感覺到有一點喉嚨乾痛、全身無力、頭痛，不妨試著一次喝下15毫升左右的紫蘇油、亞麻仁油，或是一顆魚油膠囊，若半小時之後沒有感覺改善，可以再攝取10毫升的油或一顆魚油膠囊，可以重複三、四次，也可以每次補充時都加一顆維生素C和200毫升的溫水或現榨果菜汁。加上這些抗氧化劑，一定會感覺更有效，屢試不爽。何必去看病吃藥呢？最多的副作用就是可能會多上廁所一、兩次，降發炎同時還能通便清腸，一舉兩得。

*PGE2由亞麻油酸代謝或花生四烯酸再轉化（屬Omega-6系列）產生，是種高度致炎性的物質，能引起腫脹、增加痛感、使血液變稠、收窄血管，是促成血管硬化和心臟病的物質。相對的，PGE3從α亞麻酸（屬Omega-3系列，從亞麻仁、紫蘇籽等獲取）而來，條件是先在維生素C和礦物質鋅不缺乏的狀態下，經酵素的作用轉化成EPA，再由EPA轉化成前列腺素PGE3。亦可直接從魚類、海洋哺乳類動物（屬Omega-3系列）獲得DHA、EPA與DPA，並合成PGE3。PGE3具抗炎及增強免疫力的作用，被認為是抵抗PGE2強力炎症的物質，它能阻止血小板聚合、阻止血管痙攣、降低三酸甘油酯、改善神經協調。

Omega-3的生理功能主要就是抗發炎，包括減少血小板凝集、預防血栓、改善胰島素抗阻、維護細胞膜健康和預防血液過度發炎，但是也不建議攝取過量，以免降低血液凝血和防禦細胞發炎的能力。由於我們只能從飲食中攝取Omega-3，因此知道什麼食物內有Omega-3多元不飽和脂肪酸，就顯得非常重要了。

Omega-3主要有四種主要型式——ALA、EPA、DHA與DPA，都影響人體健康甚大，十八碳的ALA並不能被人體直接利用，須先合成二十碳的EPA再合成二十二碳的DHA和DPA，才能供生理使用，這些反應和Omega-6的合成反應是互相競爭的。然而，Omega-3和Omega-6都是必需脂肪酸，兩者的攝取比例要平衡，身體才會健康。

(1)**ALA**：十八碳α-亞麻酸是存在於植物界的Omega-3，如：亞麻仁油、

紫蘇油、印加果油等，其缺點是必需先轉換成EPA和DHA，才能為身體所利用，又因轉換率低於10%，每日攝取量必須提高很多，才足夠身體使用。

(2)**DHA**：二十二碳六烯酸，是腦、神經及眼組織的主要基石，對腦部、眼睛及體能的發展尤為重要。從小就聽老人家說愛吃魚的小孩比較聰明，結果真是如此，多吃魚能讓腦神經發育良好。

(3)**EPA**：二十碳五烯酸，有助於軟化血管，降低發炎指數，並能減少罹患上關節炎、哮喘及皮膚病等的機會。DHA與EPA皆大量存在於魚類脂肪中。

(4)**DPA**：二十二碳五烯酸能維持血管的柔軟度及減少罹患心腦血管病的風險，大量存在於海洋哺乳類動物中，魚油中並不含有DPA。特別提醒大家，市售的海豹油取得過程十分殘忍——用棍棒打死，剝下厚厚的脂肪皮，留下滿目血跡屍體，我建議大家拒絕購買、使用，牠們應是在自然環境中自由生存的保育類動物。

Omega-3三大功能

Omega-3中的EPA與DHA對健康有非常多好處，大致可分為三種：

(1)**心臟健康**：正確補充EPA有助於人體代謝膽固醇，可以降低三酸甘油酯（血脂肪）、減低血液的黏稠度並舒張血管，進而降低血壓、預防動脈硬化、減低冠狀動脈出現血凝塊的機會，最終避免心律不正、預防引發中風及心肌梗塞。

(2)**腦部健康**：腦部是人體中樞神經器官，需要Omega-3來維持良好運作，尤其腦部結構有60％由脂肪組成（其中大部分就是DHA），想要聰明靈活、減少老年痴呆症狀，就需要攝取Omega-3等好脂肪來保持腦部運作正常。

(3)**正常生長與發育**：這是所有媽媽最高興的事情，想要幫助小朋友發展

智力、維持腦部和神經系統正常發展，就得多補充含Omega-3好脂肪酸的食物；懷孕的婦女更需要特別增加攝取Omega-3，可幫助胎兒活化腦部發育，自然容易生出聰穎的寶貝！

什麼是Omega-6？

Omega-6（亞麻油酸，LA，Linolenic acid）也是人類必需多元不飽和脂肪酸，可以調節代謝功能，促進血小板聚集、幫助凝血、啟動免疫系統的發炎反應、對抗感染，只要與Omega-3達到1～4：1的黃金比率攝取，兩邊功能互相平衡，並不是不好。然而，大多數人的問題不是攝取不足，而是攝取過多，因而導致體質容易發炎——這主要是多元不飽和脂肪酸Omega-6與Omega-3攝取比值失衡所導致。現代人因平時飲食結構而造成Omega-6攝取太多並造成身體發炎，一般可稱為「Omega-6體質」。

超市、量販店販售的廉價食用油，除了橄欖油和葵花油，大多皆含大量的Omega-6——而且都是經由化學萃取方式（正己烷溶出→加熱→除臭過濾）生產出來的，因為成本低，加工食品便常使用這樣的油。然而，這樣大量被使用的油都是高溫化學溶劑製造，尤其最大宗的沙拉油。沙拉油是在工廠用溶劑萃取精製，會加熱達到攝氏230度以上好幾次，油早就氧化受損，還原後才裝瓶出售，油早已損傷，在烹調時會產生大量具神經毒的4—羥基壬烯醛，它會攻擊大腦神經細胞，讓中老年人出現暴躁、健忘、憂鬱、失智等精神症狀。

油品的成分受損、含有4—羥基壬烯醛，再加上常常高溫烹調，以及嚴重缺乏Omega-3而造成的油脂攝取失衡，容易會讓食用者產生發炎現象，變得容易生病、感染、過敏，甚至導致癌症的發生。

更可怕的是，這還會傷害到神經細胞！山嶋哲勝所著的《安心用油》一書就明白說明，攝取含有高量Omega-6的沙拉油（以大豆為主要原料並調和其他植物油的產品）會損害記憶中樞——海馬迴，造成失智。

其實，許多優質的第一道冷壓油（如花生油、麻油、胡麻油）含有大量未氧化的Omega-6，配合Omega-3適當攝取，不僅僅健康，還能攝取到大量的礦物質、維生素、優質的飽和脂肪酸與單元不飽和脂肪酸Omega-9，對身體有多方面的好處。

抗氧化的Omega-6——GLA

除此之外，部分的Omega-6會經酵素轉換成GLA（Gamma-linolenic acid，γ－次亞麻仁酸），或是直接攝取含有GLA的健康油脂，有很好的抗發炎和增強免疫功能，值得推薦。有三種健康油含有GLA——黑醋栗油、琉璃苣油和月見草油，以琉璃苣油的含量最高。

不一樣的是，GLA雖然一樣是Omega-6系列，卻因其特殊的代謝機轉，有助於減少前發炎介質的產生，並能合成第一型前列腺素（PGE1），不會導致人體發炎，反而有抗發炎和增強免疫的效果。GLA對糖尿病神經病變、風濕性關節炎、過敏性疾病、濕疹、青春痘、高血壓與心血管疾病、骨質疏鬆、更年期障礙，都有預防和改善之效，甚至有研究顯示說它可以保護DNA。

營養素攝取充分的健康人，Omega-6會在體內轉化成GLA提供生理使用，但人在生病、壓力、營養缺乏時，GLA就會製造不足，此時就要注意額外的補充。

什麼是Omega-9？

Omega-9在脂肪結構上只有一個雙鍵，所以稱為單元不飽和脂肪酸，可以在人體內自行合成，所以是非必需脂肪酸，具有支援必需脂肪酸的作用，可以預防低密度膽固醇的氧化、保護心血管健康、強化維生素E的抗氧化功效、避免自由基的傷害。

Omega-9主要存在於橄欖油、葵花油、苦茶油、榛果油、酪梨油、芝麻油

和菜籽油等，因為很容易攝取到，一般人很少有缺乏的現象，只是還是要提醒，一定要購買第一道冷壓等級或以上的健康油，才會對身體有幫助——廉價又大瓶的油一定不是冷壓出來的，切記，切記。

什麼是Omega-7？

Omega-7（棕櫚烯酸，Palmitoleic acid）也很好用喔！多補充Omega-7含量高的食物也可以抗發炎。

Omega-7是一組單元不飽和脂肪酸，存在於夏威夷果（17%）和沙棘果（40%）中，也存在海洋魚類中（如沙丁魚、鳳尾魚與大西洋銀鮫等），研究顯示它可以調控巨噬細胞所造成的發炎反應，達到抗發炎的效果。

大部分的魚油在生產過程中會將Omega-7丟棄，但有些優良的魚油生產廠商利用特殊工法將Omega-7提煉出來，並加上Omega-3配合一起販售，叫做Omega-10。大家可以多攝取夏威夷果和深海魚類，是比較經濟實惠的Omega-7補充選擇。至於植物來源，最優質的當屬沙棘果油，雖然不普遍又價格昂貴，但效果卻很好；沙棘果油是最好的健康補充用油，堪稱油料黃金，是唯一含有Omega-3、Omega-6、 Omega-7、Omega-9和飽和脂肪酸的天然植物油脂，共有一百九十種對人體有益的成分，光是SOD的就是人參的四倍，可知道其抗氧化力有多強！要追求健康抗衰老養顏美容一定不可以缺少攝取Omega-7。

什麼是飽和脂肪酸？

飽和脂肪酸的脂肪酸分子不含不飽和雙鍵，因為它與碳原子結合的氫原子達到最大值，而有「飽和脂肪酸」之稱。飽和脂肪酸的結構完整，分子間作用力強，因此耐高溫而不容易變質，具有烹調上的優勢。

飽和脂肪酸的主要功能就是提供能量、儲存熱量，所以常久以來，大家腦

海裡深刻的印象就是「攝取飽和脂肪會造成血管硬化、脂肪堆積，導致肥胖、高血壓、中風、心肌梗塞」，因而刻意減少飽和脂肪酸的攝取，最後導致因攝取不足而營養不良、貧血、免疫力降低和容易感染，最要注意的是，**這還讓血管變脆**，結果反而更容易中風、心肌梗塞了。

近年來，健康知識開始翻轉了以往對飽和脂肪酸的排斥，很多的研究都明白指出，若能在減少攝取澱粉的同時，補充足夠的飽和脂肪，這些脂肪是會被身體燃燒掉的。遠古狩獵時代的老祖宗們甚少出現胖子，其實就是這個道理。現代人會吃出問題，是因為大家在吃豬排、牛排、羊排的同時，除了油脂也攝取大量的蛋白質，再加上又吃大量的澱粉（如米飯、饅頭、麵、包子、水餃、甜點、蛋糕、餅乾、麵包等）。其實，平日飲食若能搭配含澱粉量低的黃豆、黑豆、杏仁、核桃和各種堅果，不吃飯、麵、饅頭根本就不是問題，也不會有醣類不足的問題。

話說回來，每一種油其實都很重要，都有它的特殊功能，不是只有Omega-6和Omega-3要平衡而已，平均多樣化攝取各種好油，才是最健康的。近幾年來，關於用油知識的書愈來愈豐富，人們對油品的知識也慢慢的愈來愈清楚，我個人的看法則是：均衡和多樣化，而且只用有機天然冷壓植物油、有機動物性油脂，以及天然真食物中內含的油脂，必然是永遠的王道！

肉類的烹調危機

烹調肉類時，最好的油應該是動物油，例如豬油、牛油、奶油，用植物油可能會讓自己陷入油脂危機。

紅肉含有高比例的蛋白質、飽和脂肪酸與Omega-9脂肪酸，除非是野生、只吃新鮮青草或餵食富含Omega-3脂肪酸的海藻養成的，否則相對來說極度缺乏Omega-3脂肪酸。若烹調肉類的廉價健康調理油又含高量Omega-6脂肪酸，長期下來就容易失衡

此外，Omega-6（Omega-3也一樣）脂肪酸不耐高溫，若又用在燒烤、油炸料理，就容易成為劣變脂肪（氫化脂肪），加上肉類本身屬食物鏈金字塔較頂端者，毒素含量自然較高。

　因此，如果你以紅肉為主食，又常用這些植物油料理，長期下來，細胞的發炎指數自然高。體重增加（啤酒肚先來），雖然看起來臉色好，但血管早早便開始堵塞，身材一定從肚子走樣開始逐漸變化，血壓和血糖可能在中年就已經飆高……。

　該怎麼辦？減少攝取紅肉的分量、選擇低溫料理方式，以避免劣變氫化，而豬油、牛油、奶油、天然冷壓苦茶油、椰子油是最好的烹調油脂選擇，此外，搭配七、八分飽的飲食，每餐多吃生鮮蔬菜與海菜、小型魚類（巴掌大），才是逆轉發炎問題的生存之道。

　適當減少紅肉並增加Omega-3脂肪酸攝取比例，是現代社會中每個人幾乎都需要的飲食建議，做到的人都知道它的好，以及無病一身輕不發炎的感覺，等你改變後一起來感受。

如何吃對油？

　　首先回到一個最基本的問題，為什麼人類可以獨領風騷全世界？考古學家發現，在猿人祖先從樹上進化到草原生活後，推測約在一百五十萬至三百萬年前，有位祖先在飢餓時學會拿石頭敲開獅、虎、豹等掠食動物吃剩的大型動物骨骸，不只餵飽肚子，也吃到營養豐富的骨髓，從此人類腦部加速進化，經過五十萬年從猿人進化成擁有超越所有動物智慧的智人。骨髓含大量脂肪、胺基酸、膽鹼與各種營養素，適合人類發展神經系統，之後人類學會製造更精密的石器，得以吃到更多肉食，配合原有的雜食菜單，變得更高大強壯，終於進化成現代人。食物種類愈多樣化，吸收愈多種類的營養素，讓人類愈聰明、健康、強壯，也愈容易生存下來——這就是生命學家講的「機會主義」，是達爾文進化論中的贏家。因為攝取高脂肪食物最不容易飢餓，吃正確的油脂，營養好，還有穩定的能量來源維持良好的體力及精神，自然最後勝出。

　　吃對油與吃錯油，對於一個人健康的影響實在太大了！遠古時代如此，現代更是如此！油的攝取問題常常是一個人生病的病根，目前大家的飲食習慣與油脂攝取量，幾乎皆與正確方式大有出入，如果能夠知道什麼是壞油和好油，避免攝取壞油，並攝取適量的正確油脂，你的身體就先健康一半了。

什麼油有助於身體健康？

　　首先，我們先了解市面上油脂的脂肪酸比例，再與正確的建議攝取比例比較，就可以了解從今往後該用什麼油來保護自己的身體。自從明白大部分人都有明顯脂肪酸攝取比例失調的問題，我便開始透過自己與家人的實踐來試驗，

同時也在臨床上持續發現一個事實：**多數人不缺乏長鏈飽和脂肪酸、Omega-9 單元不飽和脂肪酸與Omega-6多元不飽和脂肪酸，而是缺乏Omega-3多元不飽和脂肪酸。** 因此，不論是什麼病痛，只要病人願意足量補充Omega-3多元不飽和脂肪酸，幾乎都有明顯的正面改善──另一方面，生酮飲食健康法推薦的椰子油、中鏈三酸甘油脂（MCT）、放牧牛的奶油，皆有大量的中鏈飽和脂肪酸（其中的C8、C10脂肪酸因不需要經過消化酵素即可由肝門靜脈吸收代謝），可迅速提供能量源，同時配合Omega-3油脂的平衡攝取，可以迅速恢復體力，也是一個值得大力推薦的項目。

我在整合醫學問診看診時，若有多餘的時間，一定會多花三十分鐘甚至一個小時為他們講解我的不需多花錢「自我健康八法」，其中最重要、也是花最多時間講述的內容，就是解釋市售食用油的好壞。

油品工廠生產食用油的方式其實大有玄機，我們一定要懂油，避免花錢替自己買病痛。買對油、吃對油，改善每日攝取油脂的比例，就能為自己的健康加分。其他一般門診病人因時間有限，就只能直接叮嚀料理時要多用天然冷壓苦茶油、葵花油與橄欖油，而且一定要吃魚（煮湯）；吃素者就建議他多加補充亞麻仁油、紫蘇油、海藻油。什麼油是我們的首選食用油？首先分析一下常見油脂的成分與冒煙點，以及各種脂肪酸的含量。

市面上常見脂肪酸含量比例

來源 ＼ 種類	質變點（冒煙點）（℃）	飽和脂肪酸（%）	單元不飽和脂肪酸 Ω9（%）	多元不飽和脂肪酸 Ω6（%）	多元不飽和脂肪酸 Ω3（%）		
					Ω3	EPA	DHA
亞麻仁籽油	107	10	21	16	53	0	0
紫蘇籽油	100	10	12	14	56	0	0
印加果油		6-8	8-14	26-35	45-55		
鮪魚油	—	0	0	1.7	0.9	5.1	26.5
秋刀魚油	—	0	0	1.6	1.1	4.9	11
沙丁魚油	—	0	0	2.7	0.8	16.8	10.2

苦茶油	252	10	82 Ω9最多	7.5	0.5	0	0
酪梨油	271	13.4	72	9	0.5	0	0
椰子油	232	90 （多為中鏈 脂肪油）	8	2	0	0	0
葵花籽油	107	10	80	10	0	0	0
橄欖油	160	15	73	11	1	0	0
芥花油	107	7	54	30	9	0	0
花生油	160	23	41	36	0	0	0
芝麻油	177	15	40	44	1	0	0
黃豆油	160	16	23	59	2	0	0
玉米油	160	14	26	59	1	0	0
小麥胚芽油	135	15	15	60	6	0	0
葡萄籽油	216	11	19	70 Ω6最多	0	0	0
玄米油	254	20	43	37			
榛果油	210	6	78	16			
動物性奶油	175	73	24	3	0*	0	0
豬油	182	40	45	15	0*	0	0
雞油	191	35	47	18	0	0	0
牛油	200	49	47	4	0*		
棕櫚油	230	49	40	10	0.4		
植物性人造奶油	177	36	36	7	0	0	0
南瓜子油		20	29	42	15		
黑種草油		18	24	58	0.2		
奇亞籽油		10	6	18	55		
月見草油		8	6	75（GLA 有8-10）	0.4		
黑醋栗油		8	13	43（GLA 有12-15）	20		
琉璃苣油		12-17	15-20	35-42 （GLA有 20-30）	3-5		

（主要參考資料：德瑞森莊園、美國農業部、臺灣地區食品營養成分資料庫，各家油脂含量分析結果皆會有產地季節差異，個人整理後僅供參考）
*自然放牧動物油脂含有高達4%的Omega-3。
**本表並未條列的沙棘油有30-35%的Omega-7，是自然界唯一含Omega-3、7、9的完美油脂。

接下來，來跟大家分享幾個常見的食用油注意事項：

高飽和脂肪酸油脂

- 豬油（含飽和脂肪酸40%）：大部分的豬油是用慢火煎出來的，最近也有人用電鍋蒸豬油，是否適宜人類食用，正反面的看法皆有。我個人認為，豬油可以使用，但不建議大量食用，少量用來炒青菜是一個不錯的選擇——畢竟豬油是豬隻儲存毒素的部位，除非你用的豬油是標榜有機安全餵養的健康豬，而且是用安全的方法提煉出來的，否則吃五花肉的豬油量雖然較少，但至少安全。

- 椰子油（最高含飽和脂肪酸90%，其中70%是中鏈脂肪酸）：椰子油在臨床使用上有許多優點被大家認同，更是生酮飲食的主要大將，請選擇冷壓、初榨且不經過氫化的優良產品，才容易享受健康變好的成果。一般來說，椰子油含有高達80%以上的飽和脂肪酸，其中的70%屬於中鏈飽和脂肪酸。C8、C10中鏈脂肪酸大多不太需要消化酵素即可被腸道吸收，也因為碳數較少而擁有偏水溶性的特質，吸收後會進到肝門靜脈而直接到達肝臟，部分的中鏈脂肪酸會被轉化成酮體——能夠使用酮體的器官組織包括腦部、心肌和骨骼肌等。由於腦部的問題多數與腦細胞產生的胰島素抗性或相關症狀有關，造成細胞處於無法有效利用葡萄糖的失養狀態，因此這些酮體對腦部有實質幫助。大衛‧博瑪特醫生在《無麩質飲食》中說到，酮體才是大腦的最愛，稱之為大腦的超級燃料，是改善神經退化疾病最好的方法。

不過，如果阿茲海默症或一些神經退化疾病患者的腦細胞已經嚴重受損，或疾病原因在於內分泌失調、憂鬱、重金屬中毒、缺乏維生素、腦瘤等其他原因時，服用這些中鏈飽和脂肪酸可能不會立即得到太好的效果（體質嚴重崩壞也會影響效果）。多攝取椰子油的同時，也要注意所有食用油是不是天然壓榨的好油，以及是不是平衡攝取，尤其是

Omega-3必需脂肪酸的攝取是否足夠，此外，一旦增加了脂肪攝取量，就要刻意減少碳水化合物的攝取，可以先從容易做到的高油脂低碳水化合物飲食開始，輕鬆做得到或是真正重病的人，才有需要調整到真正的生酮飲食。

- 棕櫚油（含飽和脂肪**50%**）：這是一種無所不在的油脂，主要成分是飽和脂肪酸與Omega-9，可以用在所有加工食品和生活用品中，只要製造成分中需要油脂的都可能含有它——因為它價格便宜又穩定、耐高溫。這麼理想又便宜的油有什麼問題呢？

  除了用有機製程生產的棕櫚油是好食用油之外，其他幾乎都是用化學方法大量生產，最可怕的就是破壞雨林！東南亞熱帶雨林大量被砍掉後，最大的面積就是用來種棕櫚樹以取油——我有一個馬來西亞的患者告訴我，馬來西亞的椰子樹都被砍掉，全部改種棕櫚樹；棕櫚油非常便宜，很多料理都用棕櫚油——馬來西亞竟然不生產椰子油，椰子油反而要進口，一瓶甚至可以賣到臺幣幾千元！雖然這些話出自他口中，我仍感到難以置信。

高Omega-6脂肪酸油脂

- 葡萄籽油（**Omega-6含量70%**）是最佳代表：葡萄籽油的Omega-6脂肪酸含量是所有油脂之冠，其Omega-6比Omega-3比例是70：0，沒有任何油脂可以比擬，非常容易導致發炎體質。葡萄籽油的另一大特點就是加熱後容易反式脂肪化，會氧化產生自由基，只能夠少量涼拌，增加口感用。葡萄籽雖有大量OPCs可以抗氧化、抗衰老、清除自由基，口感也好，經常讓人迷惑與誤會而購買使用，但實在不建議經常服食用——難怪有專家稱之為「健康油脂陷阱」。

- 黃豆油、玉米油、大豆油、沙拉油、麻油都是**Omega-6**為主的油：除了香香的麻油可做為食用調味品以外，其他都是用化學萃取方法製造出來

的，而且平常我們可以從各種新鮮食材攝取到Omega-6，一般而言都不建議使用。

不能攝取卻常見、被大量食用的油脂食物

- 反式脂肪食物：如酥油、白油、奶精等，凡標示任何氫化油脂皆是。
- 上述的黃豆油、大豆油、沙拉油，以及所有高溫油炸煎烤等酸化脂肪食物：這包括好多好多數不盡的美味食物。

好油脂食物

- 高Omega-3脂肪酸油脂食物：如魚油、磷蝦精油、海豹油（此項不建議）。植物性的Omega-3主要來源就是亞麻仁油、紫蘇籽油、海藻油、星星果油、核桃與南瓜籽油；蔬菜油脂也含有，但量真的很少，不足夠人體所需，素食者需要刻意多補充堅果類的核桃、南瓜子與松子等。
- 高Omega-9脂肪酸油脂食物：如苦茶油（含82％）、橄欖油（含73％）、葵花油（含80％）與芥末子油（含54％），油脂安定，一定要選擇第一道冷壓產品，尤其是苦茶油，不僅能改善心血管循環、保護心臟，所含的皂精成分還可殺幽門桿菌，含量愈高，效果愈好，大推。
- 混合油但含有均衡Omega-3 、Omega-6與Omega-9比例：現在已有廠商將三種人體必需不飽和脂肪酸調合販賣，這當然很好，但亞麻仁油的Omega-3非常不耐高溫，絕不可高溫油炸，雖然廠商標示可以安全高溫烹調，卻可能有許多生產技術隱藏問題，仍要小心使用，以免錯誤烹煮適得其反——不然，寧可選擇單一初榨冷壓食用油，不混搭使用，比較安全健康。
- 高品質的第一道冷壓堅果油產品：南瓜籽油、酪梨油、星星果油、黑種草油，除了油脂成分以外，含有大量的礦物質、維生素與醇酮醛類芳香物質，可以當作營養補充品甚至藥療使用。

在傳統碳水化合物飲食中，一個人每天攝取的脂肪，每公斤體重攝取1毫升油脂的量即足夠，其中，飽和脂肪酸比單元不飽和脂肪酸Omega-9比多元不飽和脂肪酸（Omega-3、Omega-6）三大類脂肪酸的正確攝取比例約等於1：1：1，而其中多元不飽和脂肪酸Omega-6與Omega-3最好也是1：1。

由於市售的油品都不可能達到Omega-6比Omega-3為1：1的完美比例，若又完全不吃魚，連五穀堅果都不愛吃，那麼Omega-6與Omega-3的攝取比例將遠超過世界衛生組織建議的6：1，遑論理想的1：1的比例——嚴重失衡至五、六十比一者到處可見。

研究顯示，Omega-6攝取過量會使我們的身體製造大量的第二型前列腺素（PGE2），讓白血球穿過血管內皮細胞，在人體中進行發炎反應。另一方面，Omega-3脂肪酸的功效恰與Omega-6相反，會讓身體製造大量的第三型前列腺素（PGE3），當血管內皮細胞的Omega-3脂肪酸含量增加的時候，細胞骨架就會變強，嗜中性白血球將無法穿透血管內皮細胞，發炎反應便因此而受到遏止。

若飲食中缺乏Omega-3，人只會天天發炎受苦，無論吃什麼藥、喝什麼退火的，都不會有太多效果。每次遇到這樣的病人，我都會叮嚀他在食物方面每天喝一大碗魚肚湯，或是喝亞麻仁油或紫蘇籽油20毫升，再加上盡量生食有酸味的蔬果、生鮮果菜汁，多半一星期內就會感受到效益。

可惜的是，這樣的建議幾乎都會被病人嗤之以鼻，因為他們可能看盡中西名醫、吃盡所有能用的藥物，如今遇到我這位怪醫生，**竟然要求他們暫時執行攝取高脂肪食物的生酮飲食療法，盡量拿掉所有的澱粉食物**，用低溫烹調並吃富含高油脂的食物——吃油，一公斤體重吃到2毫升的正確好油——這不是更火上加油嗎？好多病人失望得一去不復返，有些病人則是在回診的時候抱怨效果不明顯，主要原因是吃油吃太少，遠不及我的建議量。其實他們的症狀有改善，但卻因為仍有一點痰、胃還有點脹、頭還有點兒重，就要求我開強一點、感覺有效的藥，以求趕快復原。假使我反問他：「請問你這三天有聽我的醫

嚼，米飯和麵食有少吃嗎？每天有一餐喝味噌（肥魚肚、紫菜）湯？每天有喝一杯（300毫升以上）的胡蘿蔔汁，再加一碗生菜沙拉嗎？料理時第一道冷壓好油有多用一點嗎？有再喝亞麻仁油或紫蘇籽油20毫升嗎？」幾乎所有病人都沒有做到，要不然就是不敢喝或沒吃過……，甚至拿一大堆社會上的負面評論來反駁我、質疑我。然而，事實勝於雄辯，只要是有親身體驗過的病人，通通都會變成我的好麻吉。

選擇健康好油，而不是少油飲食

低油飲食是指飲食中油脂所占熱量比率小於或等於30％，大約每天55至65克，去除肉類食物所含的脂肪，烹調用油每人每天只約用到一至兩大匙（一般家庭用陶瓷湯匙，大約就是30至40毫升）——在還沒有接受生酮飲食法以前，幾十年來我一直奉行這樣的少油飲食，事實上這樣的飲食柴柴的，並不好吃，但想要健康，就只能堅持——雖然吃到整個人總是虛虛的。相比在執行生酮飲食觀念後，體能上的大幅提升，我內心的震撼可真是無比巨大，當然我必須承認自己沒辦法長期執行真正嚴格的生酮飲食，而這個嚴格正是主流營養學家與醫界韃伐的對象，因為一個人怎麼可能不吃水果？在外面用餐如何不吃到澱粉？交際應酬時，怎麼可能不喝到兩口酒？

我個人認為生酮飲食療法是很好的飲食觀念，是鼓勵我們多攝取高品質的動、植物油脂做為主要的熱量來源，回歸老祖宗因學會狩獵而進化成人類的飲食方法。市面上的生酮飲食書有很多的實際案例和證據，甚至有上百項的醫學、營養學見證，但要一個以碳水化合物為主食的民族接受這些改變是相當困難的，我自己也經過兩、三年的調適，漸進減少碳水化合物並增加油脂攝取，才得以清楚感受到正面的生理變化；也因為這樣，我願意大聲疾呼大家放棄以碳水化合物當主食的飲食觀念，以前大家都是吃飯麵、配菜、配肉，現在可以改成吃菜、配肉，最後才配少量飯麵，既容易執行，大多數人可接受。

若真的覺得難以執行，建議可以折衷成有總熱量控制的「高脂肪、低碳水化合物、低蛋白質的高纖飲食」，畢竟一個輕鬆容易做到的方法更重要。這方法，即使是素食者也能輕鬆做得到，每天使用正確的油脂比例，只用冷壓萃取的油脂。每35毫升的油脂可以取代一碗米飯或一份麵食的熱量，平常一個人大概一天就是三碗飯，所以一個人每天增加100毫升的好油脂，可以取代碳水化合物的熱量攝取——依照自己可接受的比例來調整即可。

好看的臉色從油而來

　　多吃好油的其中一個好處就是擁有「好臉色」——油潤有光澤，看起來健康、美麗、有精神。

　　如今已六十歲的我，從小就黑黑瘦瘦的，皮膚也乾燥，從來不覺得自己的臉色好看過。十二年的整合醫學雖然讓我的臉色愈來愈好，但總覺得還是不滿意，臉色就是柴柴的，直到改吃高油脂、低碳水化合物的生酮觀念飲食法，才發現臉色要好、要潤就是要有油。難怪我過去會發現多吃油（尤其是豬油）、有吃蛋白質的人，臉色都比較好，體力精神也都比我好，少油、少蛋白質的人，無論葷素，大都臉色不佳。

　　好臉色需要注意兩個最重要的方向：外在用油保養滋潤皮膚，並從食物多攝取好油（吃進比例正確的健康好油，才會讓全身細胞健康）。

　　冬天乾冷的季節，皮膚油脂腺分泌少，摸起來很乾燥，擦乳液後比較滋潤也比較舒服，而乳液就是油脂加上乳化劑調合而成的——若是只用玻尿酸、膠原蛋白，不用多久，皮膚上就會有乾乾的膠膜感，但只要一加上乳液，就有保濕、恢復彈性之效，看起來水嫩水嫩的，而我乾脆直接用油塗抹，更簡單地保證避開塑化劑。

　　至於攝取正確比例又足量的油脂，則能讓身體結構中主屬油脂的細胞膜部分完整，細胞健康，生理功能才會健康。臉色紅潤、皮膚有彈性、有朝氣、活

力充沛的人，一定是有吃到足夠油脂的人。自從接受並執行生酮飲食後，2016年7月底有一個病人驚訝的問：「一年不見，羅醫生你怎麼變年輕了？」我這才告訴他，我剛執行生酮飲食三星期，每天多喝了80至100毫升比例均衡的好油，糙米飯吃很少，甚至不吃——才二十來天，長久以來乾乾扁扁的我就有所改變！

根據季節、地域性和生病與否來攝取油脂

好多年前就聽陳立川博士說，人要隨大自然四季的變化，依照春耕、夏耘、秋收、冬藏的觀念來攝取好油脂，以維護身體的健康。不同的緯度，也各有不同的健康油脂供應給我們，譬如南北極地產有魚油、海豹油，寒帶有南瓜籽油，溫帶有苦茶油、橄欖油，熱帶就是椰子油和棕櫚油……。

乍聞此道理時給了我一頭棒喝，這在陳博士的《一生無病絕對有機會》中有詳細說明。原來，Omega-6並沒有這麼不好，一切都是造物者的無盡智慧，Omega-6會增加發炎指數、產生熱量以提升體溫，隨著秋天變冷，進入冬天，就需要逐漸增加Omega-6的攝取量；相反的，當春天來臨，天氣一天天變熱，春耕夏耘的勞力與運動消耗逐漸增加，就要開始減少Omega-6的攝取，而增加Omega-3的攝取，可以降低發炎指數，也不會讓身體燥熱。

從性別來看，男生要多吃南瓜籽油（鋅含量高），女人則更適合亞麻籽油。人在生病時發炎指數早已飆高，自然就必需刻意增加Omega-3的攝取，才能抗發炎，達到真正治癒的目的。

要如何買油呢？

油品的選擇很簡單，由於飽和脂肪酸與Omega-6多元不飽和脂肪酸在常用

油脂中幾乎到處存在，因此不需要特別考慮這兩種脂肪酸缺乏的問題，挑選重點如下：

(1)盡量挑選飽和脂肪酸含量低的油脂，豬油、椰子油是例外。

(2)挑選高Omega-9單元不飽和脂肪酸含量的油脂。

(3)選擇高Omega-3多元不飽和脂肪酸含量的油脂。

(4)了解油脂的質變溫度，決定什麼烹調方法用什麼油，清炒、涼拌、油炸都有區別。

(5)只買純油脂產品，最好是有機產品，少買調和料理油。

(6)一定要用天然萃取方式，如第一道冷壓、熱壓、超臨界萃取等，所有沒有標示又便宜大碗的油品，絕對是用揮發性溶劑（己烷）溶出，再用攝氏230至250度高溫蒸餾、清除、脫臭再還原氧化而製造出來的化學萃取食用油。

由上述重點，我們可以得到一個料理用油的選擇祕訣：

・清炒：最佳三種選擇是苦茶油、椰子油、第一道冷壓橄欖油。

・涼拌：最佳三種選擇是酪梨油、第一道冷壓橄欖油、苦茶油。此外，我也建議紫蘇籽油、亞麻仁油是需要特別重視並當作每日營養補充品，許多專家皆大力推薦利用它們高含量的Omega-3多元不飽和脂肪酸來為我們降低發炎指數，每天10至30毫升便有助於強化細胞膜機能、汰換壞膽固醇、增加血液循環，好處不勝枚舉。

・油炸：基本上我完全不贊成這種烹調法，只是在實際生活中罕見完全不碰煎、炸、燒、烤的飲食方式，偶而為之可增加飲食情趣，勉強可以接受——知道忌口，也知道事後要利用Omega-3來調整恢復，才是最切合實際的。油一經高溫調理就會有氫化反應，也就是會變成反式脂肪，再加上油脂高溫酸化與過氧化產生自由基質變等問題，實在不適合常吃。若真的要用這種料理方式，最佳選擇是天然萃取玄米油、豬油、雞油，至於葡萄籽油，雖然質變溫度是攝氏216度，又有葡萄多酚抗氧化的加

持，看似非常養生，但因超高Omega-6含量，加熱後容易變質，除非你為了增加飲食種類情趣，同時有特別補充Omega-3加以平衡，否則不建議使用在任何食物上。至於苦茶油與茶油雖然可耐攝氏252度、酪梨油可耐攝氏271度，但冷壓油價錢昂貴，絕非一般家庭負擔得起，因此不在此建議使用。

Part 6

感冒和感染一定不小看

不要輕忽感冒

一個身心健康的人，必須要擁有不會隨便感冒，以及即使感冒也會迅速痊癒的身體，世界衛生組織對於人類健康標準的定義就包括了——「對一般感冒和傳染病有一定抵抗力」。由此我們就可以知道，感冒對健康的威脅究竟有多麼大了。

感冒是百病之源

大部分人皆認為感冒是再平凡不過的呼吸道疾病，但您知道嗎？這個被人們輕忽的感染症所導致的併發症，竟是我們晚年結束生命的根本原因——人類的晚年，有一大半是因為慢性病長期折磨後，再因感冒引起合併症，導致全身器官衰竭而死。

人類最常見的炎症反應，其實就是感冒引起的，感冒是經由各種呼吸道病毒感染後，引起上呼吸道黏膜腫脹發炎，如鼻塞、流鼻水、喉嚨痛、咳嗽與發燒、頭痛等種種症狀，不小心會引發二次細菌感染，如肺炎、鼻竇炎、中耳炎，甚至腦膜炎等。

尤其要小心中老年人因感冒而造成各種慢性病併發症，如血壓飆高引起中風、心肌梗塞與嚴重血糖飆高引起糖尿病併發症。萬一反覆感染，老人家免疫力將逐漸遭到破壞，形成一個惡性循環。

感冒病毒無所不在，並不斷在突變，人一生當中，沒有人不會感冒，重要的是要擁有健康的身體與正常的免疫力，並有正確的飲食生活方法，減少感冒上身，並讓自己在感冒來襲時能輕鬆自然痊癒。

感冒會好，其實都是靠你自己

一個人的感冒幾乎都是自己好的，醫生只是幫助病人減少痛苦與二次感染及併發症。

美加地區的人們，感冒時通常不會去找醫生，學生只要感冒、發燒就回家休息——即使到學校也會被老師趕回家，對照臺灣的老師要求學生看完病後盡早回校上課，病人只能求快速退燒，不要再流鼻涕、不要頭痛咳嗽，逼得醫生只能下猛藥。雖然今日這個情形已經有改善了，但由於生活競爭壓力下，病人為了繼續正常作息、上學或工作，會不會傳染給別人似乎就不太重要，但這樣的惡性循環只會讓病人的免疫力不斷下降，讓人更常感冒生病，藥物愈吃愈多種類、愈吃愈強，副作用的發生再逼得人愈看愈多科別。小孩子雖然有可能因成長與青春期因素而自然痊癒，卻容易種下未來的生病因子。我個人就是處在這個大漩渦當中：要如何尋找安全平衡點？要如何避免藥害？要如何得到病人的信賴？

感冒這麼一般的的問題，卻列入我的健康八大法之一，真的是有原因的，希望大家不要早上打個噴嚏、流個鼻水、頭有點重重的，就立刻看病吃藥阻擋。每個人一定要多少知道一些自然療法，如此一來，小狀況大部分都會自然消散的。

物極必反，生命正在尋找出路

現在，連夏天都在流行流感，我在《咳嗽警報》就有提出警訊——流感病毒愈來愈不怕熱，一年比一年厲害。流感病毒非常善變，突變之後的免疫屬性會改變，若突破人類原本的流感病毒免疫力，就會造成流感、引發病疫。全世界目前大部分的國家，都在努力推廣全面施打疫苗，但這真的做對了嗎？2017年時，連美國總統川普都發出了質疑之問。

從這幾年流感疫情的脈絡當中，我們看到流感病毒正在快速進化中。流感病毒也是生命，沒有生命想要被消滅，而人類正不斷逼迫流感病毒快速改變自己——普及化施打疫苗，讓每年冬季的流感病人銳減，卻也讓原本即將結束流行病情的春季變成流感旺季，我才在2016年年底提出示警，沒想到2017年連夏天都爆發流感疫情；同年6月下旬，衛生福利部正式聲明：<u>**流行性感冒可能會變成經常性的疫情，並非冬春兩季專屬**</u>。

怕熱的流感病毒真的變得比較耐熱了，在診所看病的我十分有感覺，整個冬、春兩季近半年用不到30盒的克流感，但自2017年6月開始，卻幾乎每天都可以看得到發高燒的流感病人。我的診斷標準相當嚴格，一定是體溫超過攝氏38.3度，嚴重流鼻涕、咳嗽、表情痛苦者，才會用流感快篩確認是否為陽性，如結果是陰性，會請病人觀察一天再快篩複檢確認。在這樣的標準下，竟然在7月12日一天內做了7個流感快篩，其中6個陽性，實在令人太震撼了！到了7月29日尼莎颱風來襲的前一天，吹熱焚風的高溫天氣下，依然持續有新的流感病人出現，更驚奇的是，直到8月下旬依然每天都能確診新的流感病患——這可是攝氏三十六、七度的高溫天氣啊！

行醫三十幾年，從未見過的夏季流感疫情出現在自己的診間，實在令人心驚！衛生福利部在這樣的氛圍下，也只能要求醫生不一定要快篩確定，只要檢查這個病人「可能」是流感，就主動開立克流感給病人服用，避免疫情擴散。然而，這反而讓我更感到憂心，因為許多病人據此要求醫生開克流感，誤診率必然大幅提高，萬一有一天流感病毒對克流感有抗藥性，就會產生大災難了。然而，我們也只能祈禱那一天永遠不要到來。

如何才能不要怕感冒生病？

人人皆凡夫俗子，我們唯一能做的，就是把自己的身體弄得強壯一點、免疫力弄得好一點，以面對不可知的未來。

生病時要學會照顧自己，不要動不動就找醫生

上天讓我們生病時（包括感冒）發燒、食慾不振和想休息，其實就是對我們最好的治療。這是造物者賜給宇宙萬物的自然自癒反應，我們不要動不動就放棄這個天賜的能力。臺灣的健保廉價又普及，造就了大家容易有小病就到醫院診所報到、醫生怕治不好病的扭曲現象。然而，不要怕生病的兩個先決條件其實是：

- 讓自己不容易生病。
- 擁有健康與生病時照顧自己的能力。

讓自己不容易生病比較容易做到，也是本書的主題，就是不要隨便接觸到別人的分泌物，當然，要完全避免是不可能的，除非你離群索居，盡量少接觸一定是對的。大家在搭乘大眾運輸工具、上市場買菜、逛百貨公司、上班或上學時，都是危險時刻，所以一定要戴上防護口罩，這是最簡單又有效的方法。很多人身上都帶著有細菌、病毒，動物身上更是有倍數的量，我在高倍顯像顯微鏡檢測上萬人次的血液經驗，就知道我們的血液裡面一點都不寂寞，幾乎每個人都有一點黴菌、黴漿菌，少數病人還看得到寄生蟲、球菌、桿菌，至於顯微鏡看不到的、更微小的那些需要百萬倍才看得到的病毒，應該也是經常性存在我們的人體內。因此，當病人或熱情的朋友靠近我口沫橫飛時，我必定會在瞬間撤退，雖然不禮貌，但也沒辦法，只能解釋有其必要──很多傳染性疾病皆是如此，尤其是感冒，只要接觸到一秒鐘，就可以被傳染。

生病時需要擁有照顧自己的能力是很重要的。休息是為了走更好、更遠的路，平常就應該要有固定的休閒和休息，在生病期間，休息絕對是第一優先，什麼抱病苦撐、咬牙硬幹、打個點滴繼續上工，沒有絕對的必要，就絕對不要發生在自己身上。流感與人類皆是目前地球生命圈的一份子，誰也無法消滅對方，想要把流感變成健康的助力而非阻力，就要有正確的健康觀念與絕對的執行力。

該怎麼做？有三個重點，在這裡先簡述，後面章節會有更詳細的說明：

- 減少食量：讓胃腸休息，節省能量消耗，來自食物的廢物也會自然減少，不僅能淨化血液，也讓身體得到喘息的空間。此外，人體70%的淋巴系統都在腸道，讓腸道休息，自然能增加免疫力。
- 使體溫上升：發燒可燃燒血液中的致病廢物，並能發汗排泄廢物、降低病毒活性，並增強白血球嗜菌與免疫功能，以加速白血球吞噬及處理致病菌與廢物。退燒會讓體溫降低，減少白血球運動，進而降低免疫力，因此，除非發高燒攝氏39度以上，否則不建議退燒。
- 休養生息：生病時不放下一切，你真的不覺得累了嗎？如此抵抗力能不降低嗎？雖然醫藥對病原體會有強烈的效力，但最後治癒感冒的還是要靠自身自癒能力或恢復力，抱病工作或上學絕對只是繼續耗損而已，因此安靜的休息是讓疾病自癒最好的方法。

生病吃藥治不好的，常是吃錯食物導致的病

錯誤飲食造成的體質不佳或易發炎，往往生病了就不容易好。如果你有以下飲食習慣，可要小心了。

- 愛吃寒、涼、甜，會吃成虛寒體質：易造成反覆感冒、慢性鼻涕倒流（後鼻腔卡卡有痰）、過敏、肥胖與所有併發症。
- 愛吃甜、煎、乾、炸、烤的食物加紅肉，會吃成燥熱體質：長久下來，易導致慢性喉頭炎（喉嚨乾乾痛痛）、扁桃腺發炎（劇烈喉嚨疼痛發燒），最後年紀輕輕（三十至五十歲）就身染一身病，例如高血壓、高血脂、糖尿病及所有炎症（包括終極炎症──癌症）。

飯吃七、八分飽，疾病不上身。我記得小時候貧窮勤儉的時代，很多人都曾經用醬油、豬油，頂多加半個鹹蛋、一顆酸梅，就可以吃好幾碗飯餵飽自己的經驗，早年的蔬菜水果自然不會少，農藥很少，食物很天然，平均體力勞動消耗也比較高，少有什麼甜點、飲料可以吃喝，想想，當年這樣的飲食結構還算是比較健康的，大家不會動不動一大堆慢性病上身。根據這些理論慢慢發展

成五穀雜糧少糖少鹽少油的健康飲食法，但是似乎仍有不足之處，有改善的空間，今天我個人再加上地中海型飲食和生酮飲食考量，提供一個最容易為大家所接受的健康飲食法，折衷又容易執行，就是吃比較多的天然冷壓好油，可用來料理很多有機蔬菜，攝取酌量健康、無毒的肉魚和非基改豆腐等等鮮食材，但吃少少的五穀雜糧，這既容易做到，也對原本飲食習慣做了相當大的修正。

　　我強烈建議想要健康、不想動不動就感冒生病的人，從先試試看提高優質脂肪比例的飲食，不一定要達到生酮飲食的要求，但一定要刻意減少澱粉和糖，只需要短短的兩個星期，一定能夠感受到精神與體能的提升，因為它沒有生酮飲食這麼多的限制，非常容易做到——只需要在做料理時多放一點好油，並且盡量少碰澱粉，尤其是麵粉為主的任何食材。如你有更高的健康標準，才建議執行生酮飲食法，如有不清楚的地方，除了看專業書籍，可以上網搜尋，或諮詢專業醫師，必能有所幫助。

感冒時為什麼會咳嗽？

　　咳嗽的原因，在我2016年出版的《咳嗽警報》有非常詳細的說明，我從小看著外祖母經常咳嗽並且有氣喘症狀，也發現到長輩們在過世前幾年都會有一段相當長時間的嚴重咳嗽帶喘，而當我考上醫學院的當天，母親就語重心長的希望我將來能找出我們家老了都會氣喘的原因，不僅救人，還能救自己。

　　上天的巧妙安排，讓我在國泰醫院內科實習時就碰上吃了幾十年類固醇的外祖母嚴重氣喘且發燒住院，並確診為黴漿菌肺炎，當時又碰上臺大名醫林吉崇教授特別仔細教導我這個疾病的前因後果，也讓黴漿菌從此深深烙在我心中。畢業後，我在自助人助天助下成為一名耳鼻喉科醫生，也就是專門看感冒、咳嗽的專科醫生——老實說，我四年的耳鼻喉科住院醫生訓練，對於感冒、咳嗽是不深入的，真正了解感冒與咳嗽的關係，都是在開業以後一點一滴慢慢累積經驗而得到的，尤其是十二年前開始利用高倍顯像顯微鏡觀察咳嗽病人的血液，才充分了解到原來一切都是有因有果。

　　本章淺顯介紹一下黴漿菌與呼吸道健康與否息息相關，如果想要深入了解，請看《咳嗽警報》一書。

　　感冒會咳嗽，幾乎絕大部分是黴漿菌造成的（黴漿菌是一種介於細菌與病毒之間的微細生命，勉強可稱為細菌，需寄生在紅血球內生存，是地球上最小的細菌），單純由肺炎鏈球菌感染的咳嗽，在臨床上倒是較少見的。只不過，黴漿菌感染都是症狀嚴重了才能經由驗血確定，許多輕症病人常被當作是過敏咳嗽治療，長期服藥而不見成效，實在可惜。

　　開業歲月以來的長久臨床觀察，讓我發現到，不論什麼原因的頑固咳嗽，只要加上抗黴漿菌的藥物，咳嗽就會逐漸恢復。其實，從主訴感冒咳嗽，到肺

到底什麼才是過敏咳嗽？

過敏是一個長期的問題。什麼叫做過敏？就是你對某一種物質產生抗原抗體反應，就是過敏。呼吸道過敏造成的咳嗽，通常是因為鼻水太多而倒流，刺激到氣管黏膜所造成的咳嗽反射，應該是偶爾造成的，而不會是經常性症狀。真正支氣管過敏造成的症狀，是氣喘而不是咳嗽，氣喘是因為過敏瞬間讓支氣管內膜腫脹、分泌物增加、內徑變窄而導致呼吸飢渴的臨床症狀。

因此，如果你被診斷為過敏性咳嗽，超過兩個星期又沒有痊癒，請考慮可能是因為黴漿菌感染造成的支氣管炎。尤其是有過敏氣喘的病人，如果同時又有黴漿菌感染，絕對會比一般正常人的咳嗽來得又急又嚴重，因為黴漿菌喜歡寄生在紅血球，會讓紅血球容易迅速大量受損凋亡，這些沒有功能的紅血球藉著血液流竄在全身，造成身體負擔不說，又不能攜帶氧氣，會使氣喘症狀更嚴重，加上屬於過渡金屬的鐵離子大量釋出至血液之中——如果儲鐵蛋白（ferritin）不足夠立即吸收鐵離子，將造成自由基連鎖反應，也就是有名的芬頓反應，甚至可能造成急性貧血合併症出現。

我在高倍顯像顯微鏡的鏡頭下常常看到這種狀況，若是用健保給付的治療，當然只能選擇用抗生素加上溫暖飲食療法，即便如此，病人幾乎都會在一、兩個星期內痊癒。停藥後，最重要的就是重建腸道菌相，主要從飲食著手，多喝味噌湯、多吃蔬菜甚至補充益生菌，堅持幾天就可以了。通常只要兩個星期沒有再復發咳嗽，應該就沒問題了。如果仍然反覆發作，就要考慮家庭成員互相感染的問題了，下面的章節有詳細說明。

結核病人的血液中，同樣都可見到大量的黴漿菌，而同一位病人的黴漿菌檢測計數減少時，他們的症狀也會等比例恢復。

對於醫生來說，咳嗽是一個非常棘手的病症，我自己在臨床上累積的實際

看診經驗中，對於咳嗽有許多發現與心得，確實可以治癒大部分的咳嗽病患，可是苦於一直無法驗證，直到開始使用完整醫學的BVPM高倍顯像電子顯微鏡檢測後，大部分疑點才能夠解開，雖然沒有辦法定性證明，但是用定量法解釋還是相當有說服力。

感冒時會咳嗽的五大原因

經過十二年來透過顯微鏡觀察的心得，再加上病人治療療程完成，以及與飲食習慣和生活環境的比對下，我發現有五個主要原因影響著一個人感冒以後會不會咳嗽：

(1) 只要是還沒吃過藥的咳嗽病人，其血液在電子顯微鏡下大部分皆可發現到大量的黴漿菌：咳嗽病人幾乎都有黴漿菌感染，此外，我還有一個意外發現：無咳嗽的病人在做預防醫學檢查時，如發現有明顯黴漿菌感染，即使沒有咳嗽，不論有無其他方面的健康問題，仍要優先處理黴漿菌的問題。因為在這種情況下，常常病人在幾天之後就會主訴感冒且嚴重咳嗽。所以只要檢測時看到大量黴漿菌，即使當下病人並無咳嗽症狀，我仍會給予天然抗菌生技食品（如：褐藻醣膠、蜂膠、金銀花、奈米銀離子水），同時再三提醒病人注意腸胃健康，少吃甜食，減少澱粉的攝取，增加發酵食品與蔬果纖維質的攝取，可以降低病人咳嗽發作的比率，萬一有咳嗽時也不會這麼嚴重。

(2) 其他家人有咳嗽症狀：咳嗽絕對是一家人的事情，一人咳嗽，必須全家一起配合調養。只要家裡有人有慢性咳嗽、氣喘、卡痰、清痰或吐痰現象，就算其他家人目前沒有咳嗽，之後也可能將會咳嗽，應該全家人一同及早防範。這是因為隨著家庭成員的咳嗽，帶著黴漿菌的水霧將飄散在空氣中，而讓其他人長期呼吸高濃度受黴漿菌汙染的空氣，所以我們可以合理推斷，他們的血液內亦有相似數量的黴漿菌，

只是每個人的免疫力不同，可忍受的黴漿菌感染量也不同，不一定會發病。在我的臨床經驗中，有感染大量黴漿菌卻沒有咳嗽的病人，常常只是因為目前還沒有感冒，但大部分皆有卡痰、清痰與容易疲倦等症狀，若長期感染甚至會影響睡眠與關節問題。

(3) **腸胃健康幾乎皆有不足之處，如腹脹、腹瀉、便祕、消化不良與食慾不振等**：這些人常常斷斷續續在吃胃腸藥，如果感冒了，就很容易久咳不癒。若用中醫理論來看，脾胃屬土，土生金，金屬肺，缺土就不能生金、潤肺，脾胃不好、肺氣不足，自然容易咳嗽，治療方式則是溫暖飲食、補足元氣、吃對食物，自然能重建腸道生理環境。

(4) **生活環境潮濕、通風不良**：陰暗潮濕的環境，是黴漿菌與黴菌、灰塵共舞的「好地方」，如果你的生活與工作環境陰暗潮濕又通風不良，咳嗽就容易上身。雖然輕微感染黴漿菌時沒有明顯症狀，但嚴重感染時也會得黴漿菌肺炎，讓人住進加護病房，不可不慎。

(5) **飲食習慣喜吃喝寒性與燥熱等兩極端屬性的食物**：寒性食物如各種冰品甜食、冷飲、啤酒，與寒性蔬果類的西瓜、哈密瓜、冬瓜、苦瓜、白菜與白蘿蔔等皆是，燥熱食物如炸雞、薯條、鹽酥雞、燒酒雞、薑母鴨等亦是，你的腸胃會因寒食而虛冷，繼而因燥熱飲食而發炎，腸胃健康就亮紅燈了，這和第三點有關聯，但需要特別強調一下，因此分開來強調。

黴漿菌該如何消滅呢？目前最快、最簡單的方法，其實就是用抗生素，只是療程要兩個星期以上，才能清除至血液中幾乎沒有黴漿菌的程度，雖然很有效果，但黴漿菌為什麼會養在體內的根本問題如果沒有解決，在不久的將來，所有問題都將復發。所以我個人在整體醫學的基本觀念上認為，有黴漿菌感染時，除了出現嚴重症狀的病人需要吃抗生素外，大部分病人可以不用吃，改善的方法很單純——去除黴漿菌喜歡的環境，例如前面提到的環境潮濕、陰暗、不通風等問題要解決。別忘了，還要盡量讓自己呼吸到潔淨的空氣（有霧霾的

天氣要開空氣清淨機，出門要記得戴口罩，下雨天要開除濕機，同時多接近陽光、山林、青草、大地）。

此外，我們在個人衛生安全上也要多注意，一律用天然材料製成的洗潔劑，個人貼身衣物要洗乾淨，經常清洗枕頭罩、床被單，記得窗簾、絨毛玩具也要定期清洗，室內燈光要明亮，出入公共場合要記得戴口罩，密閉環境與陰霾之處避免進入。我的臨床經驗是，飲食方面務必遵守強化腸胃道與補中益氣兩大原則，兩極化如燥熱與冰寒食物則盡量不吃……，簡單的說，就是一個人腸胃道健康、飲食溫暖正確，自然免疫力好，所有的感染都會少，這樣就能盡量減少讓黴漿菌上身的機率，同時也是預防感冒的重要法則。

新的發現！減醣可以餓死黴漿菌

自2017年開始執行生酮飲食後，我有一個很明顯的最新發現——有黴漿菌感染的病人，常常只要把一個食物成分拿掉，一、兩個星期後黴漿菌就會莫名其妙的消失了，所有相關症狀迅速痊癒，那就是：澱粉和糖。就這麼簡單，但只有少數意志堅定的患者做得到，希望您就是這少數有恆心毅力者。

完全不吃白米、白澱粉、所有甜食、甜水果，並增加好油（第一道冷壓橄欖油、魚油、椰子油、紫蘇籽油），含油脂的好蛋白質（黃豆、黑豆、杏仁、松子、核桃、胡桃和新鮮動物性來源肉品），大量有機蔬菜的攝取量，來彌補能量不足的缺口，就能在粒線體內轉成酮體代謝，產生ATP能量。這個發現是不是表示澱粉和糖在體內代謝完成以前，都是在製造黴漿菌最喜歡的體內環境？黴漿菌是不是利用葡萄糖得到能量的？我想，這是最有可能的推測。因此，如果你有黴漿菌感染，經常感冒、咳嗽，久久不得痊癒，不妨試試這個方法，只要下定決心肯做到，至今屢試不爽，通通都很有效果。

如何預防感冒？

　　一個人不會隨隨便便就感冒，也不會輕易就成了嚴重的重症患者——這是「健康人」的必要條件之一。預防勝於治療，本單元就先與大家分享如何預防感冒。

從眼睛、鼻腔、口腔照顧起

　　首先，從照顧眼睛開始。除了要小心別被感冒的人打噴嚏、咳嗽的飛沫給噴到，自己的雙手也要經常清洗乾淨，尤其是沒有洗手的髒手，絕對不可以去揉眼睛。

　　接著是鼻腔，盡量身處空氣流通的地方，在擁擠的公共場合，一律戴上口罩保護自己。感冒流行期間，從鼻孔開始照顧，主要就是保濕，將加了各種精油（如檜木油、茶樹精油、尤加利油、薄荷油）的凡士林塗抹在容易乾燥的鼻孔內側，也可以運用各種蒸汽保濕鼻腔（譬如常喝熱水、熱茶、熱湯，或者是用一些加濕、加霧器——加入精油，效果更好）。尤其在接觸到嚴重感冒病人後，或是因感冒而鼻咽腔常常覺得非常疼痛、有很多膿性分泌物時，只要能夠排除心理障礙，建議使用洗鼻器沖洗鼻腔，可以有效地將很多病毒細菌清洗掉，減少身體免疫負擔，加速感冒的痊癒。

　　最後，也是最重要的，就是口腔的保護。從嘴唇保濕開始，擦擦唇膏或凡士林皆可以。至於口腔衛生，最重要的就是要勤刷牙，一天刷五次，前面章節已詳述這個重要性；此外，也十分建議用油漱口，可以有效清除口腔黏膜和牙齦的細菌與病毒。

這樣子下來，整個上呼吸道的「衛兵」就都設定好了，病毒、細菌就難有容身之處，即使不小心接觸到，也會被免疫細胞直接辨識並清除掉。

飲食一定要限量、溫暖、多水分

實際經驗告訴我，感冒病人是不能吃冷、寒、甜、燥熱與高熱量食品，同樣的道理，如果想要預防感冒，平時就需要注意飲食，尤其在流感流行季節，更要忌口，保持七分飽的大原則。此外，平日多喝溫熱開水，多吃溫性食物，身體隨時保持溫暖，免疫系統就會活絡健康，討厭的寒邪就不能侵入，人就不容易感冒。

季節與天候瞬息萬變，多一分關注就多一分保護，食物的選擇與分量都需要計較，天氣變冷時要吃得溫暖一點、多一點，讓自己溫暖，也讓能量多一點，有助於禦寒，但當天氣回溫時，飲食就要有所調整。

此外，別好了傷疤就立刻忘了痛，感冒剛痊癒時的飲食仍不可大意，請繼續保持溫暖飲食，讓受損細胞有時間完全恢復正常，至少三個星期之內仍要特別留意，因為此時發炎、腫脹、受損的呼吸道黏膜尚未完全恢復正常，更該以溫暖、中性的飲食為主。

保持運動的好習慣

想要預防感冒，一定要養成運動的習慣。不論任何年齡、性別或身體狀況的人士，都可以從長期的適量運動得到好處。

運動可以改善循環系統，產生的能量可以讓身體自然溫暖起來，而能量的消耗會讓你肚子餓（有進食的需求），此外，運動時會刺激腸胃蠕動，讓你排便順暢……，從各方面改善健康的狀況。

要注意的是，運動不能過量，才能避免讓自己的免疫力降低——在短時間

運動後要注意保暖，保持體溫不受寒

適度運動可以有效提升體溫與免疫力，流汗後補足因運動流失的水分對感冒也有益處，但常有人問我：「羅醫生，為什麼每次我感冒去運動都得到反效果？」在詳問細節之後，才知道他做了大量運動後沒有立刻換乾爽衣物與洗熱水澡，反而是先休息後才洗澡——運動後穿著濕衣服會加速體溫流失，而乳酸沉積於肌肉，沒有洗熱水澡去消除，自然會造成反效果。

內讓肌肉產生過量的乳酸，會造成細胞腫脹失衡，需要耗費大量能量才能恢復，如此一來，抵抗力一定會受到影響。每個人的體力不同，是否過量因人而異，我提供一個實用的判斷標準給大家：如果在運動的隔日感到疲累不堪，那就是過量了；然而，你的健康基礎運動量也會隨著天天運動而逐漸提高，只要隔天不會因為運動而疲累不堪，就是適量。

另一個比較常見的問題是，感冒期間適不適合運動？這個答案一樣因人而異，只要覺得很累，就代表不適合運動，更需要的是休息，千萬不要勉強，此時可別把運動當作治感冒的萬靈藥，反而可能會增加身體的負擔，自找麻煩。

這樣做，小孩才不會動不動就感冒

小孩常常生病感冒，大部分是大人的錯，因為我們在生活、飲食上做了錯誤的選擇，讓孩子的免疫力下降、體質變差，自然就容易受到感染而感冒、生病。其實，只要做到以下五大點，就能從根本培養孩子的好體質。

(1)小孩以乳製品為主食的時間不要過度延長：母乳是上天的恩賜，是嬰孩的最佳食物，只不過母乳並非無限制供應，時間一到自然停止。只要母親沒有母奶了，就是斷奶的時機，就算給孩子補充乳製品，也只

能算是營養補充，不適合大量攝取，更何況東方人在三歲之後有90%的人皆有乳糖不耐症的體質。另一方面，以乳製品為主食，會自然排擠正常食物的攝取，對於各種器官發育的影響甚大，再加上牛奶是所有食物的過敏排行榜第一位……。基於上述原因，有許多天然食材都能幫助小孩發育成長，請家長不用特別鍾情乳製品。

(2) **不要過早將孩子送入幼幼班過團體生活**：在團體生活中，自然更容易面對多變的病毒與細菌，感冒感染自然容易互傳，再加上保母與老師常用糖果、甜食哄小孩，結果常常是感冒加二次細菌感染。

(3) **盡量避免甜食與速食**：甜食與速食皆是加工食品，能提供給人體的幾乎只有熱量，多吃易發胖，對腸胃也不好，不如多多動腦，提供給孩子健康美味的蔬菜創意點心吧！

(4) **讓生活環境保持乾爽、通風、日照充足**：潮濕陰暗的環境是黴漿菌、黴菌、細菌、塵蟎的溫床，這也是很多小孩經常生病的主因之一。當生活環境中的菌量太高，透過呼吸進入人體，遠遠超過生理可清除的能耐，自然會讓我們的血液內壞菌叢生。

(5) **父母長輩要留意自己的健康**：這個問題是透過BVPM電子顯微鏡活血檢查，在血液中的奇妙發現——若家長們的血液裡生理菌叢高，其孩子就較容易「中標」生病。這可能牽涉到兩個問題，第一是成人抵抗力強，可以忍受比較高菌量的汙染，而不會有明顯症狀，第二是小孩是新生的生命個體，生理很乾淨，調控性尚不完整，一點微生物侵入就會啟動免疫反制功能，所以常常會父母長輩沒事，但孩子常常生病。讓小孩盡量慢一點或少一點接觸致病菌，總是比較好，因此，父母和長輩需要好好加強健康——小孩在六歲以前，免疫力尚未發育完整，需要大人多加照顧保護。你健康，孩子就有機會更健康——讓孩子因為你而身處高菌叢環境，也難怪他們會不斷被感染了。

會不會感染感冒，跟扁桃腺的健康大大有關係

　　扁桃腺不是只有我們傳統認為的喉嚨內兩邊的兩顆半圓球才是扁桃腺，這個一般人所熟悉的扁桃腺，是一張口就看得到的，名叫顎扁桃體。

扁桃腺及其功能

　　人體共有三個扁桃腺：鼻咽腔的咽扁桃（腺樣體）、口咽部的顎扁桃（扁桃腺）、舌根部的舌扁桃（下咽部），而鼻咽、口咽、下咽三者合稱「咽部」，三組扁桃體就分布在這三個地方，加上咽壁淋巴濾泡與兩邊側咽索，形成一個叫「Waldeyer's ring」、含有大量淋巴細胞的鏈狀環，是人體的第一道防線。

主要負責嬰兒期鼻咽腔的咽扁桃（腺樣體）

　　在嬰兒時期或有過敏體質、採高熱量飲食，容易造成腺樣體肥大，造成嚴重打鼾、鼻塞、中耳積水、中耳炎，極度嚴重者需要開刀刮除，更是一般人風寒感冒時最容易引起的腺樣體加咽壁淋巴濾泡與兩邊側咽索紅腫發炎化膿，製造二次感染問題的部位，至於顎扁桃體在感冒期間常常是不受到影響的。

口腔的顎扁桃體

　　我們一般人認知的扁桃腺就是顎扁桃體，是大家耳熟能詳卻完全忽略的淋巴免疫器官，絕大多數人一輩子可能都感覺不到它的存在，可是它卻關係到我

們老年的生存安全。為什麼？因為這裡有八到二十個深淺不一的凹陷——扁桃腺隱窩——**很容易躲藏細菌**，進而發炎化膿，急性發作時就是俗稱的扁桃腺化膿發炎，會造成發燒、喉嚨痛、肌肉痠痛，易發生於喜愛燥熱飲食和缺乏可抗氧化的蔬菜水果飲食習慣者。跟感冒不一樣，完全是風熱感染的問題。

舌根部的舌扁桃

至於舌根部的舌扁桃單純發炎的情況較少見，臨床上多半一起伴隨顎扁桃體的扁桃腺炎居多。

扁桃腺是人體最早期的免疫防線，承擔著我們從出生到兒童期的防病重責大任，主要是六歲以前的免疫把關，擋下所有從鼻子、口腔進出的空氣和食物中的所有細菌病毒。一旦有病菌病毒入侵，就用發炎、發燒、化膿、疼痛等各式各樣的症狀表現出，來提醒人注意防範。

那麼，隨著人體內臟器官逐漸發育成熟（如肝臟、脾臟、骨髓和網狀內皮系統等），接手免疫的重責大任後，扁桃腺組織是不是就不重要，不必管它了？當然不是的！

正因為扁桃腺組織依然存在，我們更要注意維持它的清潔乾淨，不要讓它藏垢納汙，變成慢性細菌感染的祕密基地。成年後扁桃腺萬一慢性化膿感染發炎，可是讓我們老年受到莫名、難治的感染，甚至關節炎、中風、心肌梗塞的主因，還有許多連資深醫生也意想不到的千奇百怪症狀，拖延愈久，變化愈多，實在考驗醫生的智慧和整治功力。這些在李平醫生的《扁桃腺如健康魔術師》中，都寫得很清楚的。

口腔衛生與牙齒健康與否，會影響扁桃腺的健康

扁桃腺鏈狀環（Waldeyer's ring）含有大量淋巴細胞，保護您我的健康，

風寒和風熱，造成的扁桃腺感染位置不一樣

有經驗的臨床醫師，一看就知道病人到底是感冒引起的喉嚨痛，還是扁桃腺細菌感染引起的。必須要分清楚，才能夠正確下處方，因為兩者的用藥方式是完全不一樣的。

風寒是虛火，各種感冒病毒感染都是，主要影響咽扁桃（腺樣體）、咽壁淋巴濾泡和側咽索，造成紅腫熱痛，病人主訴鼻咽腔疼痛和喉嚨中間位置痛，嚴重病人會二次細菌感染化膿甚至出血。

風熱是實火，多半是細菌感染居多，主要就是顎扁桃（扁桃腺）發炎，造成化膿、發炎、發燒，病人主訴喉嚨兩側如火燒般劇烈疼痛、難以吞嚥，甚至造成扁桃腺周圍膿瘍，也會導致舌扁桃發炎，來得又急又快時還可能引起會厭軟骨炎，造成無法吞嚥甚至影響呼吸，出現窒息現象。

圖43　風寒和風熱的扁桃腺感染部位不同

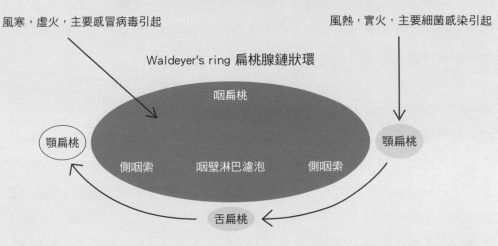

而它的前面有什麼？就是鼻腔和口腔結構（包含嘴唇、牙齒、牙齦、舌頭），口腔衛生不好，會引起口腔黏膜腫脹發炎、牙齦發炎、牙周病、蛀牙、腸道不

健康、胃食道逆流等。如果蛀牙不補，或是用有毒的牙材鑲牙，更是雪上加霜；一旦口腔有任何感染、汙染，第一個受影響、先發炎的淋巴組織，一定是守護在後面的扁桃腺環狀結構，化膿、發炎、發燒，而且此汙染還會循著淋巴傳染到全身，造成各種短中長期的發炎問題。

慢性的扁桃腺發炎會造成各種千奇百怪的疾病

過敏病人容易造成扁桃腺肥大和各種感染症

過敏病人由於鼻甲肥厚腫脹、嚴重的鼻塞，必須經口呼吸，造成口腔扁桃腺組織的負擔，容易感染發炎，而牛奶、蛋、黃豆、麵粉是主要的四大過敏原，如果確認有過敏，在過敏原檢測以前一定要先禁止攝取。尤其孩子的扁桃腺是主要的免疫反應機制，如果對這些食物過敏而不自知，甚至攝取過多，容易導致咽扁桃（腺樣體）和顎扁桃（扁桃腺）肥大，直接堵塞呼吸道，不僅可能造成呼吸道感染，如：鼻竇炎、中耳炎、支氣管炎甚至肺炎，也容易造成扁桃體負擔、反覆扁桃發炎，讓其肥大堵塞呼吸道的問題更加嚴重，更是導致中老年人各種慢性感染和重大併發症的主因之一。

喉嚨卡卡的有異物感，千萬不要輕忽

有這種症狀的急性原因，主要是突然間吃到太燥熱的食物，譬如：餅乾、糖果、薑母鴨、燒酒雞、麻辣鍋，或者是水分喝太少讓喉嚨感覺到乾乾的、卡卡的；至於慢性原因，則大部分跟腸胃道不健康有關，譬如：腹脹、便祕、腹瀉、食慾不振、噯氣，尤其胃食道逆流是最常聽到的病人主訴。同時，一個最重要的根本問題就是平時口腔衛生沒有做好，造成慢性扁桃腺發炎、牙周病、牙齦腫脹。

如果此刻您有輕微的黴漿菌感染，就需要經常卡痰清喉嚨，其他比較少見的原因還有：莖突過長症、扁桃體結石、咽部腫瘤乳頭狀瘤、纖維瘤、血管

瘤、會厭囊腫，甚至於老年人駝背的後遺症，導致脊椎骨質增生壓迫頸部神經，這些所有原因都是單獨或相輔相成狼狽為奸。

部分西醫觀點還認為這是一種精神情緒性的反應，是歇斯底里型人格者所抱怨的咽部不舒服，卻也常與胃食道逆流（慢性胃炎）、慢性咽喉炎、鼻涕倒流有密切關係。萬一此觀點變成一個制式診斷，而處方若是：止痛藥、安慰劑、鎮定劑、腸胃藥、精神放鬆藥物，當然就不容易治好。如果不改善口腔衛生（好好刷牙）、改善飲食習慣（不吃發炎的食物）、強化肝膽腸胃功能，吃再多的藥都是不會好的。

扁桃腺發炎可能跟慢性關節炎有關係

這是一個值得醫師深入研究的題目，一個治不好的關節炎的原因，不一定只是退化性關節炎，單純所謂的老化運動傷害造成的，我在《咳嗽警報》中就有提到黴漿菌可能會造成關節炎，但也可能因為長期扁桃腺化膿、發炎、細菌感染，導致所產生的發炎物質、抗體和白血球等攻擊自己的老化關節，這些正是風濕性關節炎的病因；病人可能年輕時曾經扁桃腺發炎，卻沒有完整治療、擅自停藥，或蛀牙不處理，放任牙根感染，到了中老年後身體衰弱、抵抗力不足，才開始發作。

西元前400年的希臘時代就有醫生主張口腔疾病可能跟重大疾病有關係，十八世紀開始，人們也發現病灶感染（扁桃腺炎、蛀牙）可能誘發風濕性心臟病和腎臟病，到了二十世紀，醫學界終於確認了病灶感染的觀念，扁桃腺、蛀牙為原發病灶約占60%，慢性感染發炎物質可經由體液循環輸出，而心臟病、關節炎、腎臟病是二次病灶約30%，可稱為電線走火，在抵抗力弱的部位重起爐灶，其他可能病灶是中耳、鼻竇、支氣管肺部、盲腸、膽囊膽管、輸卵管、前列腺、腎臟、輸尿管、膀胱等。有名的德國名醫喬瑟夫・以色斯在《癌症大震撼》中，更是主張重大疾病病人要把衰弱的牙齒和影響慢性病的扁桃腺摘除，能大大增加治癒的比例，雖然飽受批評，卻也是鐵錚錚的事實。

扁桃腺發炎可能跟風濕性心血管和腎臟疾病有關係

在一般醫學界的共識中，感染病菌是A族鏈球菌感染（Group A Streptococcus）和金黃色葡萄球菌（Staphylococcus Aureus），造成白血球和抗體攻擊心臟內膜、瓣膜和腎臟腎絲球體，雖然不一定會馬上發病（可能是因為身體強壯加上不完整的抗生素療程，得以暫時共存），一旦免疫力降低，例如熬夜、過勞和任何其他感染或感冒後，就容易發病。

然而，我們臺灣實際的臨床經驗是什麼？李平醫生在《扁桃腺如健康魔術師》分享一萬多個扁桃膿液細菌培養經驗，發現到鏈球菌感染並不多，最常見的是克雷白氏肺炎菌（Klebsiella pneumonia）合併放線菌（Actinomycesis）感染，引發的心臟症狀較不嚴重，有類似心臟症狀抽搐式的心臟部位疼痛（Pulsatile heartache），抽痛一、兩下就停止，但經常反覆發生，李平醫生同樣建議將扁桃腺病灶割除，避免未來真的發病。

為此我個人幫十幾位中老年病人做扁桃腺膿液細菌培養，看看結果如何，除了兩位有鏈球菌感染和三位未檢出外，其餘皆出現克雷白氏肺炎菌，這些都直接證明了李平醫生的論點。2018年1月時，有一個病人反覆發燒、腹脹、腹痛兩個星期找不到原因，經我診斷後判定為肝膿瘍，立即轉診至臺大醫院住院，證實為肝膿瘍，最令人驚訝的是，出院後病人回診告知細菌培養結果為克雷白氏肺炎菌，我又告訴他一個更驚人的推論：「你肝膿瘍的原發病灶，應該是扁桃腺慢性感染，以後有回診時，我會特別注意這個問題。」

扁桃腺發炎也可能造成眩暈、耳鳴

好發於中老年人，多半原本就有動脈硬化和脊椎側彎、駝背現象，容易造成椎基底循環不良，接著就影響後腦動脈循環不良，其中第一個分支——內耳動脈首先循環障礙，造成內耳缺氧，輕度則出現耳鳴，中重度則可能眩暈，再來會怎樣？

慢性扁桃腺發炎會造成周邊組織長期紅腫、熱痛，甚至纖維化，會影響頸

動脈循環，連帶影響整體腦循環，可以單獨影響或加重原本的循環問題如：高血脂、高血壓與糖尿病等，造成眩暈、耳鳴，這就是1+1+1+1+1+⋯（+1：扁桃腺發炎）＝眩暈、耳鳴──大家忽視的扁桃腺慢性發炎，對老人家大腦血液循環的影響非常大。

扁桃腺不僅僅是與感冒和上下呼吸道急性感染有關係，它所造成的慢性感染更有可能是壓垮我們健康生命的最後一根稻草。從六歲以後，扁桃腺免疫主導功能雖然已經退位，但保持扁桃腺的潔淨與健康卻依然不能忽視，**扁桃腺要健康，口腔衛生要先做好**，一天刷五次牙、用牙線、用油漱口，缺牙蛀牙要補好，多吃Omega-3降發炎的食物，多吃蔬果、多吃發酵含高量益生菌的食品，我甚至鼓勵病人多吃抗氧化營養素，例如高劑量維生素C，讓身體健康免疫力更加完好，碰到感冒感染的時候，讓扁桃腺的淋巴組織變成我們的痊癒助力，而不是生病的病灶。

預防與治療感冒和感染的最新方法

對我而言，一個最新、最簡單的健康抗發炎方法，就是睡前服用複合式微粒緩釋效果抗氧化劑，可以有效清除自由基、降低發炎指數，不僅可以預防感冒，大劑量（一日少量多次）使用，對預防與治療感冒甚至二次細菌感染也很有效果，深獲我個人與病人的肯定。

複合式緩釋微粒的應用相當廣，可產生不同釋放速度，加上不同物質適合的吸收位置不同，配合生理節律作用，在不同腸胃道位置穩定釋放，據此可依不同機轉的臨床藥效學來設計雞尾酒療法。臨床優點很多如：避免胃酸破壞、胃排空障礙；均勻而持續分散於腸道；延遲釋放與有效濃度區間的時間；提高活性物質吸收並降低副作用。

對於傳染病的預防與治療，我們可以配合荷爾蒙生理時鐘靈活應用，得到很好的效果，感冒和感染都是一個生理壓力，而腎上腺皮質醇是人類的天然壓

力荷爾蒙，尤其晚上九點以後到凌晨三點正是血液濃度最低的時候，也就是一個人免疫抵抗力最差、最脆弱的時候。我相信大部分的人都有這個經驗，明明睡覺前沒有任何生病不舒服，但睡到半夜就開始喉嚨乾痛、鼻塞和頭痛，睡眠品質變差，早上起床就發燒了。這時候是我當醫生最無力也沒有武器使用的缺口，高科技專利產品生產後，這些都可以預防，而且這是臺灣人發明的驕傲，我的經驗做法是，若要預防感冒感染，睡前服用緩釋微粒維生素C，如有接觸到傳染病，病人可一日多服用幾次，若要再加強效果，則可加緩釋微粒鳳梨酵素，白天和睡前服用。要吃多少劑量，完全根據一個人當時的身體狀況和接觸到的細菌病毒量而決定，至今好像沒有沒效果的，只有劑量吃不夠沒效的，這絕對是值得推薦的做法。我有許多易感染病人寧可選擇這樣做，不到萬不得已也不願再吃抗生素，無論是預防或治療，大多數都獲得很好的效果。

感冒了該怎麼辦？

　　病毒是最古老的生命體與重要致病原，人類與病毒皆是生命，成功的生命可以繁衍不絕，而兩敗俱傷是最笨、也是走向滅絕最快的方法——只有新突變的病毒會不顧一切殺死宿主，讓自己也跟著一起滅亡。

　　基本上來說，病毒會走向共生一途，只是會稍微利用宿主。因此，我強則病毒弱，我弱則病毒強——健康人類擁有自癒能力可抵抗病毒，平時保持健康才是根本之道。

　　一般來說，人體在感冒一星期左右，便會自然產生抵抗力，所以基本上不嚴重的情形是不需吃藥的。然而，感冒了該怎麼辦？總不能只是不吃藥，但什麼事都不做吧？這是當然的，在我的經驗當中，有幾件事，你在感冒時最好要重視與確實執行：

請一定要休息

　　感冒的治癒，最終還是依靠病人自身的自癒能力或恢復力，只是恢復力在治療過程中會自然耗損，所以我們在感冒時需要安靜的休息，才能幫助身體恢復自癒能力。如果不能得到充足的休息，在治療過程中，容易出現二次感染或任何慢性病併發症，徒增健康風險。因此，雖然在臺灣這樣的大環境下有時不被允許，但身為醫生，我還是強烈建議大家——感冒時，務必放下工作、學業與劇烈運動。

　　其中要特別說明的是，劇烈運動因為無氧呼吸，會迅速產生大量乳酸與自由基囤積，造成肌肉痠痛，增加肝臟負擔，因此，已出現感冒症狀的人如果選

擇繼續進行劇烈運動，會讓身體的負擔過重，讓病情變得更嚴重，容易引發鼻竇炎、支氣管炎、肺炎與中耳炎。感冒時還去游泳的人就更不好了，那不只是讓自己變嚴重，還會讓整個游泳池裡的人跟著倒楣——夏季時因腺病毒感染而感冒的病人，會讓一同游泳的民眾被傳染，是有名的咽喉結膜熱，俗稱游泳池熱，實在誤人又害己。

生病時少食很重要

感冒與任何病痛一樣，都必須要減少食量，讓胃腸休息以節省能量消耗，也能讓異常發酵的殘渣廢物減少，血液自然可以得到淨化，讓身體免疫反應更容易執行。

如果仍覺得想吃，不妨喝一點溫暖性質的純果菜汁，既能解飢，又可以增加水分、抗氧化物質與酵素的攝取。

感冒時的三餐該如何呢？

首先是早餐，不要太急著吃飽、裝入太多食物，避免增加腸胃的消化負擔，腸絨毛膜若受損，腸漏塊等污濁物滲入腸道淋巴管再流入血液，就容易衍生各種疾病。因此，萬一前一天晚餐飲食過量或宵夜吃得太晚，造成營養過剩，隔天早餐不想吃，就不用勉強吃，寧可讓腸胃休息。

午餐、晚餐也建議少食，一樣不要吃到飽，如果還是覺得不滿足，飯後休息一小段時間之後，可以多喝一點溫熱水，不僅能夠讓腸胃負擔減輕，還可以利用乾淨的水帶走更多毒素，讓營養更容易被吸收，進而幫助提升免疫力，早日戰勝病毒。

感冒期間，建議七分飽、低脂、低蛋白質的高纖飲食。此外，甜食在胃腸裡容易酸化發酵，甚至引起發炎，會導致消化不良，使營養素難以吸收，讓身體更虛、抵抗力更差；甜食還會排擠食慾，結果該吃的健康食物你吃不下，一樣會造成營養素攝取不足——甜食非常不適合在感冒期間攝取。

298

隨時保暖護健康

溫暖很重要，中醫稱感冒為「風寒」，表示人受寒了——因此，如何將身體保溫、保暖，就顯得非常重要。皮膚要保暖，衣服要穿暖，不要到戶外亂吹風；如果是夏天感冒，吹冷氣時要穿薄外套，不可以直吹電扇。感冒病人的肚子尤其需要保暖，肚子溫暖，自然腸胃功能好，除了外在的保暖，立即將飲食轉為以溫暖祛寒為主，寒性（寒冷吃下肚，只會落井下石，讓你更不舒服）和燥熱食物（虛不受補，許多大補、燥熱之物如麻油雞、薑母鴨與羊肉爐，皆大量使用麻油、老薑母與米酒的料理，並不適合感冒、虛弱的身體，反而會付出過熱的代價——同理，感冒期間不要喝薑母茶，只能在午前用點薑絲湯或薑片水祛寒才是正確做法）都應該避免。

感冒時發燒怎麼辦？

發燒是老天爺賜給我們自癒疾病的本能，當然要好好利用。生病發燒是人體治療疾病的自然原力，體溫上升後，白血球功能會隨之提高，加強吞噬血液中的廢物，淨化血液並提升免疫力，因此，千萬不要隨意退燒。隨意給予解熱劑、鎮痛劑，會抑制血清中的抗體反應，甚至因為暫時症狀緩解而拖延真正的病情——有許多病人就是因為這樣而反覆發高燒與二次細菌感染，最後住進了醫院。發燒後立刻退燒，不但意義不大，還違反了大自然基本的自癒法則。

不過，礙於病人發燒時若沒有開退燒藥會引起不滿，我最後選擇了一個折衷方法，就是用一天的低劑量退燒藥，同時帶兩包備用退燒藥以防臨時所需，比起一般的用法，藥物的副作用大幅減少。當然，最好的方法還是鼓勵病人多喝溫暖易吸收的水分，身處溫暖環境，並且多休息，讓身體因發燒與休息，增加生理循環，造成發汗而自然退燒。

要自然退燒，最正確的做法就是讓身體補充足夠的水分，因此，避免腸胃

負擔過重，讓它保持隨時待命的狀態是很重要的關鍵——發燒時絕不要吃全飽，這樣隨時補充水分、抗氧化物與營養時，腸胃黏膜就可以馬上吸收。

溫暖的白開水、清淡香氣的香菜蔬菜湯或味噌湯，都是很好的水分選擇；若您選擇喝運動飲料時，則一定記得要加一倍的溫開水稀釋，但因起雲劑的問題，我個人是不建議的；生病期間不要喝含糖的飲料，以免增加胃腸發炎的機會，果菜汁也不建議在發燒當下飲用，待退燒後再說。此外，如果肚子餓了，最好等實際退燒後才進食，如果真有需求，少量的稀飯或白飯，配些爽口清淡的小菜與發酵食品，是比較安全的吃法。

當然也可以用一些輔助方法，如穴位按摩、吹風機療法、溫水擦澡、額頭退熱貼等，都有幫助，但是讓水分與營養物迅速到達身體細胞並發揮作用，才是最重要的。時下流行的方法之一，就是用維生素與礦物質發泡錠，感冒發燒時在一大杯水中丟一顆進去，喝下便可迅速吸收，也不失一個好方法。

Part 7

吃藥一定要審慎

吃藥的危害

今天臺灣大小醫院、診所林立，多數皆業務繁忙人來人往，臺灣的人口並沒有增加，疾病也沒有增加，之所以會有這樣的情景，是因為醫學進步、健保普及與平均壽命延長，讓人一有不適就想看病，還是真的不舒服必須要看病呢？然而，從另一個角度來看，治病的方式如果沒有改變，疾病是不會減少的，也不會因為小病就看醫生，而可以避免惡化成大病。

現代醫生應以更嚴謹的態度開處方

醫生進行診斷，靠的是學識、傳承與經驗，至於開藥的標準，還得加上是否能正確對症，以及自己的道德規範標準、病人的經濟條件做最後決定——人世間絕大多數的處方，都是這樣開出來的。這也就是說，病人拿到的處方箋，不一定是最適合治癒自己的，而是藥到症狀除的選擇居多，畢竟供需平衡，病人喜歡、病人需要，而醫生這樣輕鬆解決疾病痛苦，似乎是最合理不過了。更何況人類的生命耐受性夠強，大多數輕症與急病只要這樣做，仍能恢復健康，並沒有任何明顯的不良作用出現，於是這套診斷治病流程自然就成了常態，我看感冒病人時自然也必須如此，但總不會忘記提醒病人時時要保健腸道、減少藥害，然而，若面對重症也這樣處理，可能就有許多爭議了。

人的生命非常堅韌，可以承受得住天天吃藥控制病情、延長壽命，但人只是要活著就可以了嗎？雖然人活著時必定要做的事，就是吃飯、睡覺、大便、小便而已，但人存在的意義卻絕不僅止如此，人生是一個充滿七情六欲的漫長旅程，身體一旦變得衰弱，就有許多活動無法順利進行，甚至難以行動、思考

認知，聽力、視力喪失與各種無法自理生活的情況……，病弱至此，生命的意義大部分已消失殆盡。雖然現代醫學有方法讓我們利用各種藥物、輔具以維持生命活動，但若生命品質不好，甚至沒有尊嚴，真的好嗎？

這些藥適合我服用嗎？

無論是任何藥物，包括中藥、西藥，甚至外形酷似藥品的保健食品，都該嚴肅的看待。我有一個簡單分辨法，來判斷這個藥物是否適合自己服用。

中草藥

《神農本草》將中草藥分成上品藥、中品藥、下品藥。

服用中藥時，最重要的就是入口一定不能又麻又苦，帶點甘味者，通常是屬上品藥，沒有毒性，最安全，較可安心服用，養身又長壽；中品藥是一般藥材，會有點小酸、苦鹹香辛味，短期服用大多是安全無慮的；下品藥則有劇毒，吃一個星期就會出問題，如果舌頭一沾就有麻木感或極度苦澀，絕對不要隨意服用，萬一含有馬兜鈴酸，吃多了傷肝腎，那可真的很不幸。

西藥

在我的心目中，一樣可以分為上藥、中藥與下藥。

- 上藥：維生素類、益生菌與酵素類、化痰藥、其他生技產品轉藥品上市者等。
- 中藥：抗生素與抗病毒藥；可以長期使用又鮮少肝腎毒性類，如抗組織胺類，還有支氣管擴張劑與胃藥等。
- 下藥：止痛藥、類固醇、鎮靜劑與癌症化療用藥等。

瞻望西方醫學史，十八世紀初生物化學開始萌芽，「科學家」使用化學與動物生理實驗來做藥理學研究，醫生開始改變原本僅使用天然藥物治療的方

法。然而，生物化學的藥理學研究法最大的侷限，就是只能研究純物質的藥理反應，結果導致當今西醫的藥物幾乎都是萃取或合成的純物質。幸好，今天實證醫學是以臨床試驗做為評斷治療療效的最高標準，來保護病人的權益不受副作用危害，但每一種核許上市的人造藥品，**其安全性仍有待時間考驗**，在這個漫長的時間中，總是會有少數病人受到傷害。

我一畢業就開始學習看診、手術、開處方，一般來說，西醫就是用對抗療法治病，但在用藥方面卻有甚多問題出現，這在我自行開業後感觸更深。病人縱然能過得了今天，但能安穩度過明天嗎？有鑑於此，我在看診開藥時會依自己當時的醫療水準所知，盡量將自己的醫療方法一點一滴改為「大禹治水的順勢而為法」，盡量使用仍屬藥典內的養生藥品（上藥），演變至今就成了稍微症狀對抗（以上藥中藥為主，盡量不用下藥）加上調理的綜合療法。

我是一位開業的耳鼻喉科醫生，處理的症狀當中，最多的就是喉嚨痛、頭痛或發燒，若要讓病人立即感到舒服，就必須開止痛、退燒藥，但發燒是造物者賜與我們抵抗病痛的保護反應，目的是為了提升白血球活力與免疫活性啊！雖然我明白發燒是人體保護與增強免疫力的自然療癒過程，卻無法鐵了心不開退燒藥，讓病人與家屬忍受二至三天的發燒──要是真的如此，一定會得到連連的抗議和抱怨，所以我多半還是會開一點低劑量的退燒藥，並仔細交代真的不得不服用的情況，若有退燒了，便立即停用或不開，這樣做，醫病雙方都能接受，也幾乎看不到任何明顯的副作用。

藥物一定要審慎使用，才可以幫助我們迅速度過難關──抗生素的使用也是一樣的道理，如果真有細菌感染，外加有明顯外毒素症狀，如肌肉疼痛與全身痠軟無力，此時正確使用一個完整抗生素療程，感染就會完全消除，身體迅速恢復健康，不須像十九世紀沒有抗生素的時代，人們動不動就會因感染導致敗血症而失去生命。不過，我一定會同時叮嚀病人，**停藥後要記得重建腸道菌相的健康**，一定要多吃味噌等發酵食品與有機生鮮蔬菜、蔬果汁等，避免甜食與寒性食物，並補充益生菌與酵素。病人只要能配合這些調理方案，幾乎短短

一、兩週內就能成功重建健康的腸道，不僅不會再常生病，在未來因病痛回診時也甚少出現什麼抗藥性，不用更換更強的抗生素，仍可治療痊癒。

正確診斷用對藥救人，誤診用錯藥傷人

一味反對西藥，一竿子打翻一條船，其實有欠公允，但醫生一定要能正確診斷、用藥用對地方，真正解決病人的痛苦，然後迅速成功停藥，並指導養生方法，幫助病人真正重建健康；不到萬不得已，千萬不要把病人當慢性病患者，讓他們長期用藥，盡量建議輕微患者用天然保健的方法來解決一切健康問題，選擇服藥是最後的手段。

西藥不是不能吃，但除了少數慢性疾病用藥（如頑固高血壓、嚴重糖尿病與移植器官病患的抗排斥藥）需要長期定時服用外，幾乎皆不需要常常吃，尤其是止痛藥、胃腸藥、安眠藥與類固醇，一定要檢視是否真的需要經常服用，例如你因頭痛吃了止痛藥，但容易因此傷了腸胃、肝、膽，然後用胃腸藥控制肚子不舒服的症狀，結果容易造成胃內酸鹼不平衡、內分泌失調，又衍生出更多毛病，需要再服更多種類的藥物，反而形成惡性循環。

我診所的病人常會因為鼻塞而要求點藥、噴藥，但這些噴或點藥動作不能當看診的例行公事。這些藥劑不外乎血管收縮與麻醉劑，只有嚴重鼻涕阻塞時才有需要（而且絕對有幫助），稍微鼻塞就要求用收縮劑立即舒緩，甚至到藥局購買，自行噴鼻，長期下來反而會造成鼻甲肥厚性增生，到頭來不僅沒有效，甚至需要到醫院接受鼻甲部分切除手術或雷射手術解決「7-11的鼻塞」，得不償失。此外，麻醉劑的使用也可能會發生急性過敏，實在要小心。

減少用藥的開藥對策

大約從二十年前開始，我就下定決心改變自己的醫療處方，只要不是正在

發燒或頭痛欲裂、非常痛苦的情況下，就大膽的不開止痛藥，改用一些酵素、益生菌、抗氧化胺基酸、維生素B群、維生素C與鋅錠，同時建議輔助飲食療法，大量喝溫暖的熱湯（味噌湯、蔬菜湯）、熱茶（第一泡的稀釋紅茶、烏龍茶、老茶等，補充水分之外也提提神）、溫熱水，至於純蔬果汁則需等到退燒後才可以補充，讓自己增加尿量、排便的次數，同時病人能接受的話，短期每30分鐘到一個小時補充最少500毫克以上的維生素C，連續兩、三個小時以上，把屬上焦的頭痛發燒問題，經由下焦宣洩化為無形，幾乎沒有病人回診時抱怨沒有效或有任何副作用的。

這麼做的結果非常理想，甚至超乎我的預期，不用止痛藥、退燒藥，病痛也能夠治得好——只要有正確掌握病情，立即消除症狀似乎就不是這麼重要的一件事。同時，這也能大幅減少病人因吃藥而引起副作用的情形，帶給我很大的鼓勵。

有了無數的成功經驗後，我開始舉一反三，將這樣的原則擴及其他用藥，例如當成年病人氣喘發作時，我會盡量少用類固醇，甚至僅用二至四包藥，而且是減量的劑量（如成人僅用半顆到一顆），並執行上述的飲食保養，大多數病人都可以得到改善，不用住院，也不需要大量與長期使用藥物。如此一來，我與病人因類固醇副作用而造成的不安與排斥心理就不復存在了。

到了現在，所有的症狀對抗藥物，只要有機會可以少用，我就會少用，盡量改用增強免疫力的營養補充品與腸胃保健品。若實在避不掉，才會短期使用症狀療法藥物，大部分病人依然能夠痊癒，而且最大的好處是很久以後才會看到病人再走進診所。不僅如此，對照以往剛開業時照表開藥對抗疾病的情形，回診時臉色很差的病人也大幅度減少了，醫病關係更是融洽許多，病患對我的信任度提高，自然容易遵照醫囑執行，種種不該吃、不能喝、不要去的地方都會銘記在心並確實執行——一個人生病的原因消失了，病自然就會好，看病吃藥的必要性就沒了，當這些吃藥不一定會好的問題解決了，一個良性循環便自然形成。

這些結果給我莫大的鼓勵，因為臺灣人真的太常看病又太輕易就吃藥了，西藥雖有緩解症狀的效果，卻都有副作用，導致病患需要上醫院去看副作用帶來的病痛，看了副作用又再增加新的副作用，如此不斷循環。如果人還年輕，停止服藥後，經由肝臟解毒後排出體外可能就沒事了，但如果你已經有慢性疾患需要長期服藥，就可能是一個無解的死胡同。你可能不斷重複進行上述的正常療程，反正有藥可控制，副作用也不明顯，還能正常工作、過日子。如果你在生活上特別注意養生，對自己病痛不利的一切也能節制或避免，那用藥的副作用或許還有機會大幅降低，可惜能做到的人很少，所以老人成為藥罐子的，實在是太多太多了。

我相信，有許多醫生在行醫後會發現到，疾病發生時用藥治療有時似乎不是那麼必要，衛教與生活習慣的改善才是最重要的。我的恩師、同時也是我的證婚人——臺大醫院的廖大栽教授，當年在省立桃園醫院教學門診時，總是只開兩種藥，不是消炎酵素，就是低劑量止痛藥，他總是叫病人多運動、多補充營養素，藥有需要再吃，**大部分的病會自己好**。當時我不懂為什麼，現在我深有同感，這才是真正值得學習的前輩啊！

許多病人來掛號看病，就是為了拿藥與打一針，遇到這種病人，醫者最需要的就是跟病人解釋與溝通，雖然這樣的做法至今依然常不被認同與看好，病人的抱怨不斷，但我還是繼續這麼做。之後，病人慢慢就會發現雖然藥量減少，病情反而比較好，身體又不累，幾天下來，病就好了，對我的抱怨也就著消失了。他們也會發現自己反而比較不會生病了，很久以後才有需要再來掛號。改變吃藥習慣與改善飲食習慣，真的比完全對抗療法更為重要！

常見的七大類西藥

我在第一本書《咳嗽警報》就已稍微提到用藥安全的問題，雖然會被斥為自命清高的傢伙，但藥用對是藥到病除，萬一用得不好就成了毒，因此我仍冒天下之大不韙，寫出個人感受與經驗。我們應該多了解以下幾種常用西藥：

抗微生物藥物

抗生物藥物包括各種抗細菌與抗病毒藥物，抗生素主要是用來對抗細菌感染。什麼狀況需要服用抗生素？那就是疾病已危害道生命健康安全的時候。許多人平時是多麼堅持拒絕抗生素，但一旦真有細菌感染時，讓人畏寒、發燒、肌肉痠痛、頭痛欲裂，甚至喘息困難時，我在臨床上仍未見過敢挑戰自己生命安全的病人。

理想上，任何一個生病的人，最好且最應第一優先採用的藥，絕對是休息，好好休息才能幫助身體修復。同時，在身體狀況許可下，常做伸展與適當運動，加上健康的適症飲食（更完美的情況是找一個鳥語花香的寧靜環境調養），直至身體完全恢復正常。可惜，這只是一個理想，實際情況是——繁忙的現代人，學生要上課，社會人士要上班，媽媽是7-11——二十四小時全年無休，大家感冒時來掛號看診，大多數就是希望吃有效的藥趕快恢復。我做過統計，病人生病時能請假休息幾天的比例微乎其微，僅在發燒時願意請假一天，退燒後幾乎又立刻上班、上課，連我也一樣，因為我是醫生，沒有感冒的權利。這的確是現代人的無奈。如今，一例一休政策還讓許多病人鑽法律漏洞，強迫醫生再多開兩天不得上班、上課的證明書——徒增醫病關係的緊張啊！

雖然有這麼無奈的情況，現今人類的任何傳染病當中，幾乎鮮少有人因此喪命，只有新型流感甚至SARS等會造成全球數千至數萬人喪生，人類並無感染疾病而滅絕的危機。為什麼？就是各種抗生素與抗病毒藥發明的關係。從古至今，所有醫者皆苦於疫病之治療，因此，不可諱言的，盤尼西林的發明確實讓人類生命健康獲得重大的突破。現代社會是一個人與人摩肩接踵的共同生活體，因而有更多碰撞機會的微小致病生命體，也會有更多的繁衍與突變機率，因此，應該很難有幾個長壽人瑞能身處在這樣的環境中，而擁有一生一世完全不必吃到抗生素的養生技巧。

我經常告訴病人，抗生素雖然不是敵人，但絕不是朋友，尤其各方專家正在提出警訊，有抗藥性的超級細菌不斷出現，可能會造成人類的重大威脅，所以一定不能亂吃。一個人有細菌感染病時，在沒有抗生素的時代裡是要命的重症，一旦合併肺炎、腦膜炎、菌血症、心內膜炎與腎臟炎，常常需要付出生命的代價。到了今天，有幾個人會在細菌感染後堅持不吃抗生素，非得等到併發症如腦、心、肺炎或腹膜炎出現後才肯服用或注射抗生素？「擔心會有抗藥性」和「是不是嚴重到要吃抗生素」，永遠是兩難的問題。因此，我對抗生素的使用標準是：病人確定感染三天以上、出現膿性分泌物，全身肌肉痠痛，頭痛頭昏或發燒，一定會建議施用抗生素（我自己也會），病況嚴重時甚至會幫病人直接做細菌培養。其他無明顯細菌感染症狀但又發高燒下，必先抽血確定是細菌感染再開藥，這可以控制感染，避免誤診而耽誤病情，導致身體過度遭破壞。只要提醒病人在家多休息並完成療程，感染痊癒後，要注意飲食與胃腸道修復，避免抗生素傷害腸道益生菌即可。只要能審慎地正確使用，抗生素對人類健康與生命安全是有正面幫助的。

雖然抗生素的使用規範是：如果一個明顯部位或器官有紅腫熱痛發炎與膿性分泌物現象，加上已經有明顯細菌感染毒性症狀（如：發燒、全身痠痛、頭昏目眩、異常疲倦等），醫生就要趕快選擇適當抗生素立即使用，但最好、最正確的做法還是**先做細菌培養**，以避免抗藥性發生──至少用藥前抽血驗一下

白血球數量與分類，確認確實有需要。只不過，這是難以達成的理想與要求，因為幾乎沒有病人會一開始輕微發炎就抽血檢查、或為此做細菌培養、或到醫院住院檢測，甚至有女性成年病人聽到要抽血檢查就當場尖叫拒絕，這也是所有開業醫生遭感染學家詬病的一個無解話題。因此，身為醫生，一定要對感染詳加了解，有足夠知識可盡量幫所有感染病人用對抗生素，並在完成一個療程後，協助並提醒病人開始在生活中養生、修復腸道菌，才能不留下免疫不全的後遺症，而且我的經驗告訴我，病人只要聽醫囑真正調理恢復健康，將來感染時並不會對同樣的抗生素產生抗藥性。

抗生素使用注意事項

抗生素在使用上最怕發生什麼？該如何對應？我個人的經驗有以下心得：

＊抽血檢查確定白血球數值。

＊用過一款抗生素後，如依然顯示屬細菌感染情形，仍有發燒、全身肌肉痠痛，就改用下一線抗生素，並加入益生菌、酵素與維生素B、C，並要求病人自行補充更多的維生素C與益生菌，以避免更多藥害與免疫低下問題。雖然抗生素會殺死益生菌，但我發現有服用的病人的治療效果明顯。如果沒有發燒，病人無明顯痛苦，抗生素又已使用超過兩個星期以上，先全面停藥三天，改只用腸道保健營養素，並讓病人在家休息，然後每天抽血確認──說也奇怪，病症通常在停用抗生素後消失了！這其實說明了一件事，重建腸道正常菌叢就可以達到自癒效果，因為人類70%的免疫系統都在消化道，所以何不多多利用各種益生菌與酵素保健品來治療輕微的感染症？自我隔離與休息幾天就可以，何需立即用抗生素大軍壓境？

最怕的是病人使用後完全沒有效果，病情迅速惡化

這是個關鍵問題，也是上從衛生福利部、下至診所醫生都不敢碰觸的核心問題。任何專業醫生都知道，服用抗生素前皆必須做痰液濃水分泌物，甚至血

液培養與血液生化分析，才能開立最適當的抗生素來治療，但實際執行上不可能做到，診所的病人更不可能做到，尤其多數病人都希望用藥能立即有效。

醫學是由經驗累積而建構的，絕大部分的感染該用哪些抗生素皆可經由書本知識與醫生個人經驗來完成治療，即所謂的經驗性抗生素療法加上人類免疫耐受性真的增強。除非長期服用抗生素或誤判病情吃錯抗生素，或是被有抗藥性的細菌感染，尤其是超級細菌，否則臨床上不該隨便發生「無效反應」。

那麼，從整體醫學的角度來看，該如何對應呢？我發現絕大多數的感染治療無效病例中有兩大原因：

第一是腸道菌失衡，腸胃健康不好，自然營養攝取不足、消化吸收不佳，主要明顯症狀是食慾不振、腹脹、便祕、腹瀉，病人不適合再服用抗生素，可是這種病人就是會反覆感染，一直求診要求好好治療，所得到的必然結果。

第二就是身體有毒，其中最主要是有重金屬汙染而不自知，重金屬會促進自由基反應，干擾抗氧化酶與所有酵素系統的運作。

也就是說，發生抗生素治療無效的反應，是腸胃道功能不足和重金屬毒素汙染造成生理代謝異常與免疫力下降所致。若只是其中一種原因，病人只會覺得自己常生病（但通常不會太嚴重）；如果兩種原因皆有，那通常就會非常嚴重。五年前，有位八歲小女孩主訴最近一年來反覆發高燒到而住院治療，一次比一次嚴重，最後一次還因呼吸困難、高燒到攝氏41度而住進加護病房，退燒出院後便被爺爺奶奶帶來就診，小女孩臉色蒼白、膚色暗沉、兩眼無神、極度消瘦且沒有食慾，經過高倍顯像顯微鏡檢查後，發現嚴重重金屬中毒與腸道機能不良兩大問題，我立刻安排做尿液重金屬檢測與血液慢性食物過敏檢測，並建議病人在報告出來前先補充強化腸胃道的飲食與保健品。兩個星期後檢測報告出來，顯示嚴重的重金屬汙染和多種食物過敏，便展開重金屬螯合治療和去過敏食物飲食，後來的每一次複診，小女孩的笑容一再讓我對治療方針更有信心；治療痊癒後，至今小女孩不曾再住院，感冒也鮮少發生，至2018年初，已三年未回診的她才因輕微感冒咳嗽來就診，且指名要到羅醫生伯伯的診所。

類固醇

　　類固醇雖是我們生理上不可或缺的生命元素，但我個人的臨床經驗告訴我，任何疾病——尤其是免疫與發炎疾病——如果使用類固醇變成固定治療模式，就一定要小心了。任何疾病絕對不會只有一種治療方式，既然如此，為什麼非要選用如此絕對看得到治療效果的方式，來抗發炎與抑制免疫反應呢？因為單純就療效而言，類固醇最快速有效也最廉價，為了緊急救人一命，無可厚非也功不可沒，但無視事後副作用有多大，絕對大有商榷的餘地。當然，要達到與類固醇相同效果的替代整合醫學療法，絕對要多花錢，但我覺得病人一定要有知的權利，更有選擇非類固醇治療方法的權利。

　　自畢業後走入臨床，開始面對病痛與過敏性疾病，自然就會接觸並使用到各種類固醇製劑。因為使用後短期內病人的滿意度將近百分之百，也就更促使醫病雙方使用的意願，這也是「美國仙丹」名稱的來源。今天好多難纏疾病皆用類固醇為主要處方，實際情形絕對超乎一般人想像，於是，問題出現了——類固醇與抗生素不一樣，就算只是微量使用兩、三天，都能看到病人的免疫力受到傷害且變得長期虛弱，更何況有許多自體免疫疾病與過敏病患（尤其氣喘）都是長期服用類固醇；醫美診所在打完雷射後，有部分皮膚病患者也都是塗抹各種類固醇軟膏；一部分癌症患者更是配合化療而大劑量使用類固醇，副作用方面更是罄竹難書；就連耳鼻喉科的耳用滴劑，也幾乎都有類固醇成分，想要找到不含類固醇的，實在很不容易。

　　經常有外（中）耳發炎病人問我：「為什麼要開含抗生素的眼藥水給我點耳朵？」真讓我百感交集。這種抗生素藥水不含類固醇，對於厭煩了含類固醇的藥水的我來說是個替代方案，能幫助病人痊癒又避開類固醇副作用。只要一想到類固醇的副作用，早年開立處方當下內心的自責與悲慟就如湧泉般升起，醫生只要碰到目前找不到有效藥物可治療的病痛，就會合理化使用類固醇，如今依然經常看到許多人因接受短中長期的類固醇療程而產生一大堆副作用，甚

至可能奪走生命，確實令人擔憂，這也許就是臺灣洗腎率全世界最高的原因之一吧！正因為這樣，今天的我，絕對絕對不會隨便開出類固醇處方。

縱然如此，在緊急狀況下使用類固醇的確有其必要，這是直今連我在內仍不能完全斷除使用類固醇的原因，但正因為如此，我才一直不間斷地努力學習替代整合療法，期望自己能有所突破。如今，即使病人的狀況緊急到需要使用類固醇，我也會減量使用、縮短使用時間，並耐心解釋，努力改變病人的觀念直到最後一刻。很多病人將抗生素、類固醇與止痛藥掛上等號，通通一起反對排斥，其實並不公正，我們生活在工業化高汙染環境中，不可能一生不用西藥，如何正確審慎地短暫使用在適當、有必要的時機，確實能經濟實惠地有效治療與減少病痛，這大概也是西醫對抗醫學在今日仍是主流醫學的主因。然而，我仍要說，用藥最要注意與計較的就是類固醇，尤其是長期服用的處方，最好盡可能想辦法找到替代療法，在長期免疫壓抑與腎臟損傷後換來的，可能是洗腎或衍生更不幸的疾病——因此，不到萬不得已，我絕不開立類固醇。

類固醇如何自我戒斷？

找出疾病根源並施予完全治療，包括整合醫學檢測調理、生活型態的改變和正確的飲食習慣，你自然不需要再使用類固醇。

首先，要找一位值得相信的整合醫學醫生，建立良好的醫病關係，仔細問診與檢查後找出生病因子，然後對證處理，採用自然生機飲食健康生活法，避免讓疾病復發——除了器官移植病人不能停用類固醇外，我的經驗是，短期內大多數合作病人皆可成功停藥。

那麼，不用類固醇，有取代方法嗎？當然有，很少有情況是非用類固醇不可的。舉例來說，緊急、單次、正常劑量可以救命，也不會影響生理健康，是可以接受的，像嚴重氣喘、蕁麻疹、過敏、急性衰竭休克等，但若變成經常性處方，就有待商榷了。多年自然整合醫學的臨床經驗告訴我，除了以上急性重症，實在沒有什麼理由要讓類固醇成為經常性處方。

看完接下來這段讓我痛苦不已的臨床經驗，你就知道我為什麼會這麼害怕類固醇了。

　　我離開醫學中心自行開業後，一下子就發現開業醫生與醫學中心主治醫生所看到的病人，真是天壤之別。醫院病人多數是需要住院、手術與固定回診的病人，但診所則以急性感染、感冒病人居多。我在醫學中心六年，看盡各種絕症、罕見病與危急重症，但就是沒學會如何看感冒──醫學中心裡，遇到真的用藥無效或難纏的病情，只要好好做完所有的檢測：抽血、X光、細菌培養，通常都有結果，也很好處理。可是開業後，我立刻就遇到感冒、咳嗽看不好的難題，問遍能問的開業前輩，不是沒給回答，就是建議我先開一、兩天類固醇緩和發炎症狀，再沒效就主動轉診至大醫院做進一步檢查。我當時不敢用類固醇，但太多感冒病人抱怨吃藥沒有效，能怎麼辦？最後，我終於還是在幾位病人的處方中加一顆類固醇，結果病人回診時竟然大大讚賞藥效很好。

　　我很心虛，內心告訴我不到必要時盡量不用，可是我發現自己還是有一定比例在用──這真的讓我十分良心不安，所以發憤一定要想辦法解決這種窘境。畢竟剛開業時，真的對感冒不甚了解，再加上病人對病情好轉的無限要求，就只能少用並減量，當時還有一位耳鼻喉科教授發表一篇贊成感冒初期適當短期使用類固醇的說法，雖然讓我稍微自我安慰了些，但在臨床上，我仍然明顯看到──只要是曾經使用過類固醇的感冒病人，真的就變成了診所的常客。這根本與主流醫學的類固醇論文報告完全不一樣！

　　身為一個醫生，讓病人生病不得痊癒、無限返診，這真是丟臉無顏至極，我每天腦子裡想的就是如何正確診治，並找出真正能恢復病人健康的方法。起初，我在處方中加上維生素B群、C，並加開胃酵素，若依然效果有限，就再補充大量益生菌類製品與具超級抗氧化能力的N—乙醯半胱胺酸（Acetylcysteine），最後建議病人同時看中醫，用中藥養氣血、溫補身子，並完全停用類固醇。待感染穩定後，就完全停用抗生素，藥包裡裝的全是上述保健品，自此，我終於看到大部分病人痊癒與開懷，醫病關係也獲得一大進展。

此外，還有很多營養補充品（如維生素D3、鎂、碘）能讓我們減少甚至完全取代類固醇的使用——尤其維生素D3已被公認為是種類固醇荷爾蒙。2016年《臺灣醫界》第59卷第2期中，高雄市健和診所侯榮原院長就已發表了〈健康新思維：維生素D是一種荷爾蒙〉，指出維生素D不僅可以治療佝僂症和軟骨症，近30年的醫學研究還發現了骨骼外作用——人體的活性D3是皮膚的7-脫氫膽固醇經由太陽射紫外線B轉化而成，可抑制癌症生長，降低心血管疾病、糖尿病與肥胖症中風和心肌梗塞的風險；還預防治療自體免疫疾病、調節免疫力，並在感染時有殺菌抗發炎效果；此外，對憂鬱症、慢性疼痛與預防氣喘也有幫助。

有效足量甚至大量補充活性D3，才會得到真正的效果，根據健和診所的篩檢統計，臺灣成年人70％以上血中濃度25(OH)D＜30mg/ml，也就是維生素D缺乏，需要補充D3達到30mg/ml以上才能預防疾病的效果，所以碰到各種難纏的急慢性疾病時，何不選擇短期補充D3來減少類固醇的使用，常會有意想不到的效果。

2015年出版的翻譯書《鎂的奇蹟》中，作者卡洛琳‧狄恩提到缺鎂是健康災難的開始，許多難以根治的大病小痛原來都和缺鎂有關係，例如焦慮、憂慮、偏頭痛、肌肉痛、失眠、中風損害、各種心血管疾病、各種婦女病、不孕症、骨質疏鬆，甚至壓力、慢性疲勞、氣喘（鎂是天然支氣管擴張劑）、老化失智，這本書能十二年長踞亞馬遜網書「維生素與補充品」書第一名，絕非偶然，因為正確補充鎂，將可以取代許多類固醇、安眠藥、止痛藥的適應症，病人的病況得到改善，當醫生的我一定是最高興的！

在2017年的翻譯書《缺碘大危機》，作者琳恩‧法洛告訴我們，今天的人類正身陷有史以來最大的缺碘危機，40年來我們的碘攝取量下降了50％，導致各種癌症發生而不自知。臺灣國民健康署也報告說臺灣人超過50％碘攝取量不足，而缺碘可能引起的疾病有過敏、甲狀腺功能低下、乳房纖維囊腫、卵巢囊腫、生育能力降低、容易感染、血壓血糖不容易控制、皮膚乾毛髮稀疏、牛皮

癬、憂鬱倦怠等，書中更說明碘是「被我們丟掉的萬用營養素」，是世界上最古老的藥方，也是「最受誤解的營養素」。

只要不是甲狀腺亢進症，選擇補充碘，加上D3和鎂，同時也不要忘記Omega-3、維生素B、維生素C與益生菌，很多難纏疾病根本不需要用藥，更不需要類固醇，就能自然而癒。我完全改變看診用藥方式至今，已超過二十年了，類固醇雖仍是處方之一，但一個月只會用到幾十顆，絕大部分都是因為過敏氣喘發作、呼吸窘迫與瘋狂咳嗽，不得已才用半顆或一、兩顆。

止痛藥

止痛藥請不要常服用，僅能短期使用，才能避免肝膽、腸胃受傷害，與體溫降低導致免疫力低下兩大傷害。普拿疼、阿斯匹靈與其他所有成分的止痛退熱劑，真的不能多吃，更不要一痛就來一顆甚至兩顆！不論是否會傷胃，止痛藥一定要經由肝臟分解代謝，必然會增加肝負擔，且幾乎所有止痛藥都是氧化劑（而非抗氧化劑），絕對會增加氧化壓力、自由基的產生，傷害身體。

止痛藥是緩解疼痛症狀，將疾病繼續深埋，並不是治癒疾病，這跟你吃各種抗氧化劑加Omega-3不飽和脂肪酸、高抗氧化果菜汁，而治癒疼痛、發炎病痛，是完全不一樣的。加上服用止痛藥後，通常還會讓體溫降低，進而造成白血球活力降低，你的免疫力自然也就跟著這麼降低了。

現今止痛藥的用量非常大，在全世界大小藥局與賣場到處都買得到相關成藥。止痛藥是如此普遍與方便，但其副作用卻相對未受到重視，甚至刻意被忽視，大家只能靠自己把關，注意用法與用量，重點就是絕不可以一次過量與長期服用，要讓肝臟有時間代謝解毒，長期使用只是把病痛壓制減少痛苦而已，到最後連肝臟也受損，那就太不幸了！

常有病人問過我：「止痛藥不是可以消炎，進而讓病趕快好起來嗎？」我只能不斷再說一次，止痛藥純粹是緩解疼痛，是把病痛暫時藏起來，因此，可

以忍受的感冒頭痛，我都會問病人可否忍耐而不要吃止痛藥，受不了時再服用一包止痛退燒藥，寧可請他們先吃維生素C與B群、吃一碗鮮魚味噌湯、喝一杯純蘋果胡蘿蔔汁，然後不斷少量喝熱開水，尤其對頭痛嚴重的人，每半小時至一小時再服用一顆維生素C，可重複四、五次。有空就洗個熱水澡，並三不五時休息片刻，效果不僅超好，而且是真的痊癒，不會留下疼痛後遺症——大體來說，生病感冒時是不需要吃止痛藥的。

在行醫生涯中，我經手過一個明顯是因止痛藥而致死的案例，令人不勝唏噓。這位病人幾十年來菸、酒與檳榔不斷，一有頭痛就喝一瓶知名品牌感冒糖漿，看診時還會告訴我它的解酒效果同樣一流，最後甚至整箱買回家，每天習慣性地喝一瓶以上，若是嚴重頭痛發作，就到附近診所打一支止痛針。每次他來我診所看診時，我都重複告誡他問題的嚴重性，口服藥開立的全是維生素、酵母菌與保肝藥，要求打針就打維生素B_{12}，但仍然無法改變他的用藥習慣，最後他才中年就猝死家中，留下一家妻小，以及一堆的遺憾。

請不要忘了，知名止痛藥廣告耳熟能詳的「二十四小時排出體外、不傷胃」，但就是忽略了這可是會傷肝、傷腎的哦！

胃腸藥

開業以後，第一個消失在我診所處方的藥品就是胃乳片，我至少已超過二十年沒有用胃乳片了，因為隨便用一、兩顆酵母菌錠就可以輕易取代，既能增加病人的腸道健康，又不需消耗病人胃酸與增加鋁中毒風險，何樂不為？所謂西藥的胃腸藥，不外乎就是中和胃酸、抑制胃酸分泌、抑制腸道蠕動、增加腸道蠕動、吸收腸胃脹氣，更甚者就是腸胃麻醉劑——立即解除疼痛……，這些藥物應當只是短期使用，症狀有所緩解後即該停用，否則不但會造成胃內酸鹼不平衡、自律神經失調，最後還會營養吸收不良。

只是現實往往讓人擔憂，今天在臺灣，不知有多少病人天天三餐必吃胃

藥，看診一次拿一個月的胃藥，長期不會好卻乖乖固定去拿藥，這奇怪的醫－病－藥供應鏈，實在讓人震驚。我經常遇到長期使用胃腸藥者，詢問他們為何願意長期吃藥，是不是身體哪裡出問題了？得到的答案很驚人，竟然只是胃腸藥吃習慣了！他們的胃腸習慣了吃完飯後會有胃藥進來中和胃酸，實際機轉如何我並不清楚，但這些人一餐不吃胃藥就肚子不舒服甚至疼痛卻是常態。

同樣的，許多病人便祕，每天都得靠吃軟便劑甚至瀉劑才能排便，甚至有病人三餐飯後必吃一顆氧化鎂錠，否則馬上腹脹、便祕……，只有改變飲食習慣才能徹底改善這些不適，只要認真確實使用溫暖腸胃與增加益生菌、食物纖維質攝取量的方法：每天一碗鮮魚味噌湯加喝一杯純蘋果胡蘿蔔汁等高纖蔬果汁，並吃足生鮮蔬果等。此外，便祕其實就是要補充Omega-3與各種酵素、纖維素及抗氧化劑，堅持一段時間，加上每天運動與腹部按摩幫助腸道蠕動，自然能大大改善，如此吃腸胃藥的必要性一定會消失。

安眠藥

睡不著就吃一顆安眠藥助眠，是非常方便有效的方法，因一時情緒起伏或時差調整而短期使用，的確有助於體力恢復與降低壓力，但若無節制，將容易造成習慣性使用，這樣問題就將一一浮現了。

我在診所感到最無力也最難處理的病人，就是失眠症候群。病人們都只想要趕快睡一個好覺，卻忽略失眠是一個整體身心靈出狀況的總合症狀，關係到所有財物、愛恨（包括複雜情仇糾結），絕非一般單純的身體疾病，而且也常跟中醫的氣虛與西醫營養學的營養素不足有絕對關係——即名利食色七情六欲糾纏總結的整體表現。因此，失眠絕非睡前吃一顆安眠藥就簡單治癒的。

首先，你得調整身心靈至回復正常狀況，情緒治療尤其占了重要的比例。另一方面則要溫暖飲食、補充營養素，有吃才有體力，白天盡量多做運動，多做伸展體操行氣活血，建議再加上天然助眠劑（如色胺酸），同時逐漸減少安

眠藥使用劑量。這一切皆需要時間與空間,人一失眠,情緒就容易低落,思想易偏負面,也容易自我封閉。生活、飲食調整的效果不可能像吃藥那麼迅速,但病人滿腦子就是找醫生開藥並能保證入睡,大部分都沒有耐心配合調整,半途而廢者居多。我看過的失眠病人,光是臉色就一個比一個差,情緒指數、經絡檢測與能量檢測幾乎都明顯顯示異常與低落,營養素指數皆不足,自律神經更是嚴重失調,想要成功調理,沒有相當的時間與決心將難以達成。

然而,如果我們只要求可以睡覺,就一定會對安眠藥有所需求──這就是問題的癥結所在。臺灣約有二、三百萬睡眠障礙患者,根據衛生福利部食品藥物管理署的統計資料,2007年國人共消耗一億三千萬多顆短效安眠藥史帝諾斯（Stilnox）,而在短短兩年內,醫療院所通報的濫用人數就超過兩倍──這個數據告訴我們,失眠病人正逐年迅速暴增（光是單一種安眠藥平均每天就消耗三十五萬六千顆,其他各種鎮定劑不下數十種,整體情況嚴不嚴重可想而知）,而至今衛生福利部雖然對開安眠藥的處方設下非常多的限制,並經由醫師把關,但若病人索取,醫生依然可以輕易開出處方箋,不難預期這樣的安眠藥濫用狀況,可能仍會逐年惡化。因此,如何真正讓病人不需吃安眠藥,絕對是很值得重視的重大課題。

溫暖身心靈是失眠的最佳良藥

身體要記得時時保暖,衣服要乾淨、暖和,顏色挑暖色系,多聽溫馨祥和的感性音樂。休閒其實對改善失眠非常重要,只要能力許可,多做一些自己喜愛的戶外運動,爬山、慢跑與走路都不錯,此外,也別忘了為自己安排純休閒的旅遊活動,這樣才能好好放鬆心情。

食物方面,以溫性、好消化者為主,多一點葷素蛋白質與各種好油脂食物（尤其是大部分人都缺乏的Omega-3）含量以補充腦部營養,吃七、八分飽即可,特別補充高色胺酸食材,如:金針花料理;每日一根香蕉,香蕉皮不要丟掉,煮15分鐘加點檸檬芳香行氣,再加蜂蜜調味喝下;注意補充高含鈣食材,

如豬骨熬湯、鮮奶、吻仔魚湯、優酪乳與起司等。所有含興奮成分、酒精成分與冰冷寒性食物千萬要避免，腸胃有溫暖就會有消化與吸收，氣血自然暢通，遵守補中益氣、行氣活血、健胃整腸等大原則就對了。

作息方面，先有足夠的營養吸收後，日間就要多活絡筋骨，走路、甩手功、各種體操伸展操、太極拳都是很好的，另一個重點是靜坐冥想做深呼吸，尤其是腹式呼吸法，更是強烈要求患者雖然疲倦、空虛、煩躁，仍一定要每天至少進行15分鐘以上。同時建議避免出入人聲鼎沸的吵雜環境與陰暗潮濕場所。一定要午休，時間控制在半小時至一小時之間，晚上十一點也就是子時以前一定要入睡，可以放輕柔音樂放鬆心情來助眠。

最後也是最難的一點，就是要放下一切不愉快的事情，放下所有讓自己痛苦、想不開的事情，讓所有事情一切從頭開始。放下吧！只有放下，才能讓自己的心靈獲得完全的放鬆，這樣才能讓自己生活上的一切改進持續執行並導至正軌，讓前述努力攝取的身心靈營養素補足失去的部分，進一步讓自己真正的平靜……。如此下來，你自然會獲得良性的循環，讓失眠自動離你遠去，上床休息反而變成一種享受！

減肥藥

一個人因為肥胖而求助減肥門診，每次平均拿兩個星期的減肥藥——在我的經驗中，病人若在一個月內看不到效果，回診時就會抱怨連連、要求要看到成效，還威脅不行就要換一家診所，實在讓人相當無奈。強行利用藥物雖能減下體重，卻難長久維持，因為能減下體重幾乎都是利用藥的副作用，例如興奮、嗜眠、注意力不集中、降低食慾或增加排尿、排汗，來達到少吃與增加熱量消耗，雖然很快就會看到一點體重的變化，但也會帶來許多危險——幾十年來，許多知名大賣的減肥商品陸續被勒令下架，大概皆與此有關。

減重要成功，一定要選擇天然草本自然減重法，加上真心接受低碳水化合

物、好品質高油脂的生酮飲食健康限制性飲食法，配合適量健康運動並持之以恆，方能有成效。特殊肥胖體質者更需有耐心地與醫生合作，當你有辦法提升新陳代謝率平均大於能量攝取時，就能看到效果。拿生酮飲食暢銷書《生酮治病飲食全書》中作者吉米・摩爾的例子來說，他嘗試過各種減重飲食方式，喝Slim Fast代餐，服用Dexantrim瘦身藥，整天吃兔子般的糧食，甚至在1999年試過超低脂肪飲食法，結果是九個月瘦了77公斤，但「飢憤」非常嚴重——飢餓到比綠巨人浩克更容易抓狂！因為自覺到身體非常不健康，他只好作罷，但一恢復原本的飲食習慣卻迅速復胖，2004年1月（三十二歲）體重達到186公斤。直到讀完岳母送他的《阿金博士的減肥大革命》後，帶著懷疑開始執行低碳水化合物、高脂肪的飲食法，第一個月就減了10公斤，第二個月又減了18公斤，不到百日就共減了45公斤，九個月後共減了82公斤，而所有的降血脂藥、降血壓藥及呼吸困難的問題，也一起成了過去式。

降血脂藥

　　首先，我們要為膽固醇洗刷汙名。膽固醇是身體細胞膜的重要結構，控制細胞膜內外物質的通透選擇性，正確執行不同的化學生理反應；它還是腦組織與神經元細胞的重要成分，膽固醇不足會影響腦部健康；它是類固醇荷爾蒙和脂溶性維生素D的前驅物，缺乏膽固醇會造成性慾降低、更年期症狀明顯，容易罹患神經退化性疾病；此外，膽汁也由膽固醇轉化而來，膽固醇太低，膽汁就會分泌太少，進而影響消化脂肪和脂溶性維生素吸收的能力……。簡單一提，膽固醇有這麼多好處。美國國家衛生研究院在2016年發表，雖然植物性不飽和脂肪酸的確能降低膽固醇，但降膽固醇的幅度愈大，死亡風險反而愈高，證明了膽固醇的重要性。2016年1月美國衛生及公共服務部和農業部宣布，人體70%膽固醇是體內自行合成的，因而取消「每日每人攝取膽固醇上限300毫克」的建議，但仍建議飽和脂肪酸需低於每日總攝取熱量的10%。

我個人認為，降血脂藥幾乎是不需要吃的，要降低過高的血脂肪，完全不需要靠藥物，採用正確飲食療法，大幅減少澱粉攝取量，再加上持續規律的運動，就是最好的方法。如今，大家都很清楚，血脂肪會升高，是因為吃了太多的碳水化合物，尤其是三白食物（白麵粉、白米、白糖），加上運動量不足造成的，這正是所有代謝症候群的真正元凶，因此，在飲食中拿掉碳水化合物，加上多運動，不就可以達到目的了嗎？問題當然不會這麼簡單，新陳代謝率更不是隨隨便便就能提高的，要擺脫代謝症候群三高（高血壓、高血糖、高血脂），還要增加好的脂肪攝取比率，才會真正達到目的。

　　簡單的說，平常我們吃的碳水化合物若超過所需，便會轉換成脂肪堆積在體內。如果總熱量不變，將大部分的澱粉類碳水化合物食物剔除，改成攝取脂肪加高纖蔬菜的碳水化合物，因脂肪食物的特性就是必須要被代謝掉，人並不會因此而肥胖，萬一攝取太多，大多只會排泄掉，不會造成病態高膽固醇。我在問診的時候發現，其實大部分的高血脂病人每天的澱粉食物營養攝取量都太多了，因不可能要求嚴格的生酮飲食，便只建議他們拿掉三分之二的澱粉碳水化合物食物，改成脂肪加大量的蔬菜，其實一樣有滿足感，而且我的心血管病人都因為這樣的建議容易做到，也不會造成家庭食物革命，合作無間的患者都得到非常好的改善，從不需要吃降血脂藥。

　　當你因為生病而去醫院看診拿藥時，有想過這些藥是你真正需要的嗎？我常省思自己開出去的藥物是否真的能幫助病人，每當這個念頭出現在腦海時，就有一大堆醫療選單浮現在腦海──這也就是說，治療疾病的方法其實有多種選擇，需要非常仔細斟酌。對我來說，看診至今依然是一件很辛苦的工作，因為要不斷為每一位病人重複再重複地交代恢復健康所需要的注意事項，而且不可以沒有耐心，更不可以不耐煩，才能避免誤會發生。

　　醫生要有不留病人的心態，能夠一次看好就幫病人一次看好，病程大概需要多久的時間，都必須要跟病人解釋清楚，雖然比較辛苦，但絕對有其意義，否則醫生開藥將容易淪為利益工具，也令病人吃藥時易陷入迷惘。

Part 8

生命能量要平衡

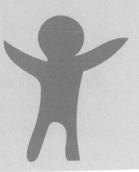
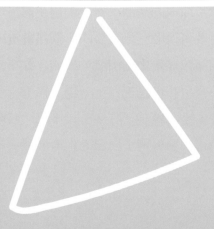

提升生命能量

生命能量是我在本書要分享的最後一個重點，它是人生幸福與否最重要的關鍵之一。之所以把它放到最後，並不是因為它不重要，而是「能量」很難實際觸摸到，又帶點神祕感，加上主流醫學在談到健康時也不一定會談，留在書尾再來說，有一種最後才公布祕密寶藏的驚喜，好像也挺不錯的。天地有正氣，雜然賦流形，大家耳熟能詳。我之所以特地分享這個顛覆傳統健康觀念的話題，是希望能提醒大家多花一點時間去關心這個不太受重視卻絕對不可忽視的大問題。

能量在無形無相中、不知不覺中，不斷地影響著活在當下的你我他，絕對是需要了解的，希望大家在看完這健康第八法後，能分析一下自己在能量方面是不是有哪裡做錯了，並適當加以改善，這能讓各位有更多機會永保健康。

病痛的兩大來源

一個人的病痛來源，若不考慮太多人類不可解釋的因素，只簡單來說的話，大致可以分為兩個方面：

(1)**單純身體因素所造成的病痛**：可經由醫生診斷並成功治療，只要正確找到病因，對症下藥，就可以順利治癒疾病，恢復健康，當然這也是最簡單的。

(2)**環境不適因素導致能量失衡引發的疾病**：如果沒有解決不良環境狀況，就容易藥石罔治，讓醫生和自己都白忙一場，無力治療。

第一大類我們在本書已經談了許多，接下來，我就要帶大家來了解自己身處的環境，以避免有害環境傷害了自己的生命能量。

陰陽平衡的居住環境

能否住在好的環境，**第一個條件就是「心」**，「心」必須先想要並且重視自己的居住環境是否理想，才能展開創造良好生活環境的第一步。大家都知道也忌諱的X宅（陰、煞），就是這個基礎道理。整體環境及室內外格局裝潢皆有影響，任何疑點盡量調整改善，直到自己滿意為止。

能否住在好環境的**第二個條件就是「滿意」**，你住的環境會讓你滿意，一定是內外格局大方、明亮、清新、祥和，又安全感十足。大家盡可去執行，但千萬不要忘了知足常樂、福地福人居的根本道理，一步一步量力而為，有心人至少可以從室內擺設開始改善，買本室內擺設專業書籍參考一下，只要你肯做就會發現，小小的改變就能讓自己與家人立即住得更舒適、彼此更融洽。

地球上為什麼會出現生命？至今沒有人能提出科學上合理又令人折服的確切證據，但有一項是大家確認的，那就是──沒有太陽，就沒有能量與生命，所以讓身體能量充足的方法，除了靠吃、喝、運動等，一定要接近好能量，也就是親近太陽和秀麗山川大地，最簡單的方法就是**適當的曬太陽**──任何人都需要親近陽光與大自然。

適量的曬太陽並做好防曬，可以避免紫外線與輻射傷害，並獲取我們所需要的能量。陽光是一切生命之母，你不覺得陽光普照、鳥語花香的適溫、微風天氣，人的精神與情緒相對都會變得很好？如有空閒，在這樣的日子裡到戶外有山有水的地方走走，絕對是人生一大樂事，這是典型陰陽平衡、好能量的天氣。相對的，遇上陰雨濛濛的天氣，不出三天，人人都會變得無精打采、懶洋洋的，一點力氣也使不上來，哪裡也不想去；壞天氣的時間拖得愈長，人就愈不舒服，整個人好像發霉了似的，這是因為陰濕能量逐漸充斥環境。此時，只要放晴了，幾乎大家都會趕忙洗洗棉被、曬曬太陽，走出戶外，補充陽光的陽能量，又順便消毒衣物、被褥。話雖如此，雨水對於生命也具有不可忽視的重要性──陽光、空氣加水才能滋養萬物，適量可育養一切，太多又會造成暴雨

洪災，可能傷害生命財產。因此，天氣燥熱又久不下雨，造成陽能量太高，讓人容易燥熱、中暑、情緒暴躁，而長期雨水太少也會造成糧食及飲水短缺。

許多自然災害非人力可以扭轉，但我們應該要盡量去適應季節天氣變化並且對應生活，以盡可能避免傷害。畢竟陰陽正負能量必須平衡，要能如太極一般，才是常保健康之道，尤其現今大家面臨全球暖化這個天候劇變的時代，在季節變化時，更要注意讓身體陰陽能量平衡，保持中庸，充滿正能量，自然容易安然度過，相信這才是人生健康之道。

時時刻刻讓身體浸潤在充滿正能量的環境，實在是太重要了。很多人花了許多金錢與時間仍求不到健康，甚至本書前面七項健康之道大致上都做到了，但就是一直生病，好像為自己健康所做的一切努力都是白工──一旦發生這種不可解的狀況，就要仔細想一想，你在一天中常常身處何處生活，想想有沒有在什麼地方待錯了或者去錯了，趕快改善，一定能有所收獲。

我個人因為有機會認識幾位懂得地理的朋友與前輩，因而讓我的病人受益匪淺，他們病癒的過程雖不如電影情節般戲劇化，卻也發人深省。房子的格局不是每個人有能力說改就改、說換就換，但很多情況──開個窗戶、擺上兩盆綠意盎然的盆栽、換一盞比較亮的燈光、搬動家具讓自己的居家動線更自由或更寬敞……，通常就能帶來改變，這才是真正給人溫暖與溫馨的真感受，讓人一生受用不盡，我也可以沾一點福氣，同時多了解到一般人少知道的許多珍貴理論。以下提出一些淺顯易懂的臨床心得，希望能有更多人重視正能量的必要性，進而有效增進自己的健康與福祉，也讓自己更和諧與安詳。

居家清潔打造健康

許多人內務不整，髒臭衣物甚至腐臭食物懶得丟，如果你正是如此，那麼這就是你居家生活環境第一個要改善的地方──起碼先讓自己的臥房乾乾淨淨、清清爽爽、明明亮亮的吧！在這樣的環境中，情緒自然容易放鬆。

每個人至少有三分之一的時間是在臥房度過的，如果環境髒，自然充滿塵

蟎與落塵，你的呼吸道疾病就一定會反覆發生。此外，雜亂的環境容易引起情緒失調等症狀，尤其睡眠品質一定較差，你白天的精神品質、工作效率與注意力都會受到影響。

想要有好環境，任何人的居家內務一定是第一個要改善的重點。

常處地下室會讓身體變虛變寒

最常發生的情形是工作場合與百貨公司、超市與電影院，尤其是大樓最底層最明顯，幾乎皆是用來做停車場，一般人沒有必要盡量不要在這種環境待太久，因為地表以上太陽曬得到的地方屬陽，地平面以下就不一樣了，它屬陰能量，長期身處在其中，你的陽能量容易不斷流失並連帶損失正能量。此時，如果食物營養能量補充不足，或不正確的以寒涼食物為主食，又不主動接觸陽光，也不做運動，長期下來身體一定屬虛、屬寒，健康將逐漸走下坡。

有許多病人就是在這些環境工作，為了健康，我只能提醒他們有空就到戶外曬曬太陽、呼吸新鮮空氣，工作時記得多穿一件衣物保暖，飲食上永遠只喝溫熱水、只吃溫暖屬性的食物，進而降低不良環境對身體的影響。

図44　地下室不是好的生活、工作環境

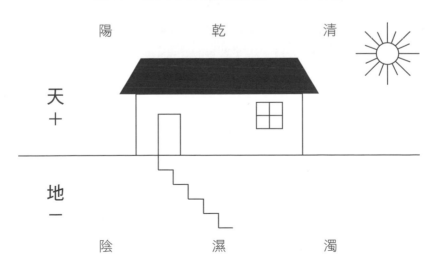

327

小心「空調病」

　　居家環境一定開窗戶通風，即使夏天開冷氣、冬天大寒流開暖氣，最好也要留一點縫隙，讓空氣保持通暢，氧氣才不會缺乏，也不會二氧化碳中毒；此外，萬一有任何揮發性環境毒素，也不會滯留室內，危害自己；碰到霧霾天氣時將空氣清淨機打開即可；有家人感冒時也可降低全家感染率，一舉數得。最重要的是，如此一來無形的室外正能量，才容易源源不絕進入室內，讓自己即使不出門，在家裡休息也可以補充到正能量。

室內擁擠的公共場合最容易受感染

　　這個道理與前一項類似，上下班擠公車、捷運與區間車，假日或週年慶逛百貨公司、超市，這麼多人擠在一起，所有的人類疾病病原體充斥不說，空氣品質一定差到極點，這都是負能量，對健康是一定扣分的。我的第一線耳鼻喉科門診在流行性感冒與大型疫病流行期間，絕對是人類最危險可怕的工作，大部分人進來診所都是帶有病菌的，絕對是一種負能量，尤其是許多病人並沒有把醫生當一般人看待，單純認為醫生應該不會輕易生病──這真是非常錯誤的，**請大家看醫生也記得要帶口罩啊！**

　　許多病人常告訴我一個他們擔憂的問題──平日健康狀況都顯得相當正常，偶而一進入室內擁擠的公共場合，便立即感到有點暈眩。其實，這並不是身體不好，而是平常生活正常、鮮少接觸到這種場合，身體能量較乾淨且正能量充足，之所以會不舒服，是突然間接觸到環境負能量不適應而導致。雖然習慣可以成自然，我們的身體會去適應環境，但一定會有極限，也多少會顯露出來──許多人長期在這樣的環境工作，雖然身心並無任何不適，但氣色（除非有特別保養）看起來一定不怎麼好，常常還會看到黑眼圈。

　　因此，這類人超多的公共場合，能減少接觸還是比較好的，如有必需性，可以隨身攜帶保溫瓶以多喝熱開水，記得戴口罩，並且少說話與小聲交談做為對應之策，以減少正能量流失。

宅房格局會帶來健康——福地福人居，好人有好報

　　一個好的家，大部分是方方正正，簡單方便，光亮潔淨。簡單判定自己的家到底好不好的方法，就是你喜歡回家，也喜歡在家裡活動。回家的路單純、方便、安全，回到家後，心情容易安定放鬆，這大概就是一個溫暖的家；若是相反的感覺，每次回家都要先經過討厭的地方或狹小髒亂巷弄，令人非常不舒服，一進家門又會感覺陰冷、心情緊張不安、容易發怒，那就可能是內外大小方位格局有不好的地方……

　　以前的我也不相信這些，認為都是迷信，相信只要不做違背良心之事，有什麼好怕的？然而，真的有不少病人在專家指導並改善居家陳設後，健康大幅改善，哪裡需要再掛號看病吃藥……，對此我感激不已（唯一的好缺點就是會讓我突然失去不少診所常客，哈哈），這也帶給我莫大啟示：一個人所住房子的方位與磁場，其實對人有相當的影響力，有不少病人在醫生治療束手無策、無計可施後（包括我在內），有機緣將房子格局正確改善後，一切身體病痛灰飛煙滅，就這麼恢復正常了！

圖45　好的房宅格局有助於健康

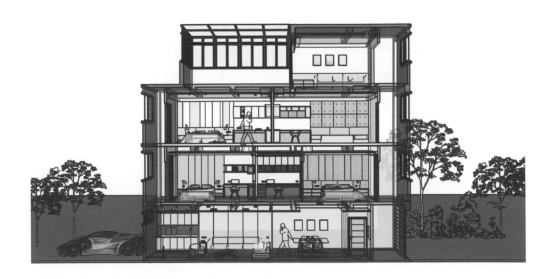

一個好的環境，是可以與宇宙正能量磁場同步共振，讓我們人住在裡面，隨時充電，自然身體健康、百病不侵。因為有正能量，心裡想的都會是正面的，行為舉止也是正面進取的，碰到難題會積極樂觀看待，當然容易得到好結局——你想窮、想病，都不是一件容易的事！

　　這是多美好的事！然而，實際上有太多人的住家多少有些大小瑕疵，如果問題不大，自然不會影響健康與運勢，但若是狀況嚴重又不自知，時間一長，就可能造成家人直接或間接健康、財富方面的重大損失。

　　話雖如此，房屋方位格局是否正確，我們常會面臨各家老師眾說紛紜，誰是誰非，實在令人不知所從、也無從分辨，我個人也常聽到許多兩極化的做法。這又該怎麼辦呢？尤其是一個家，往往是好幾位成員一起住，要有處處完美、適合每一位家人的格局是很難的。大家可以<u>注意大格局，偶而調整一下小地方</u>，否則照許多專家的說法，每年的好方位都在變，你家的床位、沙發要跟著東南西北中年年轉個不停，那還了得？因此知道就好，絕不可因此迷信，反而害人害己。找到合情理、做得到的方法才是重點，千萬不要忘記福地福人居，好人有好報。那麼，要如何確定是福地呢？

　　我個人覺得，每一個人都需要住在舒適安心的環境，但不要迷信風水花大錢，這就是我動手寫這一單元的原動力。靠自己最安心又不用花錢，用自己的感覺與視覺來判斷，懂一點總是沒有壞處，起碼有正面參考價值。如果有找專家鑑定，起碼自己也有一點知識可提出來商討，絕對有助於創造自己更好的生活空間，以下重點特別適合自己修正房屋擺設格局與找房子時做為參考。

・周遭環境

　(1)看房子附近的環境是否單純、清潔？

　(2)聯外交通是否便利？

　(3)大樓與房屋外觀是否有奇怪造型令自己不悅，例如有不喜歡的圖騰與顏色？

(4)大門前是否寬敞舒適，一看到就想進去，而不是嫌惡只想離開？

(5)如有電梯，從中庭走到電梯是否格局開放？絕不可有狹隘與壓迫感，甚至走出電梯後還要左拐或右拐一下，因為拐來拐去就是一種阻礙窒息感，住在這種環境裡，每天都容易造成有點難過的感受，當然連看室內格局都不需要了。

・室內格局

如果一切順利，先看看大門前格局是否方正，如感覺甚佳，才請仲介人員開門進入室內一窺究竟，此時有三大重點一定要堅持：

第一、房間格局方正最為重要。

第二、採光要充足。

第三、通風要流暢。

這三點絕對是相關聯的，如果都很優良，其他問題一定自然也少。接著，再用鼻子聞一聞屋內有沒有發黴、發臭的味道，這可以避免買到或租到壁癌屋與管線溢漏屋。

除此之外，也看看廁所位置是否通風、陳設是否方便潔淨？整個房子有沒有前門撞後門的情形？有沒有廁所撞廚房或是廚灶臺牆後是廁所？有沒有樓梯撞門斗？有沒有任何休息場所（如床頭或沙發）有壓樑情形或撞門問題？此外，許多建案連小坪數也硬多隔出一間房間，其實就破壞了房子整體的方正與格局，這種房子顯得有點小氣、有點壓迫感，容易令人有以上各種不舒服的感覺，當然盡量不要考慮。如果已經是自己的住家又不可能改變，就要改善這些狀況。

・視野

雖然臺灣人口稠密，我們也要注意外在環境，從屋內看看門外與窗外所見是否一切祥和？

當然最佳情形是有門前與窗外美景，這樣絕對能幫房子加分，例如屋旁有公園、山川美景等是最理想的。其次，前門前面沒有阻礙物與特殊造型物體造成壓迫感，也沒有奇怪標幟讓人容易心理不舒服或心生害怕（如劍、像刀斧造型的物體，就是最需要小心的）。

房子的後面也同樣要注意，有大樓壓頂、視線受限的情形就要扣分，房屋結構後方無依靠，例如懸崖邊、坡陡峭，住下去容易有恐懼感，尤其在豪雨季或遭逢地震時，你一定會害怕的，這些都是不好的情形，要大大的扣分。

・拜訪鄰居

如果上述每一項都是好的，我想這樣的房子八九不離十就是一棟好房子。最後就剩下詢問鄰居，尤其以上下同位置的樓層最準確，左鄰右舍雖然也很重要，但因方位不相同，關係就沒有上下樓層同位置的屋號這麼密切。你可以諮詢一下他們住在該處的感覺，絕對有實質意義——福地福人居，大部分有福氣的人會歡喜住在一起，因為住在好地點，大家都容易事業有成就，生活一定容易沒煩惱，健康、財富自然兩點靈，如果一切都是正面的回答，那這間房子幾乎就沒什麼問題啦！

剩下的就是積極爭取入住的權利了，好福氣跟著好運氣，能讓正能量自然良性循環，住在裡面當然一定容易有健康的身體。更何況現在的房子這麼貴，一個人一生平均大概只能買一間房子，購買前能不小心嗎？我個人就有非常痛苦的經驗，幸好有福氣能度過難關，重新站起來。因此，在此竭誠希望大家皆能買到或租到好住宅與店面，住的安心，身體健康就有保障，至於相不相信這個道理，就看你自己了。

上天供應我們這個地球環境，有陰，有陽，有正，有負，並不是晚上就屬陰，完全不能外出，白天也不一定完全是好，重要的是陰陽盈虧平衡。我們的身體一樣有陰有陽，排泄物一定屬陰，髒臭一定不好，食物產生能量整體屬陽，一切皆要陰陽五行平衡，適當最重要。

夜貓子較容易喪失生命能量

　　人屬於日行性靈長類動物，我們的老祖先早就已經參透了這點，留有明訓教育後代子孫，人過日子必須要遵循大自然生存法則，也就是説──日出而做，日落而息。

　　白天光明屬陽、屬正，黑夜自然屬陰、屬負，我們的生理時鐘早已清楚告訴我們，想要有健康的生活，就必須在子時以前休息入睡，假使你反其道而行，內分泌就容易失調，一切生理活動容易失序，久而久之將影響睡眠，甚至會失眠。如果是因工作不得已，也必須在白天盡量抽空（而不是偶而）找機會到戶外走走，多多接觸陽光吸收正能量，補充平日所喪失的能量，避免危害身體健康。

　　不過，如果可以的話，我還是建議盡早更換跑道，年輕人剛畢業時工作不好找，撐個頭幾年賺點工作經驗與加班費還行，如果撐到中年，你想少病不失眠都沒辦法。

　　我們醫生就是最好的例子，從學校畢業後，在專科醫生的養成過程中，一定要無怨無悔地輪值夜班，看護急診與住院病人。所幸四到五年就可以熬出頭，否則應該沒人敢當醫生了。開診所之後，也有好多病人拜託我半夜看急診，答案當然是做不到，大家不妨試試撐個兩天、每天只睡四小時，無神的熊貓臉一定就是鏡中的你。半夜生病真的很麻煩，因為就算求診了，也只能在吵雜的急診室先做初步分析與治療，因此，多多重視自己與家人的健康是不是非常重要呢？

　　日夜顛倒的人，長期身處負能量較高的環境中活動，人容易體虛、身寒，缺乏正能量，我在門診看診時就明顯發現，黑眼圈不是過敏病人的專利，上夜班族與夜貓子（包括睡眠不足）占更多數比例，從他們的舌頭表面觀察，更像是在比賽誰最蒼白！

多多親近大自然

　　建議大家要常常親近大自然的陽光、空氣、水，雖然現代都市叢林帶給我們非常多方便，卻剝奪了那孕育我們的大自然呼吸能力與潔淨能力的山川靈氣環境。人類呼吸，就是吸入空氣中的生命氧氣，呼出體內產生的二氧化碳廢氣。我們因為有氧氣而能健康生存，如果呼吸系統生病了，呼吸愈來愈淺，氧氣交換愈來愈少，你一定會開始有點喘，呼吸會逐漸加速、心跳加快，有點力不從心，還會開始盜汗，最後就是呼吸困難，甚至因為缺氧而結束生命。

　　我們如果住在「不能正常呼吸」的現代大城市內，首先眼中所及的是，有形的生活空間擁擠狹小、空氣品質差、水質惡化，還有大量垃圾問題；看不到的是，都市內因過度開發，無法保有綠色大自然生命原力，而這生命原力就是地球賜予我們生命的能量，是生命之母。

　　正常的大自然環境擁有完整的生態系統，可供應我們一切生命所需，維持我們的美好生命，但是都市環境大致上已失去正常生命原力，大家還能生存，是因為都市周遭環境還勉強維持著住在裡面的我們，但卻讓我們容易有點累累的、喘喘的，比較沒有抵抗力、容易生病，在情緒上也較不容易穩定。因此，有空閒時一定要離開都市，到原野、大自然深深呼吸一下新鮮空氣，做做伸展、走走路、爬爬山，脫下鞋來踩一下青草大地和潔淨的溪水，讓生命原力充滿全身。要特別注意的是，許多人有空就會到鄉村農莊遊玩，但如果都選擇拜訪人聲鼎沸的熱門景點，常常遇到塞車而疲累不堪，這樣的出遊一定沒有太多效果——但至少不無小補啦！

　　我的觀點是，大家應該多做登山、露營等到原野上奔馳的純大自然運動，如果要旅遊，也要選擇純樸自然的農莊與民宿住宿，即使平時上學、工作，休息之時心念也要常常想著天然美麗的景色，如此一來，學習成績與工作效率自然事半功倍——這一切都是為了讓生命原力不斷充滿全身。

　　這幾年，我透過自然醫學檢測經驗發現，凡是擁有良好能量與量子報告的

人，就是相當健康的快樂人，即使檢測當下有一些小毛病，但幾乎皆是急症問題，非常容易解決。

大家應該都曾聽過看過神奇的能量療效報導，這些新聞均是某一個人在得到癌症、糖尿病或自體免疫疾病後，寧可下天然猛藥，也不接受西藥治療，盡量讓自己浸潤在大自然的原野中，並執行健康生機飲食，讓生命原力進入身體每一個細胞，活化細胞機能、恢復細胞原有的自癒能力。許多奇蹟就這樣自然地發生了，即使有些人仍敵不過病魔摧殘，也能在平靜中安詳離去，而不是在各種破壞性的正統治療中插滿管子，受苦並煎熬著離開。

因此，如果你的工作實在太忙，一點都抽不出空閒上山下海去踏青，每天也一定要找出15分鐘的時間，在公園、操場、廣場或頂樓空地的太陽底下，靜下心來做個深呼吸（例如：建議做楊定一博士的呼吸法），再伸伸懶腰，做做自己所知道的伸展操，想怎麼動就怎麼動，甚至仰天大喊幾聲以抒發情緒，在原本汙濁抑鬱的細胞能量中，灌入生命原力之母「太陽能量」與綠色大地新鮮氣息，對身心靈健康絕對有幫助。

再說的明白一點，好天氣時不要整天躲著太陽又遠離大自然，大部分人的居住與生活環境多是都市水泥叢林，即使下班也是吃吃喝喝、看電影、逛街血拼或摸兩圈，還聲稱這樣能打發時間、陶冶性情，又可以延緩老年癡呆症的發生，這種論點我個人是大不贊同的。

我們在所謂的正常生活中，好多人不知有多久沒接近過太陽與大自然，因而逐漸失去大自然能量的補充，維持生命大都只靠食物能量。食物是吸收大自然能量而生產出來的，如果你能攝取到足夠又正確的食物種類，或許還是可以活得很健康，然而，都市叢林生活圈的食物供給鏈卻多半大有問題，各種各樣加工速食包裝食品到處充斥，空氣、環境汙染更是令人不敢領教——早晨起床後打開門窗，常會立刻發現有刺鼻異味撲面而來、上下班時間光一個馬路上的車陣與摩托車螞蟻雄兵的烏煙就讓人受不了……，真不知何時哪月，科技可以將這些會自己動的機器全部升級成零環境汙染。

身心靈健康能量維護的大發明

　　這又是一個臺灣人的驕傲，是全新的專利產品——幫助自我健康照護、全球第一個量子健康波動Apple Watch穿戴式裝置（AllOne 275），發明者是呂晉宏博士，他表示，因為「我為人人，人人為我（one for all, all for one）」，所以叫「All one」。這個裝置透過中醫經絡穴道的介電質參數量測與量子力學原理，提供八種人體能量科學的好玩模擬測試，目的是為了教授中醫的保健知識與健康方法，達到促進健康的寓教於樂系統。

　　AllOne 275是一只全方位的智能健康科技管理手錶，獲得全世界主要國家

圖46　馬上知道自己的健康狀況

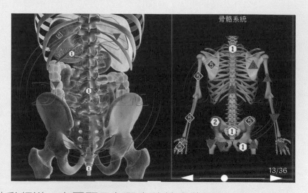

左圖為十二正經絡脈波動頻譜，右圖顯示各器官的健康狀況。

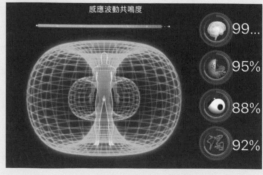

左圖為雲端顯示的報告，右圖為量子糾纏頻譜波動修正功能之一。

336

的專利，平易近人的價格，幾乎人人可負擔得起。只要有網路的地方，這只智能手錶隨時都可以幫我們檢測人體生物能量子波動，加上中醫十二經絡與陰陽五行的量子物理數據，並利用雲端健康大數據分析管理，在未病時就掌握自己的健康，可以說是隨身帶了一個健康祕書提供親切的服務且永遠貼心。

　　一個小小的手錶裝置究竟能做什麼？初知道這個裝置時，我在興奮之餘，難免有些懷疑，但實際接觸過後，我發現它有非常多的功能，到目前為止，我已經利用它幫幾百個病人做了檢測，報告的準確性無庸置疑。如果未來每一個注重健康者都能輕易入手，檢測只需要十秒鐘，雲端報告馬上顯示，隨時了解自己的十二經絡、全身器官量子分析、十大身體系統報告和自己目前最需要注意的健康問題……，可以細部分析，可以頻譜波動修正，並教育使用者利用呼吸吐納的訓練來調整經絡穴道的介電質變化。最特殊也最令我激賞的是利用太空量子糾纏波動融合科技，可同步融合十二條正經絡脈二百六十五個穴位的波動頻譜；同步融合奇經八脈、八法穴、馬丹陽天星十二穴、四關穴等波動頻譜；同步融合二百七十四種細胞膜、細胞質、細胞核等波動頻譜；同步融合中國本草備要、歐洲精油、臺灣原生草藥等數千種草本植物頻譜；同步融合東西方順勢健康頻譜波動轉寫照護健康……。這麼強大創新的發明，是值得向大家推薦的健康突破裝置（http://www.drlu168.com／all_1@drlu168.com）。

心靈一定要保持清淨

　　一顆好心，一顆安心，一顆良善的心，自然會有一顆常常有好能量加持的心──這其實就是一顆天真無邪的赤子之心！

　　人一定要有一顆好的清淨心，沒有好的清淨心，什麼健康法都是沒有用的。人心一定要祥和平淡，如果滿腦子都是恐懼、怨恨、欺凌等負面情緒，或是爭強好鬥、要第一名、要發大財，就很容易在做量子檢測時出現各種神經衰弱、腦性驚厥發作、身心症與精神官能症等，而在能量檢測時也容易出現陰陽不平衡、氣血不順、臟腑不平衡的地方，至於自律神經檢測，就容易出現心律變異減少與心臟壓迫、交感副交感偏向等自律神經不平衡的現象。

　　不管你再有錢、吃了再多的保健品，只要陰陽五行經絡不平衡、心情不夠平靜，效果都是有限的。人只有一顆良心，就像最出名的經典電影集《星際大戰》主要訴求的就是黑暗面與光明面，劇中明白的告訴觀眾，人絕對不能生氣，生氣就會進入黑暗面，人只要控制不住情緒與貪慾，就會遠離光明面，即使再有權力，最終也只能走向毀滅一途。我的健康論點也很重視這一點，這是絕對要做到的方向，一定要一生一世把持住，不可有絲毫失控的狀況，才能保證自己待在光明裡，獲得真正的平安與健康。

　　我只知道，為人單純與良善是最重要的，無論面臨何等艱難與困頓，心中皆不能累積有怨有恨，因為能量既然有正面的生命原力，自然也會有負面的邪惡力量。永遠抱有一顆善良的心懷，凡事不計較，吃虧就是占便宜，這種喜悅寬懷的心是最好的治病良藥，可以讓人元氣順暢，擁抱無痛無病好時光。若心中有怨或有恨，就容易氣場積滯，尤其會發生在你平時身體最衰弱的部位（譬如舊傷、老病灶等），此時，除了找出病因接受治療，建議你一定要整理自己

的情緒，盡早靜下來想一想：最近我的處世應對有沒有任何有違常理之處？有沒有鬱悶、呼吸緊促的現象？會不會哀聲嘆氣無法釋懷？若有，就是一個問題點，要趕快反省，糾正錯誤，除了放下還是放下，想著美好的未來絕對比你緬懷過去的痛苦有意義多了。

舉例來說：工作受委屈，就視為歷練——除非你離開後有更棒的機會——人生不公平處十之八九，憤世忌俗又有何用？除了自己不高興，還會傷了自己的健康，實在無濟於事。

我在做量子能量檢查時就明顯發現，能量顯示是開朗個性的病人，即使有病痛也容易痊癒，為什麼？因為開朗就代表他是一個能廣結善緣、願意接受別人意見的人，我只要稍微點撥一下重點，他對相關治療方針就神同意合，並且還會實際身體力行，如此一來，病痛自然遠去，健康迅速返家。相對的，負能量重的人，不管我多麼努力解釋及勸導，他就是對我陽奉陰違，情況嚴重者甚至當場就吐槽搪塞，拒絕我的治療建議，就算接受了治療，也是草草收場。

大家都聽過瞑眩反應或好轉反應吧？我個人認為，不讓人接受痊癒的治療反應，是我當醫師最無可奈何的、所謂被病人痛罵訐病的好轉反應。其實，當負能量愈強時，正能量就愈弱，治療期間產生的瞑眩反應也會愈強烈的（至少在我的臨床經驗是這樣的）。這些病患會想：治療前就還好好的或不至於這麼不舒服，怎麼會愈治療愈糟糕，醫生是不是在騙人？如今，多年的經驗已告訴我，能量如果導不正，身體就不會好——正因為如此，一個病人情緒能量的管理非常重要。如果醫病溝通時，發現病人回答我問題的答案都是負面的，就要不斷給予他們信心，並同時先告知可能的瞑眩反應。舉例來說，有些病人三句不離「沒用了」、「沒效了」、「不會好了」、「要死了」、「死了也沒關係」、「死了一了百了」……，就是要特別小心的狀況，其實這是他們內心在害怕治療無效所做出來的情緒反應。因此，我一定會花更多的時間去溝通，並且不斷灌輸信心與希望，幫助他們熬過初期可能的瞑眩反應。當身體開始感受到恢復健康所帶來的喜樂後，負面的情緒自然會消失無蹤。

因此，如果你接受治療沒效果，檢查結果又沒有顯示惡化，可能就要考慮心情的問題了，而且要迅速解決，避免假以時日傷入膏肓而難以治療。最簡單容易做到的，就是多接近陽光、大自然與生機飲食，也就是綠色大地好空氣，與潔淨的食物及好水，如果再加上多聽優美感動人心的音樂，鬱悶糾結的情緒就會像冰一樣溶化流走，病痛也就跟著不見了，你的身心靈就會恢復健康。

尤其建議每日靜坐維持15至30分鐘以上，一定會大加分的。例如楊定一博士的靜坐呼吸法，絕對值得身體力行，當然還有各種不同的禪坐門派，只要是人人可做，沒有生活束縛約束，沒有階級差別，一切都是平等、和平的，都是可以學習的好方法。朱迺欣醫生的《打坐與腦——打坐的腦中腳印》，根據眾人的打坐腦波研究報告，告訴我們為什麼打坐能讓人法喜、靜慮，腦波會從清醒未安靜時的 β 波（12～30赫茲），進入到坐禪的四階段變化。

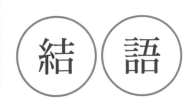

健康整體觀

只要做到本書強調的八個重點：

(1)脊椎一定不能歪

(2)身體一定不能胖

(3)體內一定沒有毒

(4)腸道一定要健康

(5)身體一定不發炎

(6)感冒與感染一定不小看

(7)吃藥一定要審慎

(8)生命能量要平衡

再加上天天規律作息與適度運動，永保一顆快樂良善的心，你就是人間最健康的人！

人擁有絕佳的適應能力，這是我們優勢存在於地球的原因，但我們不可自恃而驕，應該隨時讓自己保持在彈性的良好狀態，**千萬不要測試人體健康的底線，將身心靈繃到極限或放得太鬆，都是不好的**。自然療法的真正精髓就是要大家做自然療法實踐家，做能好好照顧自己的家庭醫生，當然這不僅要懂健康之道，更需要下決心去實踐，讓身心靈時刻皆如此，才能真正成功，達到長壽健康快活的目標

行醫多年後，我發現健康真的很難保持，只有極少數幸運者受造物者特別

關愛，不需保養，就能天生麗質、常保身強體壯，但絕大部分人若不刻意保健身心靈，想要一輩子健健康康是很困難的。我們必須出自內心並心甘情願為維護健康而執行完整健康生活法，讓身心靈時時保持中庸、平和與健康，一旦發現有疏漏之處而出現生理異常訊號，譬如：腹脹、便祕、拉肚子、頭痛頭暈、體力與反應變差、記憶力減退、睡眠品質變差與煩躁不安等，絕不遲延，立即予以糾正，哪怕只是一點點不舒服都要重視，絕不可等閒視之。因為這正是身體向你發出警告，一次警告不理會，兩次警告時仍想再等等看，第三次可能就直接讓你生病了，若你還執迷不悟繼續拖並等閒視之，最後可能就是癌症上身，或是中風、心肌梗塞與各種重要器官衰竭症等無法痊癒之疾病，此時一切就都遲了——只有一有警訊並馬上警覺反應，才能大事化小，小事化無。

一棵健康的大樹要成長茁壯，一定要有足夠的陽光、空氣、水與土壤，才能抵擋四季天候的變化與病蟲害的摧殘，這樣的思維同樣適用於人身上，人生旅途說短不短，平均也有八十年之久，在這漫長時光中如何一生一世保持健康活力，不受各種感染侵襲與老化摧殘，是要有心人真心誠意去完成任務，我個人同樣也在持續執行中，絲毫不敢稍有懈怠，因為健康才是步入老年的我最重要的資產。

改變原有的生活習慣，可以根本解決一個人的健康問題，不該吃的就不要吃，不能喝的就盡量不喝，公共場所能少出入就盡量少去。不健康的東西通常比較好吃，也比較好喝，熱鬧的地方就是方便，在市面上到處吸引著你我他，要做到是有實際困難度的。所以，<u>下定決心改變自己以前一切的不正確，是健康的第一步，也是最重要的一步</u>。任何人無法強迫你做一件事，只有堅定想要健康的人才會堅持下去。自己健康活力有朝氣，周遭的親友自然會受到感召，當變成大家一起做，自然會互相勉勵，更容易有成效。習慣會成自然，壞習性會愈來愈少，如此健康自然會長伴你我，讓我們的人生旅程寬廣順暢，少有病痛折磨，相信這是每一個人心中的願望，更是本書的最終期望。

本書提供個人三十七年行醫經驗所得，我把看到、聽到與做到的健康好方

法收集彙整，尤其是不需刻意花錢的健康法更是本書的重點，我行醫的地點不是在大都會，而是勤儉的中型客家城市，大部分病人皆是受薪階級，並無多餘財力可接受昂貴的自然生技療法，因此，讓每一個想要健康、有心健康的人，一生都能保有那快活在人間最重要的必要條件，就是如何不需多花錢就擁有健康，這正是我提筆寫這本書的原始動力，希望讓讀者皆覺得簡單易懂，也能輕鬆做到，皆大歡喜。讓我們健康輕鬆的生存在現今高汙染高工業化的環境，知己知彼，讓這些汙染盡量不影響我們，健康到老就是最高理想境界了。我常跟病人說，好好保住身心靈健康、努力實踐，大家一起健康活到九十歲，不是一大樂事嗎？

　　健康其實有捷徑，不用迂迴曲折，只要特別注意以上八大問題，擁有健康不僅不難，反而好像變得簡單了一點。本書主要針對實際運用，希望讀者一看就懂，不用記就自然深刻印在腦海，進而實際融入生活中，不需要有更多的經濟負擔，將是多麼快樂的一件事，否則這本書只用眼睛看了又用眼睛丟掉，就可惜了。

　　千金難買早知道，而維護健康是一個永遠的課題。

- 過去，就算了：失去的時光將永不復返。
- 現在，請好好疼惜：珍愛健康就是時時愛惜身體與心靈，是人生最大的一件事。
- 未來，需要你的努力：一個人一生身心靈皆能健康到老，無疾而終，是一件難上加難的人生任務，也是每個人必須想辦法完成的功課，大家要互相勉勵，共存共榮，方能通過這最高智慧考題，達成任務。

願與大家時時共勉之，大家加油！

祝福大家——
　　　　一生好命，永保安康！

Joyful Life 09

Joyful
Life 09

Joyful
Life 09

Joyful Life 09